Jean Pütz · Ellen Norten

Mit der Hobbythek gesund durchs Jahr

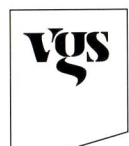

Die Deutsche Bibliothek – CIP-Einheitsaufnahme

Hobbythek / ARD, WDR. – Köln : vgs
Pütz, Jean:
Mit der Hobbythek gesund durchs Jahr / Jean Pütz ; Ellen Norten. – 1. Aufl. – Köln – vgs, 1999
    (Hobbythek)
    ISBN 3-8025-6218-6

Die Vorschläge und Rezepte in diesem Buch sind von Autoren und Verlag nach bestem Wissen und Gewissen sorgfältig erwogen und geprüft. Autoren und Verlag übernehmen keine Haftung für etwaige Personen-, Sach- und Vermögensschäden, die sich aus dem Gebrauch oder Mißbrauch der in diesem Buch dargestellten Informationen und Rezepte ergeben.

Bildquellen:
S. 9: aus: Pietro Motta/Piero Angela: La Maccina Meravigliosa, Istituto Geografico de Agostini, Novara 1990;
S. 12, S. 69: Rudolf Wild GmbH & Co KG, Eppenheim/Heidelberg; S. 13: Behr, Wunderlich & Co., Hamburg;
S. 18, S. 91: Cornelius Gollhardt, Stephan Wieland und Jörg Zaber, Düsseldorf; S. 24, S. 25 (Abb. 11): Prof. Dr. W. Barthlott, Botanisches Institut und Botanischer Garten, Bonn; S. 25 (Abb. 12), S. 26, S. 42, S. 86, S. 133: WDR, Köln;
S. 31, S. 35, S. 36, S. 99: Gerhard Praßler, Köln; S. 39: Rüdiger Schwenk, STB Control, Aarbergen; S. 40: Niem-Handel GbR, Gerald Moser, Griesheim; S. 43: Klaus Schrameyer, Amt für Landwirtschaft, Heilbronn; S. 44: Ellen Norten, Bonn; S. 46: Monika Kuhlmann, Herborn; S. 48: Jean Pütz, Köln; S. 60: Dr. Thomas Pioch, Universität Heidelberg, Klinik für Mund-, Zahn- und Kieferkrankheiten; S. 67: Prof. Dr. G. Heldmeier, Universität Marburg, Fachbereich Zoologie II; S. 78, S. 80, S. 81: Dr. med. Walter Boehres, Ibiza; S. 116, S. 117, S. 118 (Abb. 80): Holz & Wunsch, Köln;
Alle übrigen Fotos: Cornelis Gollhardt, Köln/Stephan Wieland, Düsseldorf.
Grafiken: Designbureau Jochen Kremer/Gabi Mahler, Köln.

1. Auflage 1999
© vgs verlagsgesellschaft, Köln 1999

Umschlagfoto vorne: Cornelis Gollhardt, Köln/Stephan Wieland, Düsseldorf
Umschlagfoto hinten: WDR, Köln
Umschlaggestaltung: Alexander Ziegler, Köln
Redaktion: Martina Weihe-Reckewitz
Lektorat: Alexandra Panz
Produktion: Wolfgang Arntz
Satz: Kalle Giese Grafik, Overath
Druck: Westermann Druck, Zwickau
Printed in Germany
ISBN 3-8025-6218-6

Besuchen Sie unsere Homepage im WWW:
http://www.vgs.de

Inhalt

3

Liebe Leserinnen und Leser,

25 Jahre Hobbythek – wer hätte das gedacht. Die meisten Kollegen – selbst diejenigen, die wie ich die Aufgabe hatten, Wissenschaft via Fernsehen zu vermitteln – gaben mir damals keine Chance, ja nicht selten wurde ich als Bastelonkel belächelt. Doch ich habe mich nicht beirren lassen, denn ich hatte von Anfang an ein Konzept, ein Ziel, das sich bis heute nicht geändert hat:

Die Hobbythek war seinerzeit – und ist es auch heute noch – ein Fernsehformat, das sich vor allem der Aufgabe widmet, Wissenschaft und Technik zu vermitteln – und zwar im Medienverbund. Neben den Fernsehsendungen stehen also auch schriftliche Informationsmaterialien im Mittelpunkt, einerseits die Hobbytips und andererseits – und das hat sich als besonders erfolgreich erwiesen – die Hobbythekbücher. Heutzutage wird ein solcher Medienverbund neudeutsch als Multimedia bezeichnet.

Die Hobbythek ist also, wenn Sie so wollen, ein „Trojanisches Steckenpferd", das den Menschen trockenes Wissen interessant verpackt und für den praktischen Gebrauch nutzbar vermitteln will – dies habe ich in meiner Schullaufbahn immer vermisst.

Ich selbst war übrigens in der Schule ein Spätzünder, für den Besuch des Gymnasiums war ich zu faul. Gott sei Dank kam mir die „Erleuchtung" während der Lehre als Elektromechaniker. Glück hatte ich auch insofern, als die hervorragende Handwerkerschule, die ich in Luxemburg besuchte, meine praktischen Talente ausgesprochen förderte, ohne die intellektuellen zu vernachlässigen. Ich bekam jedenfalls soviel Anregungen inklusive Fremd-sprachenkenntnissen in Französisch und Englisch, daß ich später in Deutschland das „Externenabitur für Sonderbegabte" bestehen und an der Fachhochschule meinen Abschluß als Diplom-Ingenieur im Bereich Nachrichtentechnik erlangen konnte.

Eine weitere Richtungsänderung erfuhr mein Leben während meiner Tätigkeit als Betriebselektriker in einem luxemburgischen Eisenhüttenwerk. Die Arbeit war so hart und dreckig, daß ich beschloß, in Zukunft eher auf mein Hirn zu setzen und weniger körperlich zu arbeiten, und so kam ich zum Journalismus. Trotzdem habe ich stets höchsten Respekt vor den Arbeitern bewahrt, die ihr Brot schwer verdienen müssen.

Die Redaktionsgruppe Naturwissenschaft des WDR wurde von mir kurz nach der Einführung des Dritten Programms, im Jahre 1970, gegründet. In fast 30 Jahren sind nicht nur Sendungen wie die Hobbythek entstanden, sondern auch Reihen wie „Reiz der Extreme", bei denen ich die Reportagen häufig mit eigener Kamera, oft nur auf mich allein gestellt, realisiert habe. Sehr erfolgreich war auch die „Wissenschaftsshow", die nach der 100sten Sendung in die 14tägig im WDR laufende Sendung „Quarks & Co" überging. Kurz vorher übergab ich die Redaktion und Moderation Ranga Yogeshwar und zog mich bewußt zurück, um neue Sendeformate zu schaffen. Dazu gehört unter anderem auch die Sendung „Dschungel", ein Umweltmagazin, dem wir den Untertitel „Leben und leben lassen" gegeben haben. Unter meiner Moderation berichten wir über Chancen und Risiken nachhaltigen Wirtschaftens. Allerdings ist „Dschungel" weit von sogenannten Ökofundamentalisten entfernt – es geht uns ums Machbare. Kurzum, bei all meinen Aktivitäten steht der Mensch im Mittelpunkt. Ich bin sehr glücklich darüber, daß Ranga Yogeshwar und seine Kollegen, ebenso wie die regelmäßigen freien Mitarbeiter der Hobbythek, dafür Sorge tragen, daß diese „erklärende Tradition" eine noch breitere Basis erhalten hat.

Nach diesem Ausflug in die Vergangenheit zurück zum Anlaß unseres Jubiläums, der Hobbythek. Sie interessiert vor allen Dingen der wissenschaftliche und technische Hintergrund eines Themas. Das ist einer der Gründe dafür, daß wir nie nur gebastelt oder gekocht haben – weshalb auch z. B. Freunde von Spielzeugeisenbahnen oder ferngesteuerten Flugmodellen bei uns nicht auf ihre Kosten kommen. Aber gelegentlich hat es uns doch gepackt, nämlich wenn wir mit der Bastelei physikalische Hintergründe aufdecken konnten, z. B. beim übermannshohen Heißluftballon aus Seidenpapier, der Gegensprechanlage auf der Basis von Infrarotlicht oder dem Bausatz für ein verzögertes Ausschalten der Innenbeleuchtung von Autos. Später kam dann der aufklärerische Aspekt zur Verbraucherinformation hinzu.

Kurzum, wir präsentieren mittlerweile ein Serviceprogramm, das hilft, etwas unabhängiger zu werden von den sich immer intensiver in den Markt drängenden Weltkonzernen im Bereich der Nahrungsmittel, der Kosmetik oder der Getränke, bis hin zu praktischen Tips, die vor allen Dingen der eigenen Gesundheit dienen. Dabei ist es für uns selbstverständlich, daß wir zunächst einmal alles selbst ausprobieren. Ich muß ehrlich gestehen, daß ich, was meine Gesundheit und meine Mentalität anbelangt, am meisten davon profitiert habe.

Das 25jährige Jubiläum meiner Sendung ist nichts Alltägliches in unserer oberflächlichen und schnellebigen Medienwelt. Nach der „Tagesschau", der „Sportschau" und der „Sendung mit der Maus" ist es die älteste Sendung, die es im deutschen Fernsehen gibt. Am liebsten ist mir da noch der Vergleich mit der „Maus", die nur wenige Monate vor uns startete.

Kürzlich wurde die Hobbythek einer breit angelegten wissenschaftlichen Analyse unterworfen, die die Sendung auf ihre Wirkung auf die Zuschauer und ihre Beliebtheit untersuchte. Das Ergebnis war umwerfend: In meiner Schulzeit habe ich nie solch gute Noten zwischen 1,2 und 1,4 erhalten. Was uns besonders freut: Wir sind in den dritten Programmen die Sendung mit den meisten Zuschauern zwischen 14 und 50 Jahren und erreichen mit jeder Sendung über 1,5 Millionen Zuschauer bundesweit.

An dieser Stelle noch einmal einen herzlichen Dank an den WDR, der mir nie Vorgaben gemacht hat, was und wie ich zu moderieren habe, sondern mir stets freie Hand und mich Überzeugungstäter bleiben ließ.

Vielleicht ist das der Grund dafür, daß wir in besagter Medienuntersuchung so gute Noten für „Glaubwürdigkeit" erhalten haben.

Vielen Dank aber auch an die vgs verlagsgesellschaft, in der seit über 22 Jahren die Hobbythekbücher erscheinen, vor allem an den Verleger Dr. Heinz Gollhardt, der mir mit der Zeit ein echter Freund geworden ist. Er war es auch, der mich dazu bewog, die seinerseits schon vorhandenen schriftlichen Begleitmaterialien, die Hobbytips, in Buchform zu fassen. Über 40 Hobbythekbücher

sind so entstanden – eine stolze Auswahl an Themen. Aus dieser Zusammenarbeit mit der vgs sind aber auch über 20 Bücher mit technischem Inhalt entstanden, z. B. „Einführung in die Digitalelektronik", „Experimente Elektronik", „Experimente Autoelektronik", „Einführung in die Mikroprozessor-Anwendung", „Televisionen – Die Welt des Fernsehens", „HiFi, Ultraschall und Lärm – Die Welt des Schalls" und vieles mehr. Daß auch dies wichtig war, erzählen mir immer wieder Menschen, die darüber den Einstieg in die Berufswelt gefunden haben oder denen so ein Umstieg in einen befriedigenderen Job ermöglicht wurde. Auf diese Tatsache bin ich – rückblickend betrachtend – ganz besonders stolz.

Neben den Technik- und Hobbythekbüchern sind aber auch noch andere Bücher entstanden, so z. B. „Neue Aromatherapie", „Praxis der Neuen Aromatherapie", „Wunderbaum Niem", „Tausendsassa Teebaumöl", „Gentechnik im Alltag" oder „Leben mit Krebs".

Mit der Hobbythek haben wir viele Menschen in der sogenannten Dritten Welt unterstützt. Ich erinnere da nur an Projekte in Costa Rica (TransFair Kaffee), Honduras (Cashewnüsse), Vietnam (Porzellan und Zimteinlagesohlen usw.), Philippinen (Trockenfrüchte und Kunstgewerbeartikel) oder China, wo das arme Bergdorf Anding jetzt grünen Tee zu fairen Preisen nach Deutschland liefert. Dank gebührt in diesem Zusammenhang aber auch allen Läden, die sich bereit erklärt haben, diese Produkte in Deutschland zu verkaufen. Um Mißverständnissen vorzubeugen, liebe Leserinnen und Leser, noch nie haben ich oder meine Autoren auch nur einen Pfennig an den Produkten rund um die Hobbythek verdient, auch nicht an jenen, die wir selbst erfunden haben. Leider verwischen sich da immer mehr die Grenzen zwischen

Journalismus und Geschäft. Dies ist und war nie meine Absicht.

Es versteht sich von selbst, daß die Hobbythek diesen Erfolg nur dadurch erlangt hat, weil es mir gelungen ist, ein schlagkräftiges Team zusammenzustellen. Ohne meine engagierten Mitarbeiter, zu denen ich übrigens auch sehr viele Studenten zähle, die bei uns die ersten Schritte in die Berufswelt gemacht haben, wäre sie nie das geworden, was sie heute ist. Viele Mitarbeiter sind gleichzeitig auch Co-Autoren der Hobbythekbücher geworden. Große Verdienste haben sich unter anderem Wolfgang Back, Sabine Fricke, Monika Kirschner, Christine Niklas, Dr. Ellen Norten, Monika Pohl, Vladimir Rydl, Rudolf Weber und Kordula Werner erworben.

Dr. Ellen Norten hat sich, sozusagen rückblickend, dazu bereit erklärt, dieses Jubiläumsbuch zu gestalten. Es war eine Sisyphusarbeit, denn sie hat die Themen der vergangenen 25 Jahren durchforstet und daraus dieses Buch mit vielen neuen und aktualisierten Rezepten gestaltet. Schön finde ich es, daß sie die Idee hatte, Sie, liebe Leserinnen und Leser, mit der Hobbythek durch das Jahr zu begleiten.

Bei diesem Buch mitgeholfen haben weiterhin der Diplom-Chemiker Jörg Dussa, die Ökotrophologin und Diätassistentin Anuschka Afchar, die Biologin Pia Prasch, die Diplom-Ökotrophologin und Köchin Christina Bittner sowie die Studentin Simona Milliskova. Ihnen vielen Dank.

Nun wünsche ich Ihnen viel Spaß beim Lesen und Umsetzen unserer Tips und Rezepte!

Ihr

Jean Pütz

Frühling

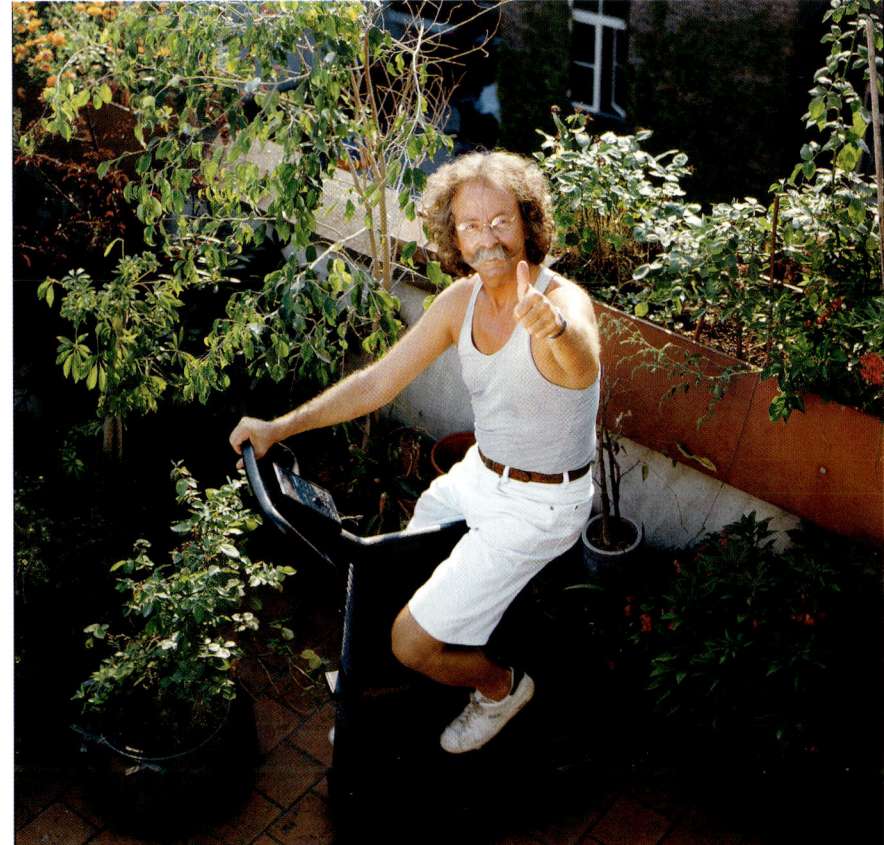

Abb. 1: Wenn die Tage wieder länger werden und die Sonne die Luft erwärmt, erwachen unsere Lebensgeister und damit die Freude an der Bewegung im Freien.

Frühling läßt sein blaues Band
Wieder flattern durch die Lüfte;
Süße, wohlbekannte Düfte
Streifen ahnungsvoll das Land
(Eduard Mörike)

In seinem Gedicht „Er ist's" hat Eduard Mörike schon vor über 100 Jahren das Frühlingserwachen sehr sinnenreich beschrieben. Frühling ist aber nicht nur das Erwachen der Natur, sondern für uns ganz persönlich auch ein ordentlicher Energieschub. Bei den ersten Sonnenstrahlen holen wir das Fahrrad aus dem Keller, und dann geht es hinein in die grünende Natur.

Doch bei so manchem will sich dieser Schwung nicht so recht einstellen. Nach dem hinter uns liegenden langen Winter, der oftmals viel gutes und kalorienreiches Essen und wenig Bewegung bedeutete, ist unsere Fitneß häufig auf der Strecke geblieben.

Dem kann man natürlich schnell abhelfen: An erster Stelle steht dabei die Bewegung; es muß sich jedoch keineswegs um Leistungs- oder Kraftsport handeln, günstig sind vielmehr Aktivitäten, die den Körper gleichmäßig belasten und damit eher die Ausdauer trainieren. Zu ihnen zählen Wandern, Joggen, Radfahren, Schwimmen, aber auch Tanzen und Gymnastik.

Am besten ist es, wenn Sie sich dreimal die Woche 30 bis 60 Minuten Bewegung verschaffen.

7

Mindestens genauso wichtig ist jedoch auch die richtige Ernährung. Dabei spielen Obst und Gemüse natürlich eine Hauptrolle, aber es sind übrigens nicht nur die Vitamine und Mineralstoffe, die diese Lebensmittel für uns so wertvoll machen, sondern auch die sogenannten

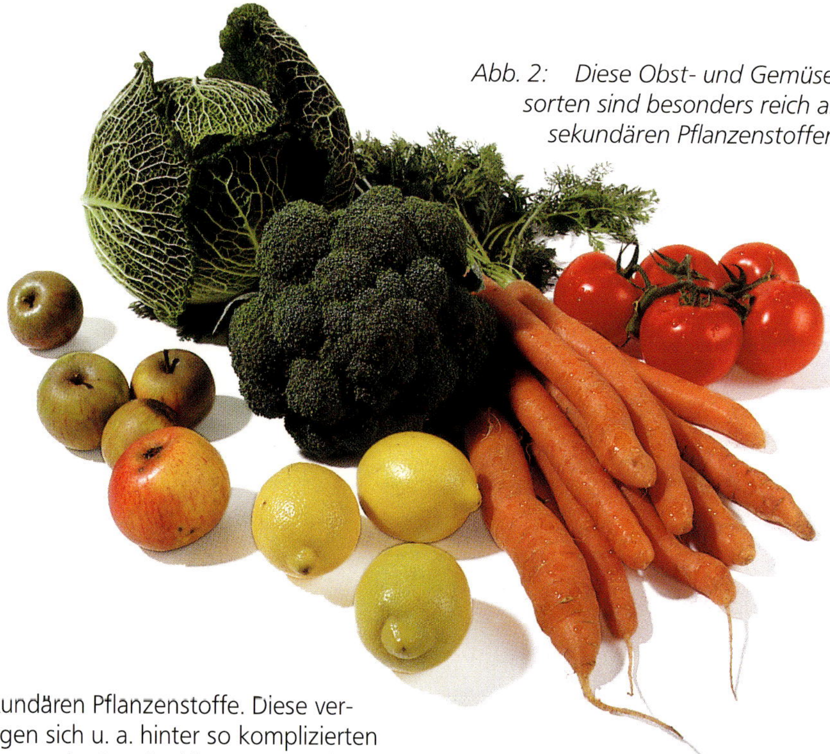

Abb. 2:   Diese Obst- und Gemüse-sorten sind besonders reich an sekundären Pflanzenstoffen.

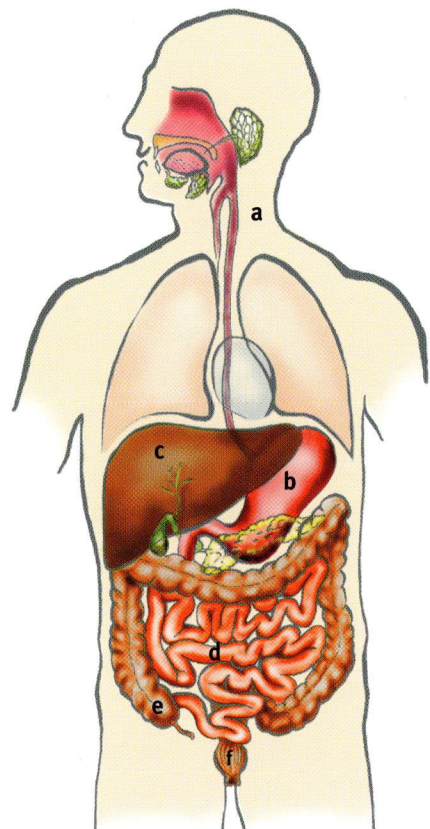

Grafik 1: Die Verdauungsorgane im Überblick: a) Speiseröhre, b) Magen, c) Leber, d) Dünndarm, e) Dickdarm, f) Anus.

sekundären Pflanzenstoffe. Diese verbergen sich u. a. hinter so komplizierten Namen wie Carotinoide, Terpene, Flavonoide oder Alkaloide. Trotzdem sind sie für uns keineswegs Unbekannte. So verleihen beispielsweise Carotinoide Möhren ihre schöne orange Farbe, Terpene geben vielen exotischen Früchten ihr Aroma.

Sekundäre Pflanzenstoffe werden nur in bestimmten Geweben oder Organen und in bestimmten Entwicklungsstadien gebildet. Oft werden sie in größeren Mengen in den Zellen usw. angehäuft und übernehmen wichtige Funktionen als Hormone, Duft- oder Lockstoffe, Pigmente o. ä. In unserem Körper verhindern sie z. B. unkontrollierte Oxidationsprozesse und damit die

Entstehung der gefürchteten freien Radikale, das sind nachgewiesenermaßen krebsauslösende Stoffe. Während die Zahl der Vitamine leicht zu überschauen ist, schätzen die Wissenschaftler die sekundären Pflanzenstoffe auf 100 000 bis 200 000. Wen wundert es, daß viele von ihnen noch nicht untersucht sind. Näheres dazu finden Sie in unserem Hobbythekbuch „Traditionelle Gemüse und Kräuter".

Weitaus übersichtlicher ist dagegen die Zahl einer dritten, im folgenden genauer beschriebenen Stoffgruppe, die unserer Gesundheit äußerst dienlich ist, die Rede ist von Ballaststoffen.

Ballaststoffe – ein gewichtiges Argument für die Gesundheit

Unter dem Begriff Ballaststoffe faßt man die Stoffe zusammen, die nicht, fast nicht oder nur teilweise verdaut werden. Diese Bezeichnung stammt noch aus einer Zeit, in der man solche Stoffe für überflüssig – für Ballast – hielt. Ballaststoffe kommen in allen unverarbeiteten pflanzlichen Nahrungsmitteln vor. Sie bilden das Gerüst jeder Pflanze und Frucht und sind Hauptbestandteil der Zellwände. Im Getreide finden sie sich überwiegend in der Randschicht des Korns.

Früher nahmen die Menschen mit der täglichen Nahrung automatisch auch reichlich Ballaststoffe auf: Kartoffeln, Gemüse und Vollkornbrot wurden sehr häufig gegessen, denn sie waren preiswert. Höchstens am Sonntag gab es etwas Fleisch, manchmal auch Fisch, denn der war früher wesentlich günstiger als Fleisch.

Als die Menschen jedoch begannen, Lebensmittel in vorverarbeiteter Form anzubieten, sank der Ballaststoffkonsum drastisch. Dies wird besonders am Mehl deutlich, das nun ganz gezielt weiß ausgemahlen wird. Die wertvollen Bestandteile aus der Schale des Getreidekorns gehen dabei weitgehend verloren. Parallel dazu stieg der Fleischkonsum um ein Vielfaches an.

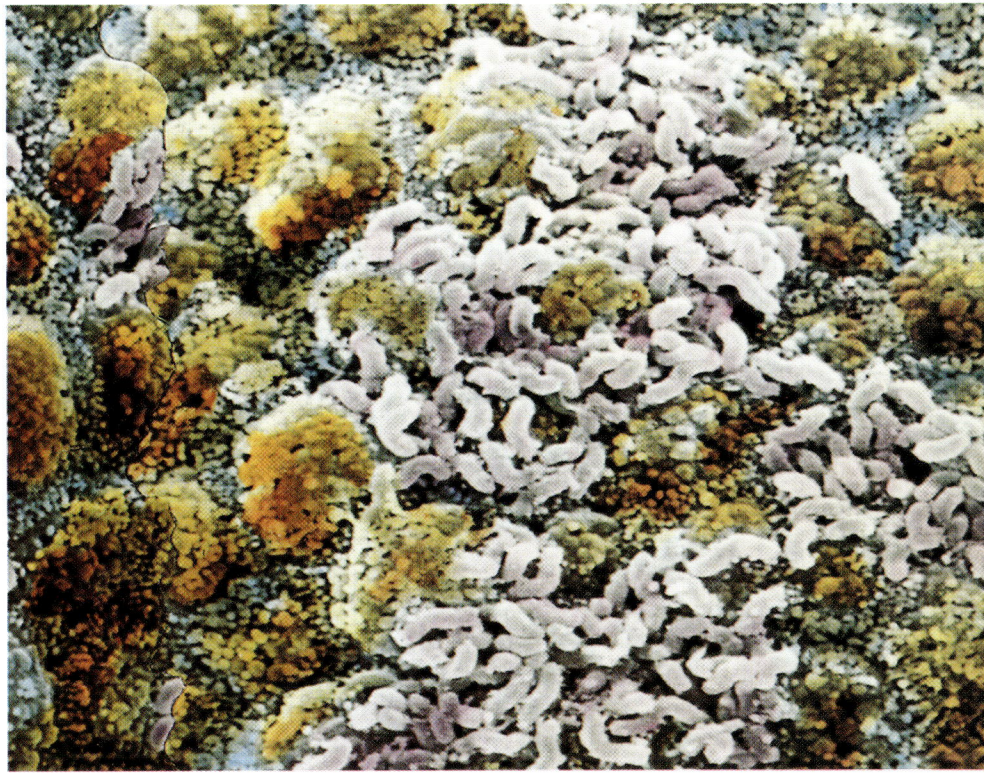

Abb. 3: Diese elektronenmikroskopische Aufnahme zeigt die große Anzahl der Bakterien, die der Dickdarm beherbergt.

Durch die Massentierhaltung wurde Fleisch zum billigen Nahrungsmittel, das täglich auf den Tisch kommt. Ebenso wie Eier und Milchprodukte enthält Fleisch aber keinerlei Ballaststoffe.

Heute verzehren wir mit unserer Nahrung im Durchschnitt höchstens noch zehn Gramm Ballaststoffe täglich, wünschenswert wären dagegen mindestens 30 Gramm, manche Ernährungswissenschaftler sprechen sogar von 40 bis 50 Gramm pro Tag. Vegetarier, die ja weitaus mehr pflanzliche Kost zu sich nehmen als Gemischtköstler, essen sogar ca. 30 bis 70 Gramm Ballaststoffe täglich. Doch den Ballaststoffkonsum zu erhöhen ist leichter gesagt als getan. Da in unserer modernen Zeit oft keine Zeit für eine gesunde Ernährung oder

Selberkochen bleibt, greifen wir immer häufiger auf Fastfood-Produkte oder Kantinenessen zurück. Aus diesem Grund hat die Hobbythek eine Reihe löslicher und unlöslicher Ballaststoffe initiiert (siehe *Seite 11*), mit denen Sie nicht nur eigene Rezepte, sondern auch Fertiges gesund anreichern können.

Ballaststoffe – Pflege für den Darm

Da Ballaststoffe im eigentlichen Sinn nicht verdaut werden, stellt sich zunächst die Frage, worin ihr Nutzen überhaupt besteht. Der Vorteil ballaststoffreicher Kost macht sich bereits im Mund bemerkbar, denn sie erfordert durch ihre Faserstruktur ein gründliches und längeres Kauen. Dadurch wird vermehrt Speichel abgesondert, der durch seine alkalische Wirkung zum einen der Kariesentstehung vorbeugt und zum anderen eine intensivere Vorverdauung bewirkt. Außerdem verweilt der ballaststoffreiche Speisebrei wesentlich länger im Magen, so daß der Sättigungseffekt länger anhält.

Durch die Quelleigenschaften der Ballaststoffe kann bei der Verdauung relativ viel Wasser gebunden werden, das das gesamte Volumen des Speisebreis vergrößert und eine verstärkte Sekretion von Verdauungssäften ebenso wie eine Anregung der Darmbewegungen bewirkt. Die Darmpassagezeit wird insgesamt verkürzt und der Druck auf die Darmwand verringert, so

daß einer Verstopfung vorgebeugt wird. Die Quellstoffe binden dabei nicht nur Schadstoffe wie Schwermetalle und Pestizide aus der Nahrung, sondern auch Abbauprodukte, die im Darm selbst entstehen.

Gallensäuren werden z. B. zum Fettabbau im Dünndarm benötigt, ein Teil dieser Gallensäuren gelangt jedoch immer mit in den Dickdarm, wo ihren Spaltprodukten sogar eine krebsauslösende Wirkung nachgesagt wird. Der Abbau der Gallensäuren wird jedoch verzögert, wenn die Säuren in Gelstrukturen eingebunden sind, wie dies durch Ballaststoffe geschieht. So können sie mit dem Stuhl einfach ausgeschieden werden, und die gefährlichen Abbauprodukte sind in ihrer fatalen Wirkung stark abgeschwächt. Die Mediziner diskutieren deshalb, ob eine ausreichend ballaststoffhaltige Nahrung die Entstehung von Dickdarmkrebs in vielen Fällen sogar verhindern könnte. Voluminöser und wasserhaltiger Stuhl fördert zudem eine feuchte Darmschleimhaut, und der weichere Stuhl verhindert eine Hämorrhoidenbildung.

Wie füreinander geschaffen – Ballaststoffe und Darmflora

Ein Teil der Ballaststoffe wird im Dickdarm durch die im Darm lebenden Bakterien zersetzt und dient ihnen als Nahrung. Auf diese Weise gut versorgt, vermehren sich die Bakterien und stärken unser Immunsystem (siehe *Seite 95*). Um den positiven Aspekt

dieser Darmbewohner hervorzuheben, spricht man hier auch von der Darmflora. Ein Teil der Bakterien geht immer wieder mit dem Kot verloren: Sie können bis zur Hälfte des Stuhlgewichts ausmachen.

Insgesamt können wir bis zu 500 verschiedene Bakterienarten und -stämme in unserem Darm finden. Die meisten davon sind für uns lebensnotwendig und sollten besonders gefördert werden. Ein Nutzen der günstigen Darmbewohner liegt darin, daß diese, vorausgesetzt sie können sich hinreichend stark vermehren, anderen ungünstigen oder sogar gefährlichen Mikroorganismen den Lebensraum streitig machen, sie sozusagen verdrängen. Diese Strategie, schädliche Organismen über nützliche auszuschalten oder zu schwächen, ist eine außerordentlich interessante Möglichkeit, Gesundheitsproblemen vorzubeugen.

Eine intakte Darmflora trägt also zur eigenen Gesundheit bei. Sollte sich hingegen eine ungünstige Zusammensetzung der verschiedenen Bakterien auf Dauer eingestellt haben, kann sich dies in „Darmgrummeln" und heftigen Winden äußern. Neben diesen Symptomen können aber auch Durchfälle, Verstopfung und Immunschwäche bis hin zu Darmentzündungen und Krebs entstehen. Auf die Bedeutung der Darmbakterien sind wir sehr ausführlich in unseren Hobbythekbüchern „Joghurt, Quark und Käse" und „Darm & Po" eingegangen.

Doch zurück zu den Ballaststoffen, denen wir an dieser Stelle unsere Aufmerksamkeit schenken wollen.

Die Ballaststoffe der Hobbythek

Die Hobbythek setzt seit Jahren auf ballaststoffreiche Kost und hat eine Reihe von löslichen und unlöslichen Ballaststoffen initiiert. Diese können praktisch allen Speisen zugesetzt werden, d. h. man kann sie z. B. in Suppen oder Getränke rühren und sogar Brot damit backen; bei manchen empfehlen sich hinsichtlich des Geschmacks oder der Verarbeitung aber eine bestimmte Spezialisierung, die wir dann entsprechend angeben.

Wasserlösliche Ballaststoffe

Bei diesen Ballaststoffen handelt es sich um wasserlösliche Pflanzenstoffe, die alle ein ausgeprägtes Quellvermögen haben, dazu gehören auch sogenannte Schleime und Gummis. Der wichtigste natürlich vorkommende Quellstoff ist das Pektin, das v. a. Bestandteil von pflanzlichen Zellwänden ist.

Weitere lösliche Ballaststoffe sind Schleimstoffe der Getreiderandschichten wie die sogenannten Pentosane des Roggens und die in Hafer und Gerste vorkommenden Beta-Glucane oder Galactomannane wie Konjacmehl bzw. Konjac-Konzentrat (siehe *Seite 13*).

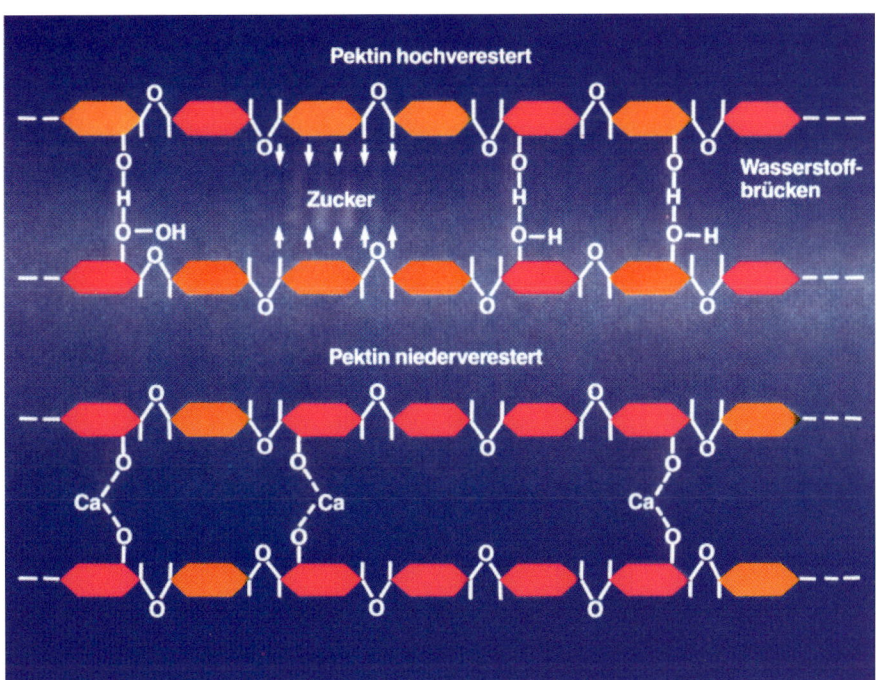

Grafik 2: *Der chemische Aufbau von hochverestertem und niederverestertem Pektin*

Zu den löslichen Ballaststoffen gehören weiterhin die sogenannten prebiotischen. Diesen haben wir wegen ihrer besonderen Bedeutung, nämlich ihrem günstigen Einfluß auf die besonders gesundheitsfördernden Bakterien im Darm, ein eigenes Kapitel gewidmet (siehe *Seite 15*).

Pektin – der Quellstoff der Pflanzen

Der wichtigste natürlich vorkommende Quellstoff ist das Pektin. Es besteht aus kettenförmig zusammengesetzten D-Galakturonsäuren, ist also ein Polysaccharid. Pektine bilden Gele und binden dabei Wasser, Kationen und Schadstoffe im Darm. Außerdem entfalten sie noch eine weitere nützliche Wirkung in unserem Körper: Sie wirken nämlich der gefürchteten Arteriosklerose entgegen, indem sie die Bauchspeicheldrüse zu einer verstärkten Produktion von Gallensäure anregen.

Für diese Arbeit benötigt unsere größte Verdauungsdrüse Cholesterin, das sie dem Blut entzieht – der Cholesterinspiegel sinkt. Wenn Pektin in ausreichender Menge eingenommen wird, kann der Cholesterinspiegel auf diese Weise um 10 bis 20 % reduziert werden. Um dies zu erreichen, müßte man pro Tag mindestens 10 bis 15 Gramm Pektin einnehmen – eine Menge, die z. B. zwei Kilogramm Äpfel pro Tag oder 1,5 Kilogramm Weißkohl oder Sauerkraut entspricht. Den höchsten Pektingehalt haben übrigens rote und schwarze Johannisbeeren, es folgen Himbeeren, Stachelbeeren, Brombeeren, Heidelbeeren und Aroniabeeren. Doch egal, ob Johannisbeeren oder Sauerkraut – um einen cholesterinsenkenden Effekt zu erzielen, müßten wir weit über unsere normalen Eßgewohnheiten hinaus Obst und Gemüse verdrücken. Da uns dies wahrscheinlich bald zu den Ohren herauskäme, haben wir dafür gesorgt, daß es Pektin in konzentrierter Form als Extrakt gibt:

Apfelpekt Plus

Apfelpekt Plus ist eine Mischung aus Apfelpektin und Apfelfaserballaststoffen. Es enthält 21 % lösliche und 12 % unlösliche Ballaststoffe und besitzt mit 190 kcal pro 100 Gramm relativ viele Kalorien. Es eignet sich als Zusatz für Fruchtzubereitungen, Joghurtspeisen und Getränke.

Aroniapekt HT

Hierbei handelt es sich um ein neues Produkt der Hobbythek. Das rote Pulver enthält sowohl lösliches Pektin aus dem Apfel als auch cellulosereiche Fasern aus der Aronia. Die rote Farbe rührt von Anthocyanen, das sind sekundäre Pflanzenstoffe (siehe *Seite 8*) aus der Gruppe der Flavonoide. Aroniapekt besitzt 19 % lösliche und 19 % unlösliche Ballaststoffe, der Kaloriengehalt liegt bei 170 kcal pro 100 Gramm.

Multipekt Plus

Im Prinzip handelt es sich um Apfelpekt (siehe *oben*), allerdings wurden diesem Vitamine und Mineralstoffe zugesetzt. 100 Gramm enthalten 170 Milligramm Vit. C, 40 Milligramm Vit. E, 13 Milligramm Beta-Carotin sowie die Salze Calcium- und Magnesiumcarbonat. 100 Gramm haben 170 kcal.

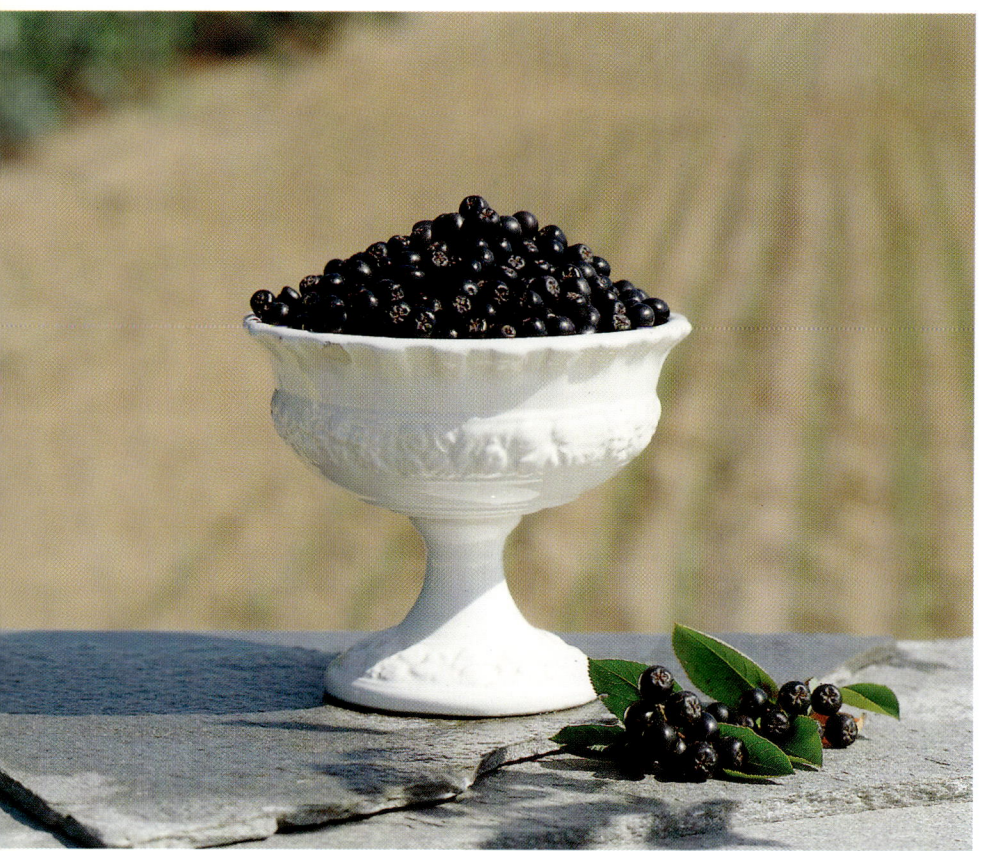

Abb. 4: Aroniapekt HT, der neue Ballaststoff der Hobbythek, wird aus Aroniabeeren gewonnen.

Multipekt plus Lecithin

Wie der Name verrät, ist diesem Multipekt noch zusätzlich Lecithin beigefügt. Lecithin besteht u. a. aus sogenannten Phospholipiden, das sind für den Körper besonders wertvolle Fettsäureverbindungen. Das Pulver löst sich klumpenfrei in Flüssigkeiten und hat pro 100 Gramm 200 kcal.

Pektin HVM und NVM

Wer Konfitüre oder Gelee selber kochen möchte, der muß in diese Fruchtzubereitungen die nötige Festigkeit hineinbringen. Handelsüblich geschieht dies mit Gelierzucker, der einen Zusatz von Pektin besitzt. Da wir in unseren Rezepten aber individuell steuern möchten, ob wir Zucker oder Zuckeraustauschstoffe verwenden wollen, haben wir zwei Sorten reines Pektin initiiert. Pektin besteht in jedem Fall aus Galakturonsäurebausteinen. Wenn diese zusätzlich Salze der Galakturonsäure enthalten, spricht man von hochverestert. Niederverestert bedeutet dagegen, daß in der Kette weniger Ester- und Galakturonsäurebausteine vorhanden sind (siehe *Grafik 2 Seite 11*). Das niederveresterte Pektin NVM (Nieder Verestert für Marmelade) benötigt zum Gelieren im Prinzip keinen Zucker bzw. Zuckeraustauschstoff, doch verlangt der Prozeß des Dickwerdens zusätzlich Calcium. Hochverestertes Apfelpektin HVM (Hoch Verestert für Marmelade) benötigt in jedem Fall Zucker oder Zuckeraustauschstoff und den notwendigen Säuregrad. Wenn die Früchte

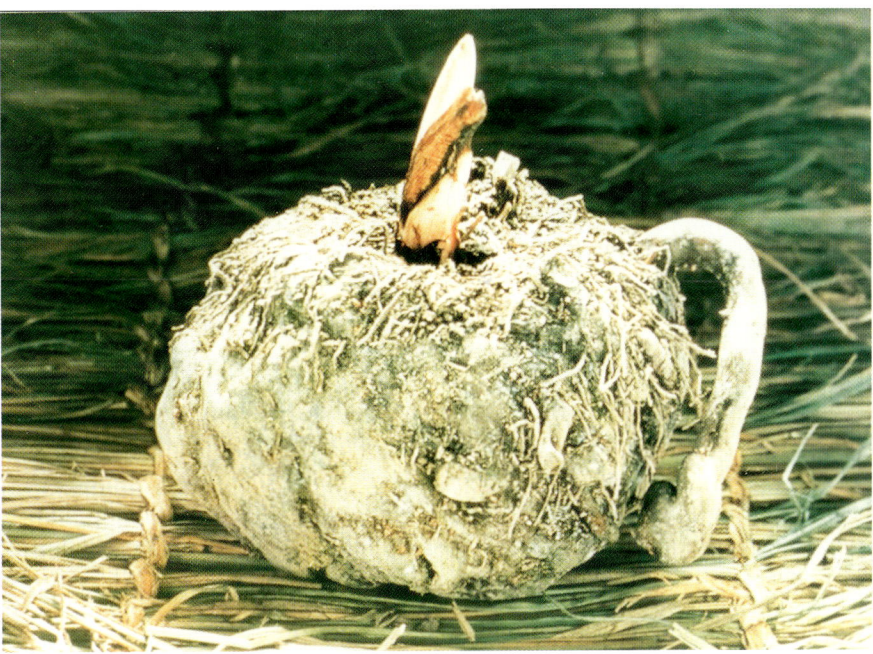

Abb. 5: Konjac-Knolle (Amorphophallus konjac) mit Trieb.

nicht genügend eigene Fruchtsäuren enthalten, muß hier zusätzlich Zitronen- oder Äpfelsäure zugesetzt werden. Wir haben dies in unseren Rezepten berücksichtigt.

Andere lösliche Ballaststoffe

Konjacmehl und Konjac-Konzentrat

Die Konjac-Pflanze ist eine in Japan weit kultivierte Pflanze, die auch als Teufelskralle bezeichnet wird. Das aus ihrer Wurzel gewonnene Konjacmehl hat extrem stark wasserbindende Eigenschaften, ist völlig geschmacklos und hat fast keine (!) Kalorien. Von allen Lebensmitteln und Zusätzen, die es gibt, ist weltweit keines bekannt, das eine größere Dichte hat. Deshalb nimmt dieses ungewöhnliche Mehl auch große Mengen von Flüssigkeit auf und kann um das 200fache quellen. Diese Eigenschaft bedingen riesige Molekülketten, die wie lange Fäden aneinandergereiht sind. Chemisch handelt es sich dabei um sogenannte Glucomannane. Im

Gegensatz zu Konjacmehl ist Konjac-Konzentrat noch stärker konzentriert, dafür aber auch teurer. Konjacmehl und Konjac-Konzentrat eignen sich u. a. zum Andicken von Milchspeisen und Puddings.

Wasserunlösliche Ballaststoffe

Neben den löslichen Ballaststoffen gibt es natürlich noch die unlöslichen. Diese erinnern in ihrem Aussehen schon eher an feingemahlene Fasern und werden deshalb für den Laien auf diesem Gebiet auch eher mit Ballaststoffen in Verbindung gebracht.

Apfelfaser HT

Apfelfaser HT wird aus entsafteten und getrockneten Äpfeln gewonnen. Es enthält über 55 % Ballaststoffe. Das hellbraune Pulver kann zur Ballaststoffanreicherung hervorragend in Joghurt, Quark und Müslis gegeben werden. Es verleiht diesen einen leicht fruchtigen Geschmack nach Äpfeln. Mit 165 kcal pro 100 Gramm ist Apfelfaser allerdings keineswegs kalorienfrei.

Apfelflocken HT

Diese dunklen Flocken entstehen – ähnlich wie unsere Apfelfaser – aus entsafteten, dunklen Apfelflocken. Die Flocken sind knusprig und eignen sich sehr gut für Müslis oder als knackige Beigabe zu Joghurt und Quark. Apfelflocken haben 60 % Ballaststoffe und 100 kcal pro 100 Gramm.

Apfel-Weizenballast HT

Apfel-Weizenballast HT eignet sich insbesondere für süße Backwaren und kann darin 10 % des Mehls ersetzen. Es handelt sich um eine Mischung aus Apfel- und Weizenpflanzenfasern. Das leicht süß schmeckende Pulver hat einen Ballaststoffgehalt von ca. 79 %, davon sind 71 % unlöslich und ca. 8 % löslich. 100 Gramm haben nur 56 kcal.

Erbsenfaser HT

Das helle, feingemahlene Mehl aus Erbsenschalen ist weitgehend geschmacksneutral und eignet sich besonders gut als Zusatz zu deftigen Rezepten. Erbsenfaser enthält 92 % Gesamtballaststoffe, davon sind ca. 84 % unlösliche und 8 % lösliche Bestandteile. Es enthält nur 20 kcal pro 100 Gramm.

Weizenfaser HT

Dieser weiße Ballaststoff besteht aus Pflanzenfasern von Weizen und hat praktisch keinen Eigengeschmack. Der Ballaststoffgehalt liegt bei ca. 95 %, wovon fast 90 % unlöslich sind. Weizenfaser hat nur 20 kcal pro 100 Gramm. Das Pulver ist besonders geeignet als Zugabe zu Backwaren, Nudeln und Aufläufen. In allen Speisen, die relativ viel Mehl enthalten, können bis zu 10 % des Mehls oder auch mehr durch Weizenfaser HT ersetzt werden. Es läßt sich aber auch sehr gut in Suppen einrühren.

Orangenfaser HT

Dieser Ballaststoff der Hobbythek verbindet die Eigenschaften von Erbsen- und Weizenfaser mit einer eigenen Geschmacksnote, die sich am ehesten mit Bitterorange vergleichen läßt. Während Erbsen- und Weizenfaser praktisch zu jeder Speise hinzugegeben werden können, ohne deren Geschmack zu verändern, ist dies bei Orangenfaser nicht möglich. Oft ist das leicht bittere Orangenaroma aber gerade der letzte Pfiff für ein Rezept. Der Ballaststoffgehalt des gelben Pulvers liegt bei 60 %, 100 Gramm enthalten 102 kcal. Da manche Menschen Orangenfaser als etwas rauh auf der Zunge empfinden, sollte diese den Speisen nur in kleinen Mengen beigegeben werden. Als Faustregel kann hier ein halber Teelöffel Pulver auf 100 Gramm Joghurt oder andere Gerichte gerechnet werden.

Hafercrispies Super HT

Hafercrispies Super HT bestehen aus Weizenfaser, Maisgries, Haferspeisekleie, Apfelfruchtpulver, Magermilchpulver, Salz, Lecithin, Apfelsüße HT und natürlichen Aromastoffen. Sie sind eine ballaststoffreiche Alternative zu Cornflakes und können ebenso wie diese verwendet werden. Sie haben 26 % unlösliche und 4 % lösliche Ballaststoffe. 100 Gramm Hafercrispies Super haben 286 kcal.

Hafercrispies Super HT Kakao

Dieser Ballaststoff besteht aus den gleichen Zutaten wie die Hafercrispies Super, enthalten aber zusätzlich Kakaopulver und sind somit eine leckere Alternative.

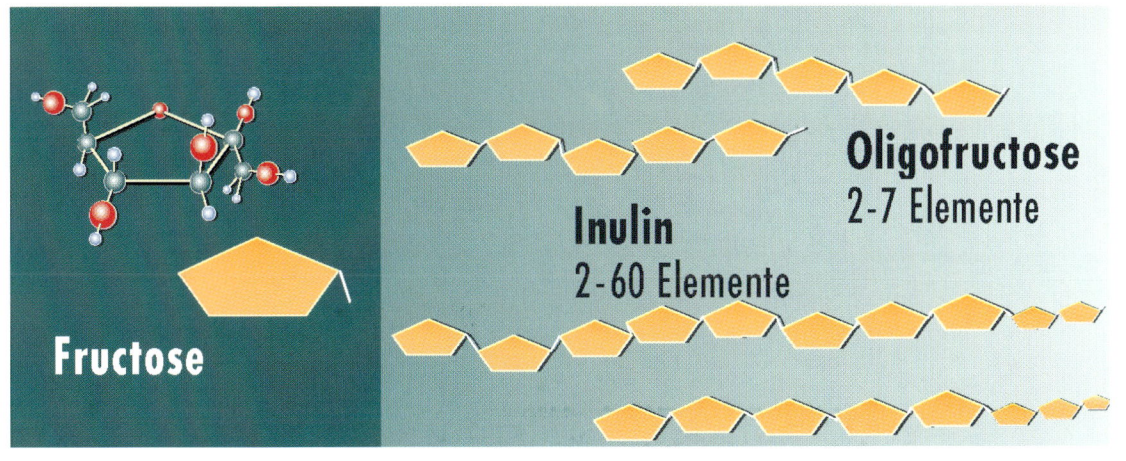

Grafik 3:
Oligofructose
besteht aus zwei
bis sieben Frucht-
zuckermolekülen,
Inulin dagegen
aus bis zu 60.
Beide Stoffe
gehören zu den
sogenannten
prebiotischen
Ballaststoffen.

Haferkleie

Haferkleie ist ein nußartig schmeckender Ballaststoff und stammt aus den
Randschichten und dem Keim des
Haferkorns. Da Haferkleie neben Ballaststoffen (10 % löslich, 8 % unlöslich) auch
noch Eiweiß und Keimöl enthält, ist sie
kalorienreich: 100 Gramm enthalten
392 kcal.

Prebiotische Ballaststoffe, löslich und mehr

Prebiotische Ballaststoffe unterstützen
die positive Darmflora und verdrängen
schlechte Darmbakterien.
Es handelt sich um Oligofructose, Inulin
und Gummi arabicum.

Oligofruct HT und Inulin HT

Da beide Ballaststoffe recht ähnlich sind
und zudem aus der gleichen Pflanze
stammen, behandeln wir sie hier zusammen. Bei Oligofruct HT handelt es sich
um Oligofructose, ein weißes Pulver, das
aus kleinen Ketten von etwa zwei bis
sieben Fructose-, d. h. Fruchtzuckermo-
lekülen, besteht. „Oligo" bedeutet
„wenig", die Moleküle enthalten also
wenig Fruchtzuckerbausteine. Oligofructose kommt auch in der Natur vor,
wird aber in der Regel aus Polyfructose,
aus sogenanntem Inulin, gewonnen.
Inulin findet sich in großer Menge z. B.
in der Zichorienwurzel, aber auch in
Zwiebeln und Lauch. Diese Zichorienwurzel wird in Belgien ähnlich wie die
Zuckerrübe bei uns angebaut. Die Wurzel schmeckt sehr bitter und dient fast
ausschließlich der Inulin- und Oligofruc-
tosegewinnung. Inulin HT setzt sich wie
die Oligofructose aus Fruchtzuckermo-
lekülen zusammen, allerdings aus längeren Ketten von 2 bis 60 Molekülen.
Daher stammt auch der chemische
Name „Polyfructose"; denn poly bedeutet „viel" oder „viele", also viele
Fructosebausteine.
Diese beiden löslichen Ballaststoffe können vom Menschen nicht verdaut
werden und gelangen deshalb unverdaut in den Dickdarm und dienen dort
den nützlichen Darmbakterien als wichtige Nahrungsquelle. Beide Stoffe verbinden ihre Eigenschaft als Ballaststoff
mit einem sehr angenehmen
Geschmacksgefühl. Die Oligofructose
schmeckt leicht süßlich. Inulin entwickelt
dagegen nur wenig Süße, aber verleiht
den Speisen einen cremigen Charakter.
Oligofructose zieht Wasser an und bildet dann Klumpen, deshalb muß sie
immer in einem luftdicht verschließbaren Glas aufbewahrt werden. Beide Ballaststoffe eignen sich geradezu ideal für
Joghurts und Getränke. Inulin verwan-
delt einen Magermilchjoghurt in ein cre-
miges Erlebnis, Oligofructose verleiht
Shakes und anderen Getränken einen
leicht süßen, angenehmen Geschmack.

Ballaststoffe und Blähungen

Ballaststoffe können Blähungen verursachen. Wenn die Darmbakterien die Ballaststoffe im Dickdarm abbauen, entste-

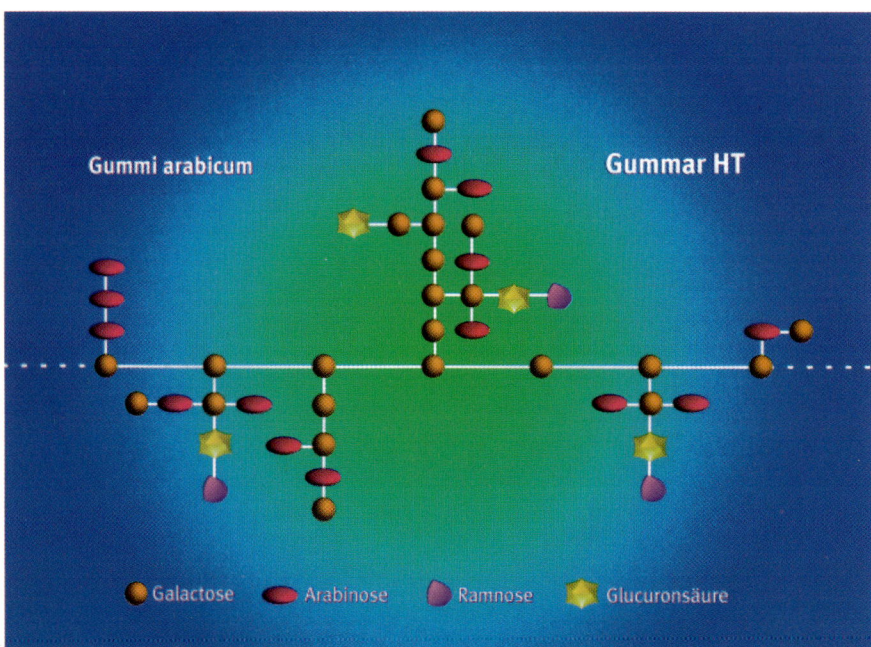

Grafik 4: *Gummi arabicum besteht aus Galactose, die mit Arabinose, Ramnose und Glucuronsäure verknüpft ist. Diese Kohlenhydratzusammensetzung kann unser Körper nicht verwerten.*

hen Gase. Im Prinzip zeigen die Blähungen also die Wirksamkeit der Ballaststoffe, denn Fleisch und andere ballaststoffarme Kost verursachen in der Regel keine Winde. Insbesondere Menschen, die vorher jahrelang ballaststoffarme Kost zu sich genommen haben, reagieren hier besonders empfindlich.
Sie sollten sich deshalb langsam an die Ballaststoffe gewöhnen und die Dosis nur allmählich steigern. Auf diesem Weg kann sich der Körper an die neue Ernährung gewöhnen.
Einige Menschen reagieren aber auch später immer noch empfindlich.

Insbesondere Inulin und Oligofructose können heftige Blähungen verursachen, v. a. wenn die Portionsdosis von gut zwei Gramm überschritten wird. Bei diesen beiden löslichen Ballaststoffen sollte man sich also wirklich an dieses Limit halten, auch wenn es wegen ihres Geschmacks unter Umständen schwerfallen sollte. Einige wenige Menschen reagieren aber auch auf geringe Mengen dieser Ballaststoffe extrem empfindlich. Sie können jetzt ganz auf diese beiden prebiotischen Ballaststoffe ver-

zichten, denn wir haben alternativ einen anderen prebiotischen Ballaststoff zu bieten, der gut vertragen wird und überhaupt keine Blähungen verursacht: Gummar HT.

Gummi arabicum – Gummar HT
Bei Gummar HT handelt es sich um eine Substanz mit dem etwas eigenartigen Namen „Gummi arabicum". Die Heimat von Gummi arabicum ist Afrika. Es wird aus dem Harz der Akazien gewonnen, die dort in der Savanne und in Wüstenregionen südlich der Sahara wachsen. Gummi arabicum besteht aus drei verschiedenen Zuckerbausteinen, nämlich Galactose, Arabinose und Ramnose, sowie der organischen Säure Glucuronsäure, die komplex verknüpft sind. Da der menschliche Körper keine Enzyme besitzt, die diese Art von Kohlenhydratkombination verwerten könnten, gelangt Gummi arabicum unverdaut in den Dickdarm und dient dort den nützlichen Darmbakterien als Nahrung. Anders als bei Inulin oder Oligofructose benötigen die Darmbakterien jedoch einige Zeit, bis sie die Riesenmoleküle abgebaut haben, denn da hier unterschiedliche Bausteine miteinander verknüpft sind, werden auch verschiedene Enzyme benötigt, mit deren Hilfe das große Molekül zerlegt werden kann. Die einzelnen Darmbakterien verfügen jedoch nicht über alle notwendigen Enzyme, sondern nur über bestimmte. Aus diesem Grund müssen sie sozusagen Hand in Hand arbeiten und können nur gemeinsam in abwechselnder Folge die Gummi-arabi-

cum-Moleküle spalten. Für diese gemeinsame Arbeit benötigen die Darmbewohner jedoch Zeit, da sie immer wieder sozusagen „aufeinander warten" müssen. Dieser langsame Abbau bedingt, daß immer nur sehr kleine Gasmengen freigesetzt werden. Ein schneller Stoffumsatz, wie er für Inulin und Oligofructose typisch ist, löst dagegen in kurzer Zeit die gesamte Gasmenge und produziert so ordentliche Blähungen. Aus diesem Grund kann auch von empfindlichen Personen sehr viel Gummi arabicum gegessen werden, ohne daß sich ein Lüftchen regt. Die gefürchteten Blähungen bleiben aus. Die europäische Gemeinschaft hat Gummi arabicum als Lebensmittelzusatzstoff ohne mengenmäßige Begrenzung klassifiziert. Überdosierungen können bei diesem Stoff also nicht auftreten.

Gummi arabicum als Rohstoff sollte in jedem Fall Lebensmittelqualität haben und unbedingt frei von Enzymen, d. h. insbesondere von Oxidasen und Peroxidasen, sein. Gummar HT besitzt hervorragende Qualität. Da es granuliert ist, bildet es keine Klumpen, deshalb ist seine Anwendung denkbar einfach. Es ist kaltlöslich und kann bis zu 50 % in Wasser eingerührt werden. Es eignet sich für Joghurts, Müslis oder Getränke, aber auch für Suppen, Gemüse, Saucen und sogar zum Brotbacken. Es können ohne Probleme 15 Gramm pro Tag und mehr gegessen werden. Es schmeckt völlig neutral und

verbesssert wie kaum ein anderer Stoff auf bequemste Weise die Ballaststoffbilanz.

Ballaststoffreiche Samen

Samen haben einen hohen Anteil an Ballaststoffen, Mineralstoffen und Vitaminen. Leider sind sie aber auch sehr kalorienhaltig. Sie lassen sich aber im täglichen Speiseplan in kleinen Mengen hervorragend und sehr schmackhaft einbauen. Den höchsten Ballaststoffgehalt haben übrigens Kürbiskerne.

Flohsamen
Form, Farbe und Größe der Samen entsprechen dem Aussehen von Flöhen, was sicher zu ihrem eigentümlichen Namen geführt hat. Dieser soll Ihnen aber keineswegs den Appetit verderben, denn die Samen der verschiedenen Wegerichsorten (Indischer Wegerich [*Plantago ovata*], Sandwegerich [*Plantago afra*] und Flohwegerich [*Plantago arenaria*]) sind hervorragend zur Verdauungsunterstützung und als mildes Abführmittel geeignet. In Gegenwart von Wasser können die Samen auf das Mehrfache ihres Volumens aufquellen. In der Schale befinden sich 10 bis 12 % Schleimstoffe. Aufgrund dieser Eigenschaften werden Flohsamen, für die selten auch der Ausdruck Heusamen verwendet wird, in einer Reihe von Arzneien gegen Darmträgheit eingesetzt. Aufgrund der Quellfähigkeit und des Wasserbindevermögens der Flohsamen dienen diese auch als Ballaststoffe. Deshalb finden Sie in einigen unserer

Rezepte (siehe *Seite 21*) die schmackhaft-würzigen Samen, die auch wegen ihrer cholesterinsenkenden Eigenschaft geschätzt werden.

Dreisamenmischung HT
Diese Mischung besteht aus Sesamsamen, Flohsamen und Leinsamen zu gleichen Teilen. Die verschiedenen Körner ergänzen sich gut im Geschmack und haben hervorragende quellende Eigenschaften. Durch die unterschiedlichen Farben verleihen sie den Speisen ein originelles Muster.

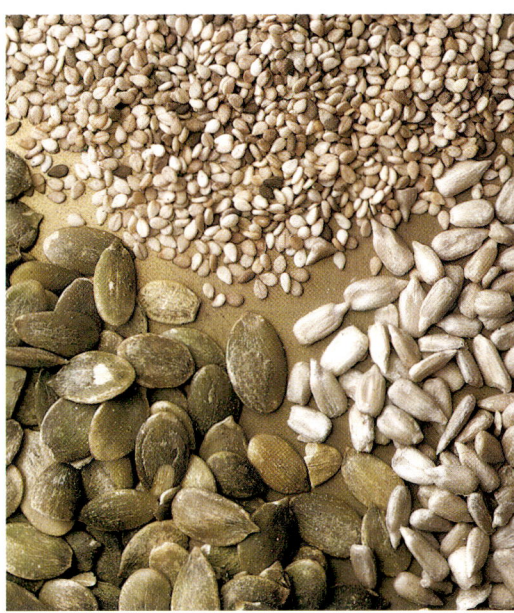

Abb. 6:   Samen erhöhen den Ballaststoffgehalt auf schmackhafte Weise: Sesam (oben), Sonnenblumenkerne (rechts), Kürbiskerne (links).

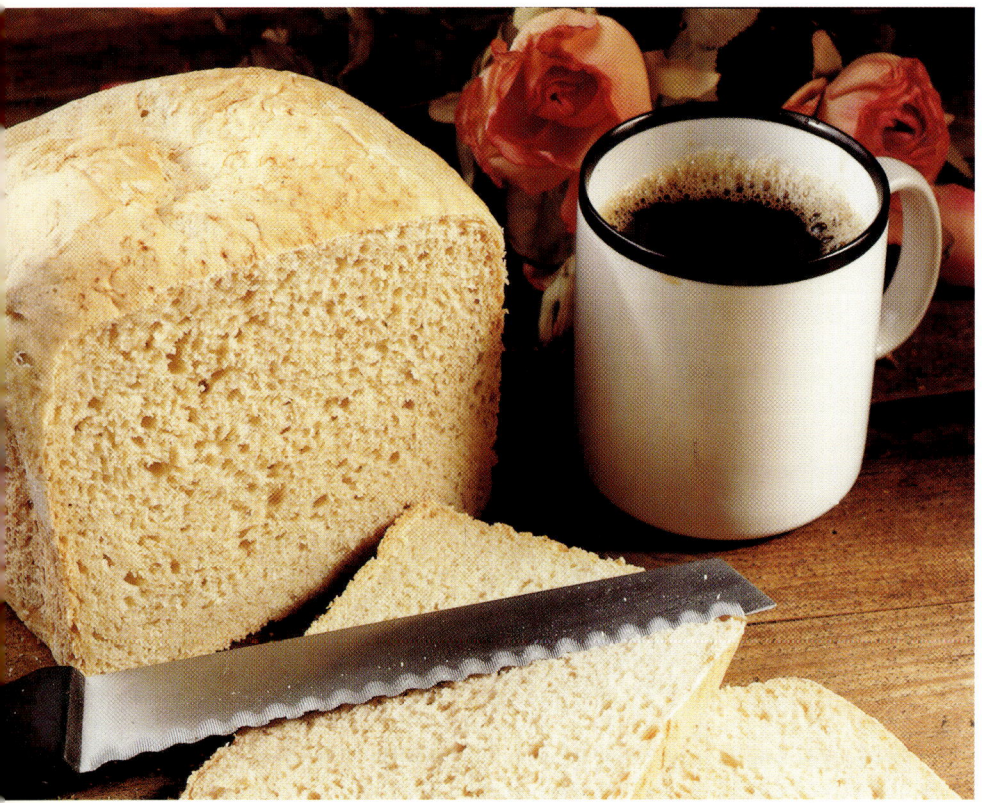

Abb. 7: Essen Sie lieber Getreideprodukte aus weißem Mehl als gar keine.

Gesunde Brote selbstgemacht

Prinzipiell stecken in Backwaren jeder Art, wie Brot, Brötchen, Vollkornkuchen oder Vollkornnudeln, viele Ballaststoffe. Ein großer Vorteil der Vollkornprodukte ist ihr starker Sättigungseffekt und ihr geringer Kaloriengehalt: Kolenhydrate besitzen nur halb soviel Kalorien wie Fett oder Öl, die deswegen aber keineswegs stärker sättigen, im Gegenteil. Vollkornprodukte sättigen schnell und machen nicht dick. Das Märchen, daß von Nudeln alleine unser Gewicht nach oben schnellt, trifft nämlich nicht zu. Entscheidend hierfür sind da eher die Saucen. Wer „weiße" Saucen aus Sahne oder Käse bevorzugt, darf sich nicht über eine Gewichtszunahme wundern, hier sorgt der Fettgehalt der Sauce für die nötigen Kalorien und nicht etwa die Nudeln. Ein Hinweis für alle, die nicht immer Vollkorn mögen: Es ist generell besser, mehr Getreideprodukte zu essen, auch aus weißem Mehl, als zu wenig.

Roggenbrot und Sauerteig

Brotbacken ist keineswegs schwieriger als Kuchenbacken, beim Roggenbrot gibt es allerdings eine Besonderheit zu beachten: Da Roggen im Gegensatz zu Weizen zu wenig Klebereiweiß enthält, fällt das Brot in sich zusammen. Um dies zu vermeiden, wird Roggenteig vor dem Backen angesäuert. Dies geschieht mit Sauerteig, was nichts anderes ist als eine Mischung aus Mehl und Wasser, in der sich spontan Säureproduzenten in Form von Milch- und Essigsäurebakterien vermehren. Diese Mikroorganismen gelangen über das Mehl in den Ansatz, vorausgesetzt Sie verwenden Mehl, das nicht zuvor bestrahlt oder erhitzt wurde.

Die entstehenden natürlichen Säuren verleihen dem Roggenbrot seinen herzhaften Geschmack und sorgen für die gewünschten Backeigenschaften. Sauerteig gibt es genau wie Trockenhefe als Pulver zu kaufen, er kann jedoch auch ohne großen Aufwand selber hergestellt werden. Dies lohnt sich besonders, da das Pulver recht teuer ist.

Der eigene Sauerteig

Die Herstellung ist denkbar einfach, dauert allerdings mindestens 2½ bis 3 Tage. Diese Zeit muß vor dem ersten

Backen eingeplant werden. Später kann der Sauerteig schnell und einfach vermehrt werden.

3-Stufen-Rezept

1. Stufe:

100 ml lauwarmes (40° C) Wasser
100 g Roggenvollkornmehl

Wasser und Vollkornmehl verkneten, 24 Stunden in einer abgedeckten Schüssel an einem warmen Ort in der Wohnung stehenlassen.
Nach der Wartezeit die Zutaten der 2. Stufe zugeben:

2. Stufe:

100 ml lauwarmes (40° C) Wasser
100 g Roggenvollkornmehl

Nach dem Vermischen bleibt der Ansatz weitere 24 Stunden abgedeckt stehen. Auch während dieser Wartezeit vermehren sich die Milchsäure- und Essigsäurebakterien im Teig.

3. Stufe:

200 ml lauwarmes (40° C) Wasser
200 g Roggenvollkornmehl

Zutaten zusetzen und vermischen. Der Teig hat sich jetzt vervierfacht. Nach einem halben bis einem Tag ist der Sauerteig fertig. Das erkennt man daran, daß er jetzt Blasen wirft. Diese werden von Kohlendioxid verursacht und zeigen

die Aktivität der Mikroorganismen im Teig an. Die benötigte Menge Teig verwendet man nun direkt zum Backen, der Rest kann immer wieder durch erneuten Zusatz von Mehl und Wasser (Mengen wie unter den Rezeptstufen angegeben oder ein Vielfaches davon) auf die benötigte Menge ergänzt werden.

Wer Trockensauerteig verwendet, muß die Mengenangaben im Rezept umrechnen: 200 Gramm frischer Sauerteig entsprechen 100 Gramm Sauerteigpulver plus 100 Milliliter Wasser. Auch bei Trockenhefe muß auf Frischhefe umgerechnet werden. Auf der Packung der Trockenhefe sind die entsprechenden Mengen angegeben. Nach dieser Vorbereitung geht es jetzt richtig ans Brotbacken!

Prebiotisches Brot à la Hobbythek

	20 g	frische Hefe
		oder ½ Päck. Trockenhefe
	5 g	Zucker
ca.	350 ml	warmes Wasser
	300 g	Weizenvollkornmehl
	200 g	Roggenvollkornmehl
	200 g	frischer Sauerteig
		(siehe *links*)
	50 g	Weizenkleber HT
	40 g	Gummar HT
	20 g	Weizenfaser HT
	20 g	Weizenkleie
	10 g	Salz
	75 g	Sonnenblumenkerne

Die Frischhefe mit dem Zucker im warmen Wasser lösen und eine Viertelstunde stehenlassen (Vorteig). Wenn Trockenhefe verwendet wird, entfällt der Vorteig. Trockenhefe wird mit dem Mehl vermengt. Alle Zutaten bis auf die Sonnenblumenkerne in eine Schüssel geben und miteinander vermischen. Hefe mit dem Wasser dazugeben und sehr gut durchkneten. Den fertigen Teig ca. 40 Minuten an einem ruhigen und ca. 30 °C warmen Ort gehen lassen. Danach die Sonnenblumenkerne dazugeben und nochmals gut kneten.

Jetzt den Teig in die gewünschte Form bringen und abgedeckt weitere 30 Minuten ruhen lassen. In der Zwischenzeit den Backofen auf 250 °C (keine Umluft) vorheizen. Das Brot bei 230 °C ca. 20 Minuten backen. Das fertige Brot sollte auf einem Rost auskühlen. Obwohl das Brot einen relativ hohen Ballaststoffanteil enthält, ist es trotzdem angenehm leicht im Geschmack.
Wer einen Brotbackautomaten besitzt, kann unser prebiotisches Brot auch darin zubereiten, dann sollte in jedem Fall Trockenhefe verwendet werden (siehe *20 f.*).

Backmischungen

Das Prinzip der Hobbythek ist das Selbermachen. Das heißt allerdings nicht, daß wir uns mehr Arbeit als notwendig machen. Dieses Prinzip gilt auch für unsere Brote, für deren Rezepte mittlerweile zum Teil fertige Backmischungen angeboten werden.

In der **Grundmischung HT für Weizen-Roggen-Vollkornbrot** und der **Grundmischung HT für Buttermilchbrot** sind bereits Weizenkleber und Weizenfaser enthalten, so daß Sie diese nicht mehr zusetzen brauchen. Die Weizen-Roggen-Vollkornbrot-Mischung enthält darüber hinaus Trockensauerteig, so daß im Rezept auch der frische Sauerteig entfällt.

Prebiotisches Vollkornbrot mit Backmischung

20 g	frische Hefe
	oder ½ Päck. Trockenhefe
5 g	Zucker
ca. 300 ml	lauwarmes Wasser
500 g	Grundmischung HT für
	Weizen-Roggen-Vollkornbrot
30 g	Gummar HT
10 g	Weizenkleie
10 g	Salz
75 g	Sonnenblumenkerne

Die Herstellung erfolgt wie bereits beim prebiotschen Brot beschrieben (siehe *Seite 19*).

Einfach und bequem – der Backautomat

Wer noch mehr Bequemlichkeit wünscht, der kann sein Brot im Backautomaten zubereiten, denn unsere Rezepte funktionieren selbstverständlich auch dort. Die Brote gelingen einwandfrei, haben aber eine quadratische Kastenform und unterscheiden sich daher äußerlich vom Backofenbrot.

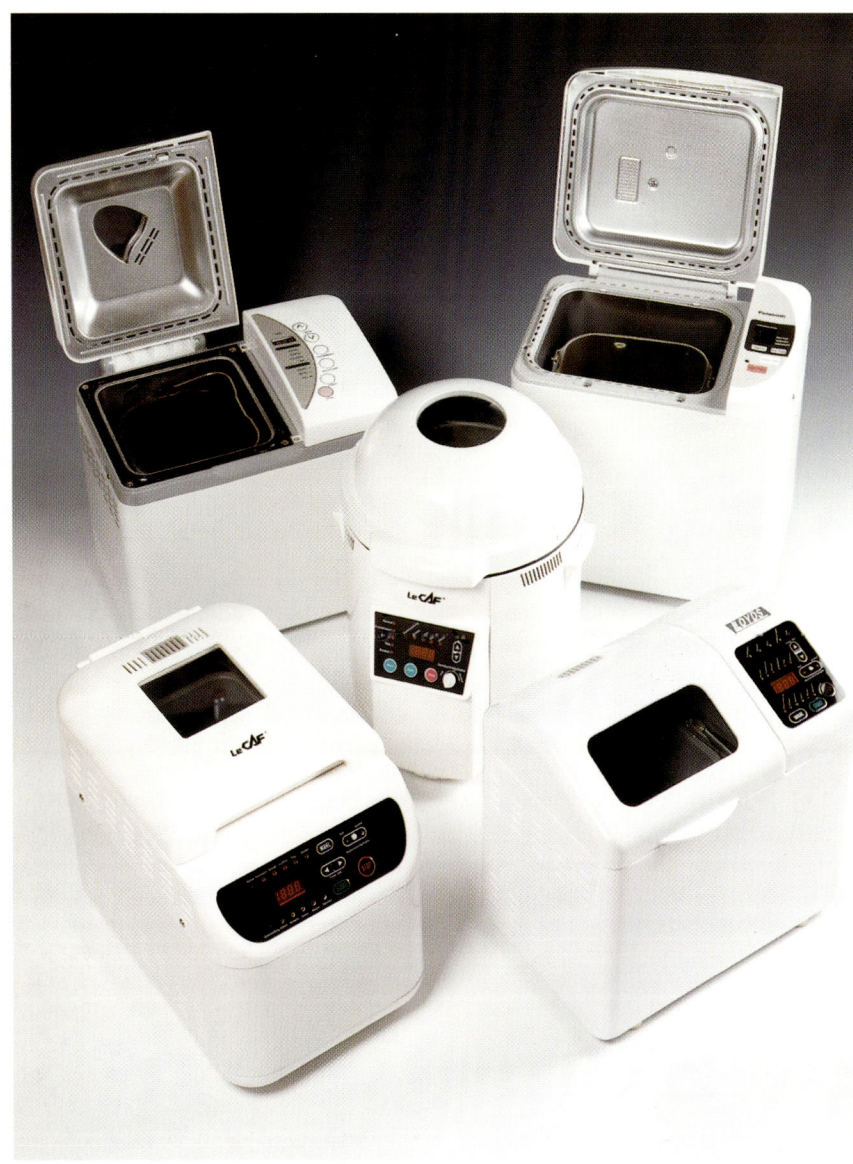

Abb. 8: Mit einem Backautomaten können Sie im Handumdrehen Ihr eigenes selbstgebackenes Brot herstellen.

Prebiotisches Vollkornbrot
aus dem Backautomaten

5 g	Zucker
½ Päck.	(3,5 g) Trockenhefe
ca. 300 ml	lauwarmes Wasser
500 g	Grundmischung HT für Weizen-Roggen-Vollkornbrot
30 g	Gummar HT
10 g	Weizenkleie
10 g	Salz
75 g	Sonnenblumenkerne

Zucker und Hefe im Wasser lösen und in die Backkammer füllen. Trockene Bestandteile bis auf die Sonnenblumenkerne vermengen und dazugeben. Automat auf „Vollkorn" stellen und nach dem „Gehenlassen" (Signal) Sonnenblumenkerne zusetzen. Programm ablaufen lassen.

Unser Vollkornrezept eignet sich in leicht veränderter Form auch hervorragend für die Herstellung prebiotischer Brötchen.

Körnerfrühstücksbrötchen
à la Hobbythek
(Für 12 bis 15 Brötchen)

5 g	Zucker
20 g	frische Hefe oder ½ Päck. Trockenhefe
ca. 350 ml	warmes Wasser
300 g	Roggenmehl
200 g	Vollkornweizenmehl
200 g	Sauerteig (siehe *Seite 19*)
50 g	Weizenkleber HT
40 g	Gummar HT
20 g	Weizenfaser HT
20 g	Weizenkleie
10 g	Salz
50 g	Sonnenblumenkerne
50 g	Dreisamenmischung HT

Hefe mit dem Zucker im warmen Wasser lösen und eine Viertelstunde an einem warmen Ort stehenlassen (Vorteig). Wenn Trockenhefe verwendet wird, entfällt der Vorteig; diese mit dem Mehl vermischen. Alle Zutaten bis auf die Sonnenblumenkerne und die Dreisamenmischung in eine Schüssel geben und miteinander verrühren. Jetzt die Hefe mit dem Wasser dazugeben und gut durchkneten. Den fertigen Teig ca. 40 Minuten an einem ruhigen und ca. 30 °C warmen Ort gehen lassen. Danach die Sonnenblumenkerne und die Dreisamenmischung dazugeben und nochmals gut kneten. Aus dem Teig lassen sich je nach gewünschter Größe ca. 12 bis 15 Brötchen formen.

Die Brötchen abgedeckt weitere 60 Minuten ruhen lassen. In der Zwischenzeit den Backofen auf 250 °C (keine Umluft) vorheizen. Die Brötchen werden bei 230 °C ca. 20 Minuten gebacken.

Brötchen mit Fertigmischung
(Für 10 bis 12 Brötchen)

5 g	Zucker
20 g	frische Hefe oder ½ Päck. Trockenhefe
ca. 300 ml	warmes Wasser
500 g	Grundmischung HT für Weizen-Roggen-Vollkornbrot
30 g	Gummar HT
10 g	Weizenfaser HT
10 g	Salz
50 g	Sonnenblumenkerne
50 g	Dreisamenmischung HT

Die Herstellung erfolgt wie bereits bei den Körnerbrötchen beschrieben (siehe *links*). Lediglich der Sauerteig braucht nicht zugesetzt zu werden, da dieser bereits als Trockensauerteig in der Backmischung enthalten ist. Nachdem die Körner zum Teig gegeben wurden, werden je nach gewünschter Größe ca. zehn bis zwölf Brötchen geformt, die abgedeckt noch 60 Minuten ruhen müssen. In der Zwischenzeit den Backofen auf 250 °C (keine Umluft) vorheizen. Die Brötchen werden bei 230 °C ca. 20 Minuten gebacken.

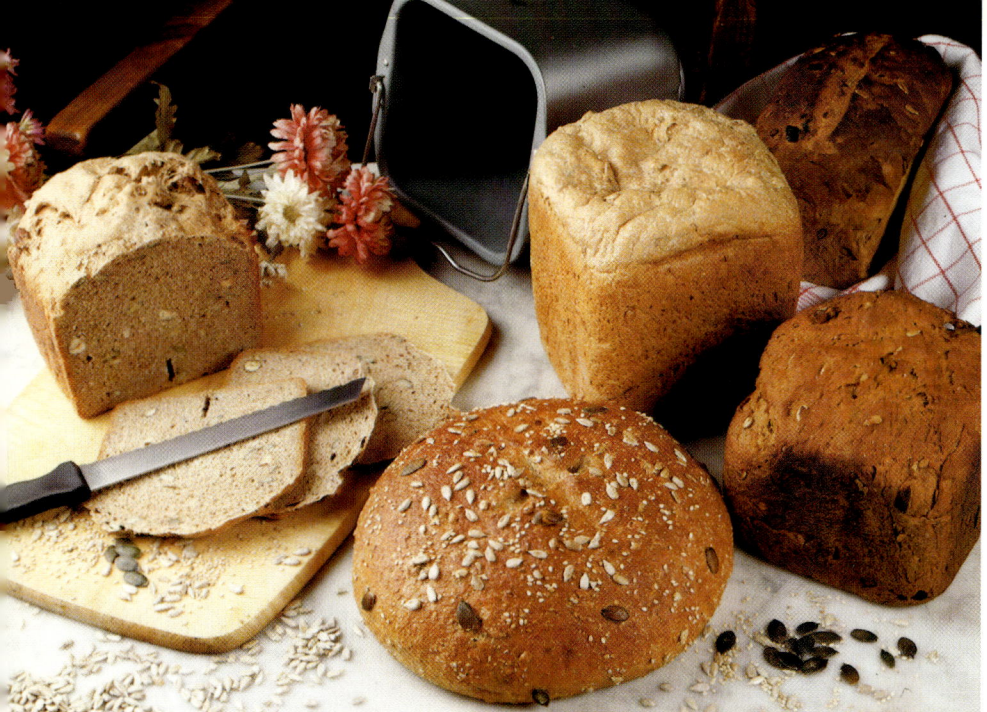

Abb. 9:   Besonders ballaststoffreich
sind Brote aus Vollkornmehl.
Die Hobbythek bietet zahlreiche
Rezepte.

bestreuen. Das Fladenbrot im Ofen ca.
15 bis 20 Minuten goldbraun backen
und auf dem Rost auskühlen lassen.
Obwohl unser Fladenbrot den typisch
leichten Geschmack eines Fladenbrots
zeigt, ist es durch die zusätzlichen
Ballaststoffe Weizenfaser und Gummar
HT ein ballaststoffreiches Lebensmittel.
Es eignet sich hervorragend als Beilage
für Büffets, Salate oder im Sommer zur
Grillparty.

Prebiotisches Fladenbrot

20 g	frische Hefe
5 g	Zucker
550 ml	warmes Wasser
850 g	Weizenmehl
50 g	Gummar HT
20 g	Weizenfaser HT
20 g	Weizenkleie
100 g	Butter
10 g	Salz
40 g	Sesamsamen

Die Hefe mit dem Zucker in 50 Milliliter
warmem Wasser lösen und an einem
warmen Ort 15 Minuten gehen lassen
(Vorteig). Weizenmehl, Gummar,
Weizenfaser und Weizenkleie in eine
Schüssel geben, miteinander ver-

mischen und in der Mitte eine Mulde
formen. Jetzt die Hefemischung, die
weiche oder geschmolzene und wieder
abgekühlte Butter, das Salz und das
restliche Wasser dazugeben und gut
durchkneten. Wenn der Teig Blasen
wirft, an einen ruhigen und ca. 30 °C
warmen Ort stellen und dort bedeckt
50 Minuten gehen lassen, bis sich der
Teig verdoppelt hat.
In der Zwischenzeit den Backofen auf
180 °C vorheizen. Den Teig auf ein
mehlbestäubtes Brett geben und in
etwa acht gleich große Stücke teilen.
Die Stücke kurz kneten, zu dünnen Fla-
den ausrollen, auf ein gefettetes Back-
blech geben und mit den Sesamsamen

Sonntagsstuten mit Orangenfaser

40 g	frische Hefe
20 g	Honig
550 ml	lauwarme Milch
850 g	Weizenvollkornmehl
50 g	Weizenkleber HT
40 g	Gummar HT
40 g	Orangenfaser HT
150 g	weiche Butter
5 g	Salz
1	Ei
evtl. 75 g	Rosinen
1	Eigelb

Die Hefe mit dem Honig in sechs Eßlöffeln Milch lösen und eine Viertelstunde
an einem warmen Ort stehenlassen

(Vorteig). Weizenmehl, Weizenkleber, Gummar HT und die Orangenfaser in eine Schüssel geben, miteinander vermischen und dann in der Mitte eine Mulde formen. Jetzt die Hefemischung, die weiche Butter, das Salz und die restliche Milch mit dem verquirlten Ei dazugeben und den Teig gut verkneten. Den fertigen Teig ca. 40 Minuten an einem ruhigen und ca. 30 °C warmen Ort abgedeckt gehen lassen. Jetzt den Teig nochmals gut durchkneten und die Rosinen dazugeben. Teig halbieren und in eine Kastenform füllen, nochmals 30 Minuten gehen lassen.

Den Backofen auf 175 °C vorheizen und den Stuten mit dem Eigelb bestreichen und 40 Minuten backen. Auf einem Rost auskühlen lassen und am besten frisch servieren, z. B. als besondere Leckerei beim Sonntagsfrühstück. Dieser Teig eignet sich auch sehr gut für Frühstücksbrötchen. Je nach gewünschter Größe ca. 15 bis 20 Brötchen formen und bei 175 °C ca. 40 Minuten im Backofen backen.

Zubereitung im Backautomaten:

2 EL	Honig
250 ml	lauwarme Milch
1	Ei
425 g	Weizenvollkornmehl
25 g	Weizenkleber HT
20 g	Gummar HT
20 g	Orangenfaser HT
2 g	Salz
1 Päck.	(7 g) Trockenhefe
75 g	weiche Butter
evtl. 50 g	Rosinen

Honig in warmer Milch lösen und mit dem verquirlten Ei mischen. Diese Flüssigkeit in den Backautomaten füllen, dann die trockenen Zutaten vermischen und dazugeben. Zimmerwarme Butter in Flöckchen zufügen, Automat schließen und auf „Vollkorn" einstellen. Nach dem „Gehenlassen" (Signal) Rosinen zugeben und Programm ablaufen lassen.

Joghurt-Brot

20 g	frische Hefe
6 EL	warmes Wasser
150 g	Weizenvollkornmehl
150 g	Roggenvollkornmehl
150 g	frischer Sauerteig (siehe *Seite 19*)
50 g	Weizenkleber HT
40 g	Gummar HT
40 g	Weizenfaser HT
40 g	Weizenkleie
10 g	Salz
30 g	Rübenkraut
350 g	Joghurt (3,5 % Fett, Zimmertemperatur!)
100 g	Dreisamenmischung HT

Die Hefe im Wasser lösen und eine Viertelstunde an einem warmen Ort stehenlassen (Vorteig). Alle Zutaten bis auf die Dreisamenmischung in eine Schüssel geben und miteinander vermischen. Wichtig ist, daß der Joghurt zimmerwarm ist und nicht aus dem Kühlschrank kommt. Besonders gut geeignet ist natürlich selbstgemachter Joghurt mit unserer gesunden LaBiDa-Kultur

(siehe *Seite 95*). Jetzt den Vorteig dazugeben und gut durchkneten. Den fertigen Teig ca. 40 Minuten an einem ruhigen und ca. 30 °C warmen Ort abgedeckt gehen lassen. Jetzt die Dreisamenmischung gut einkneten, den Teig in die gewünschte Form bringen und abgedeckt weitere 30 Minuten gehen lassen.

In der Zwischenzeit den Backofen auf 250 °C (keine Umluft) vorheizen. Nachdem das Brot im Ofen ist, wird es bei 230 °C ca. 20 Minuten gebacken. Das fertige Brot läßt man auf dem Rost auskühlen.

Zubereitung im Backautomaten:

30 g	Rübenkraut
350 g	Joghurt (3,5 % Fett, Zimmertemperatur!)
300 g	Grundmischung HT für Buttermilchbrot
50 g	Trockensauerteig
40 g	Gummar HT
40 g	Weizenkleie
5 g	Salz
½ Päck.	(3,5 g) Trockenhefe
6 EL	warmes Wasser
100 g	Dreisamenmischung HT

Rübenkraut im warmen Joghurt lösen und in die Backkammer geben. Trockene Zutaten mischen und dazugeben. Automat auf „Vollkorn" stellen und nach dem „Gehenlassen" (Signal) Dreisamenmischung zugeben. Programm ablaufen lassen, fertig.
Variation: Eine originelle Variante ist unser Kefirbrot: Ersetzen Sie den

Joghurt doch einfach einmal durch Kefir, am besten durch selbstgemachten mit unserer probiotischen KeFiDa-Kultur (siehe *Seite 96*). Es entsteht ein Brot mit besonderer Geschmacksnuance.

Pasta aus dem Land des Lächelns

Ein Erfolgsrezept der Hobbythek ist es, daß wir auch immer wieder mal über

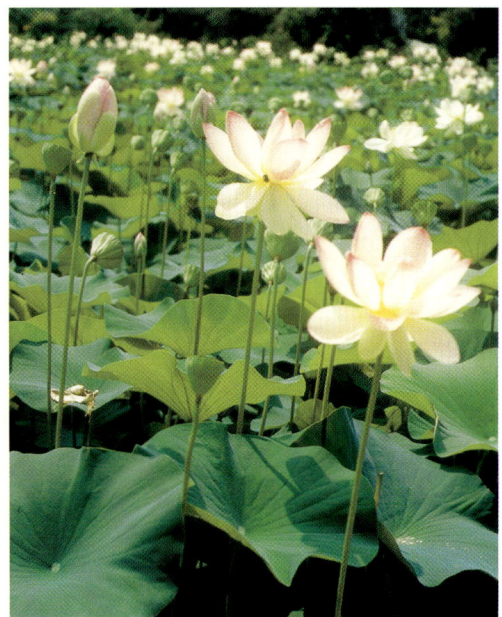

Abb. 10: Der Lotos ist nicht nur eine Augenweide, sondern in China auch ein wichtiges Nahrungsmittel.

unseren eigenen Tellerrand hinausschauen und uns Anregungen aus fremden Kulturen holen. Während einer Journalistenreise der Wissenschaftspressekonferenz nach China hatten sowohl ich, Jean Pütz, als auch die Hobbythekmitarbeiter Ellen Norten, Monika Kirschner und Vladimir Rydl Gelegenheit, uns intensiv mit der dortigen Küche zu beschäftigen. Mein Glaube, durch gelegentliche Besuche von Chinarestaurants einen guten Überblick über die bevorzugten Speisen der Chinesen zu haben, wurde dabei allerdings grundlegend erschüttert. Was ich dort an Vielfalt und Einfallsreichtum kennenlernte, sucht seinesgleichen auf der Welt. Und das, obwohl oder vielleicht sogar weil die chinesische Küche mehr als 3000 Jahre alt ist. Ungeachtet dessen ist sie aber auch enorm modern, da die Speisen, insbesondere das Gemüse, meist nur kurz gegart werden. Nach wissenschaftlichen Erkenntnissen schont eine solche Zubereitungsweise Vitamine und vor allem die wichtigen sekundären Pflanzeninhaltsstoffe (siehe *Seite 8*).

Wir haben also den Chinesen etwas genauer in die Töpfe geschaut und neben phantasievollen Nudel- und Maultaschenrezepten auch noch eine exotische Pflanze entdeckt, die hierzulande als Nahrungsmittel völlig unbekannt ist. Es handelt sich um die äußerst vielseitige Lotospflanze, die in China ein wichtiges Nahrungsmittel darstellt. Alle Teile dieser Wasserpflanze, ob Wurzeln, Stengel, Blätter oder auch Samen, bereichern als Beilage die chinesische Küche, und aus den Wurzeln wird zudem noch ein stärkereiches Mehl gewonnen. Darüber hinaus besitzt die Lotospflanze wunderschöne zartrosa oder auch weiße Blüten. Wer sie bewundern will, muß keineswegs nach China reisen. Auch bei uns sind sie in einigen Parks, vor allem aber in botanischen Gärten, z. B. in Bonn, zu finden. In China sind Desserts auf Lotosmehlbasis äußerst beliebt. Es gibt sogar eigene Läden dafür, ungefähr vergleichbar mit hiesigen Eisdielen. Hier türmen sich Berge von Lotosmehl, aus denen mit einer Unzahl von Zutaten schmackhafte Puddings hergestellt werden.

Der Lotoseffekt
Es ist kein Zufall, daß die Lotospflanze als Symbol für Reinheit steht. Tatsächlich kann auf ihren Blättern kein Schmutz haften, jeder Regen spült die Blattoberflächen makellos sauber. Der Grund dafür liegt in der speziellen Oberflächenstruktur der Blattflächen. Diese sind ganz fein angerauht und verhindern auf diesem Weg ein Festhaften von Teilchen oder sogar klebrigen Flüssigkeiten. In Bonn untersuchen Forscher diesen speziellen Lotoseffekt und haben in Zusammenarbeit mit einem Unternehmen sogar einen selbstreinigenden Außenanstrich für Häuserfassaden entwickelt. Außerdem arbeiten die Experten an Gefäßen, die die gleiche Oberflächenbeschaffenheit wie Lotosblätter haben und so einer Verschmutzung trotzen.

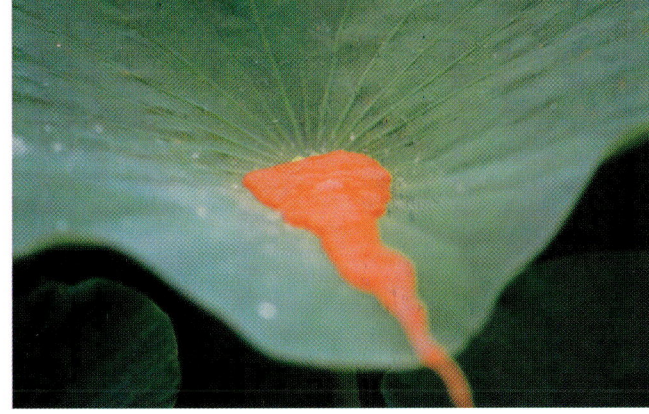

Abb. 11:
*Der sogenannte
Lotoseffekt:
Regen spült die
Blattoberflächen
makellos sauber,
selbst wenn
klebrige Flüssig-
keit auf das Blatt
getropft wurde.*

Bevor wir zu den ersten chinesischen Mehlspeisen kommen, halten wir es für wichtig, die typischen Kochutensilien der chinesischen Küche vorzustellen. Zwar lassen sich unsere Rezepte auch ohne dieses Zubehör realisieren, der letzte Pfiff steckt jedoch in der originalen Zubereitungsweise.

Alleskönner Wok

Das wichtigste Kochgerät in China ist der Wok. Er ist sozusagen der Universal-Koch-, Back-, Fritier- und Bratopf der Chinesen. In ihm wird einfach alles zubereitet. Traditionell besteht er aus Gußeisen oder einfach aus Blech und besitzt einen runden Boden. Diese Woks sind ideal für die in China üblichen offenen Feuerstellen oder auch für Gasherde. Inzwischen werden aber auch Woks mit abgeflachtem Boden angeboten, die sich für den Elektroherd eignen.

Eine Alternative stellen Woks mit rundem Boden plus Stützring dar, allerdings raten wir davon ab, da hierbei viel Wärmeenergie verschwendet wird.
Bei uns sind Woks aus verschiedenen Materialien erhältlich. Am preisgünstigsten sind sie über den Asienhandel zu beziehen, hier bezahlt man für einen

Blechwok etwa 40 bis 50 DM, und für einen Gußeisenwok wird sogar manchmal im Angebot nur wenig mehr verlangt. Im normalen Handel sind sie teurer, hier muß für einen Gußeisenwok mit Preisen von etwa 150 bis 200 DM gerechnet werden, während für einen Edelstahlwok sogar 300 DM üblich sind. Wenn Sie sich einen Wok anschaffen wollen, lohnt es sich auf jeden Fall, auf Angebote zu achten. Oftmals gibt es Komplettangebote mit zusätzlichen typisch chinesischen Kleinigkeiten wie Reisschüsselchen, Saucenschälchen, Stäbchen oder auch mal ein Fläschchen Sojasauce zu kaufen.
Tip: Der Wok sollte nach der Verwendung nie mit Spülmittel gereinigt werden. Zum Säubern nur auswischen und mit heißem Wasser spülen!

Abb. 12:   *Besonders Gemüse
schmeckt aus dem Wok
köstlich und knackig.*

Dämpfen –
Kochen im Schongang

Das Dämpfen ist eine weitverbreitete Garmethode der Chinesen, bei der die Zutaten über heißem Wasserdampf garen, ohne daß sie mit der Flüssigkeit in Berührung kommen. Dafür wird das Kochwasser nur so hoch eingefüllt, daß es nicht an das Gargut heranreicht, denn andernfalls würde gekocht statt gedämpft!

Wenn Sie nach Art der Chinesen dämpfen möchten, empfehlen wir auch hierzu den Wok. Dazu gibt es einen speziellen Dämpfeinsatz aus Bambus oder Stahl, manchmal wird dieser beim Kauf eines Woks direkt mitgeliefert, noch besser sind allerdings Bambusdämpfer, die es in verschiedenen Größen im Asienhandel oder in speziellen Küchengeschäften zu kaufen gibt. Ein doppelstöckiges Sortiment mit Deckel kostet meist unter 20

DM. Solche Bambusdämpfer sind unglaublich vielseitig, die Chinesen dämpfen darin nicht nur Dampfnudeln und Maultaschen, sondern auch Fisch und vor allem Gemüse. Der Dämpfer wird einfach mit dem Dämpfgut bestückt und in den Wok gesetzt, der zwei Fingerbreit (ca. vier Zentimeter) mit Wasser gefüllt ist.

Es geht natürlich auch ohne Wok. Als Unterbau für den Dämpfer eignet sich ebensogut eine Pfanne mit höherem Rand oder auch ein höherer Kochtopf mit Deckel. Letzterer läßt sich während des Dämpfens auch verschließen, so daß kein Wasserdampf entweichen kann. Sogar ein Schnellkochtopf kann mit Hilfe der beiliegenden Einsätze zum Dämpftopf umfunktioniert werden.

Dampfnudeln – eine Delikatesse schon zum Frühstück

Besonders verbreitet unter den gedämpften Spezialitäten sind in China die Dampfnudeln. Sie werden manchmal sogar schon zum Frühstück genossen und sind bei uns fast unbekannt. Hier also unser Rezept:

Dampfnudeln
(Für 3 bis 4 Personen)

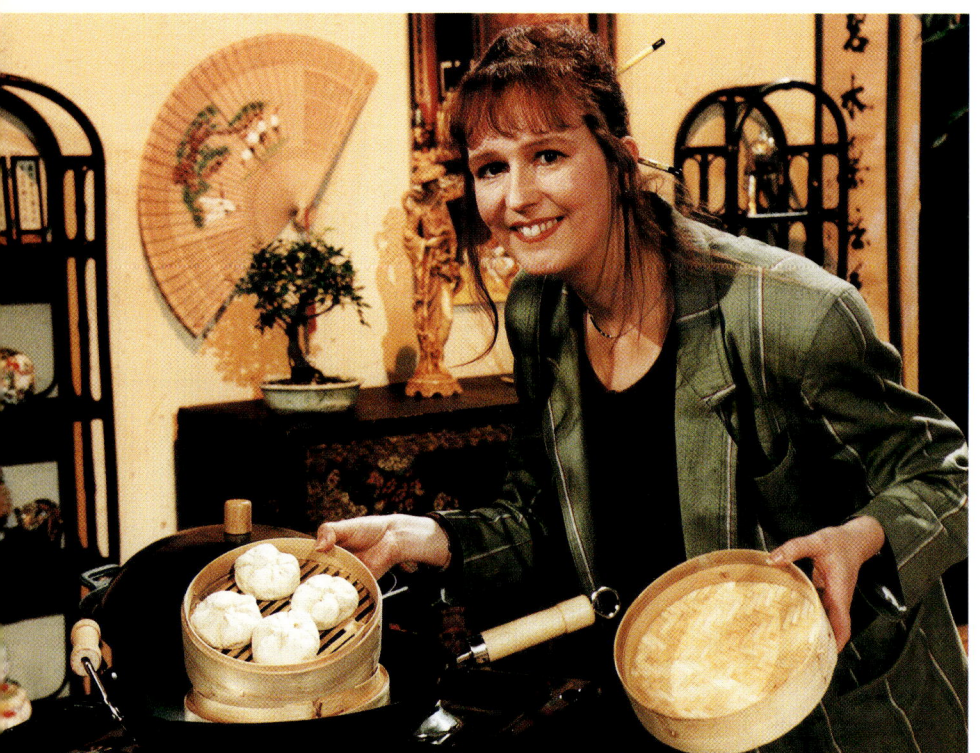

Abb. 13:   In solch einem Dämpfeinsatz aus Bambus können Sie nicht nur Dampfnudeln und Maultauschen zubereiten, sondern auch Fisch und Gemüse gesund und
lecker garen.

Für den Teig:	
250 g	Mehl
15 g	Zucker
½ Päck.	(3,5 g) Trockenhefe
evtl. 1 TL	Gummar HT
125 ml	lauwarmes Wasser
½ TL	Salz

Mehl, Zucker, Hefe und eventuell Gummar miteinander vermischen, dann das Wasser und anschließend das Salz zugeben. Alles mit der Hand oder bequemer mit einer Küchenmaschine ordentlich durchkneten, bis ein glatter Teig entstanden ist. Die Teigschüssel mit einem feuchten Handtuch bedecken und den Teig an einem warmen Ort ca. eine halbe Stunde lang gehen lassen, z. B. auf der Heizung oder im Backofen bei ca. 40 °C. Danach den Teig nochmals durchkneten und anschließend zu einer Wurst rollen. Diese Wurst in sieben bis acht Stücke teilen und die einzelnen Stücke jeweils einen halben Zentimeter dick ausrollen. Ca. einen gehäuften Teelöffel der gewünschten Füllung (siehe *rechts*) in die Mitte setzen. Anschließend den Rand so hochziehen, daß etwa acht Zipfel oben zusammenkommen, und die Spitzen miteinander verdrehen. Fertig ist der Dampfnudelrohling.

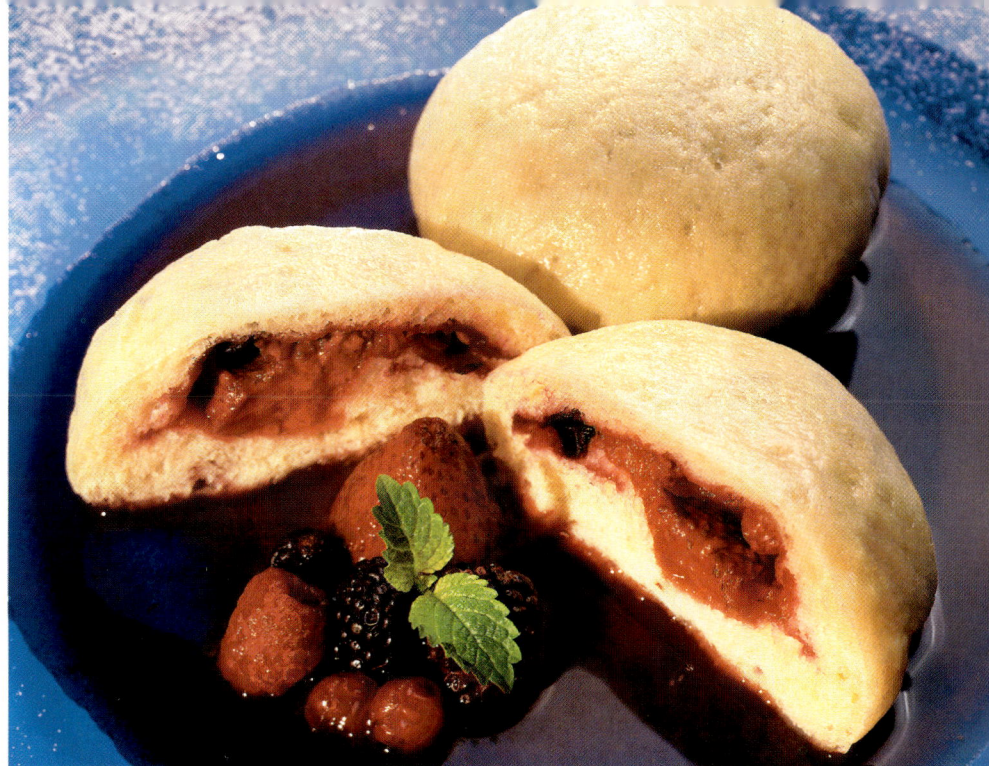

Abb. 14:   *Dampfnudeln mit süßer Füllung*

Die fertigen Rohlinge müssen noch einmal eine halbe Stunde gehen, dann können sie in den Dampftopf gesetzt und im Wasserdampf gegart werden. Die Dämpfzeit beträgt ca. 20 bis 25 Minuten. Das Wasser sollte währenddessen leicht köcheln. Kontrollieren Sie den Wasserpegel im Dämpftopf ab und zu, und gießen Sie bei Bedarf rechtzeitig heißes Wasser nach!
Tip: Damit die Dampfnudeln nicht am Gitter des Dämpfers haften, verwenden die Chinesen als Unterlage Bananen- oder auch Lotosblätter. Bei uns sind diese Blätter recht selten, deswegen empfehlen wir, die Gitterstäbe vor dem Dämpfen leicht mit etwas Öl einzupinseln.
Variation: Wem die gedämpfte Nudel zu weich und lasch erscheint, der kann die Dampfnudelrohlinge auch im Backofen bei 180 bis 200° C ca. 20 Minuten knusprig backen.

Keine Dampfnudel ohne Füllung
Erst die Füllung verleiht der Dampfnudel den richtigen Pep. Zum geschmacksneutralen Dampfnudelteig paßt einfach alles, egal ob süß, sauer, herzhaft oder scharf. Auch in dieser Hinsicht entpuppen sich die Chinesen als Weltmeister der Variation. Sie füllen die Dampfnudeln mit Konfitüren, Früchten, Chutneys, Ketchups, Fleisch, Krabben usw. Hier kann also jeder nach seinen persönlichen Vorlieben das wählen, was er am liebsten mag.
Nahezu alle Gemüse-, Fisch- und Fleischgerichte eignen sich als Einlage, vorausgesetzt die Bestandteile wurden vorher kleingeschnitten. Auf diese Weise lassen sich auch die Reste anderer Mahlzeiten sinnvoll verwenden. Als

besonders praktisch erweist sich das Füllen mit Ketchups. Hier sprechen wir jedoch nicht von den roten Einheitsketchups, die es für wenig Geld im Supermarkt zu kaufen gibt, sondern wir meinen selbstgemachte Ketchups, die sich auf den traditionellen fernöstlichen Ursprung dieser Speisen beziehen. In unserem Hobbythekbuch „Essig und Öl" sind eine ganze Reihe solcher originellen Rezepte enthalten, hier eines davon als kleine Kostprobe:

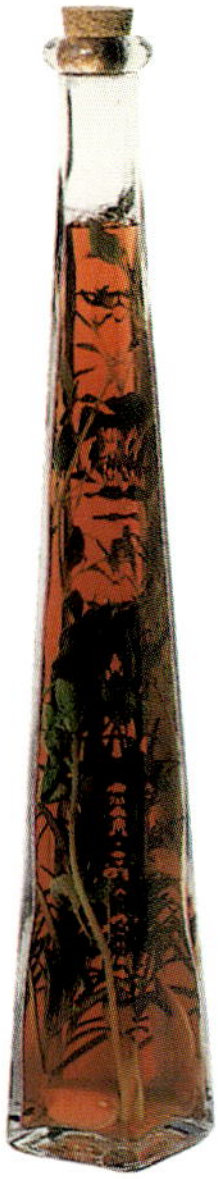

Tomatenketchup mit frischen Gartenkräutern

500 g	Strauchtomaten, gewürfelt
20 g	Salz
100 g	Zwiebeln, feingehackt
200 ml	Kräuter-Essig nach Geschmack
1 TL	Worcestersauce
1 TL	Paprika
1 Prise	schwarzer und weißer Pfeffer
1 Prise	Cayennepfeffer
je 1 Bund	Dill, Schnittlauch und Liebstöckl
100 g	Isomalt
2 Meßl.	Konjac-Konzentrat

Tomaten und Salz in einem Topf erwärmen und 15 Minuten ziehen lassen, dann Zwiebeln, Essig und Gewürze hinzufügen, umrühren und einmal kurz aufkochen. Anschließend mit Isomalt süßen und mit Konjac-Konzentrat andicken.

Abb. 15: Mit einem selbstgemachten Kräuter-Essig schmeckt unser Tomatenketchup besonders gut.

Süße Dampfnudeln

Für eine süße Variante eignen sich z. B. Konfitüren oder auch eingemachte Früchte, die allerdings vorher gut abgetrocknet werden müssen, sonst läuft die Dampfnudel aus. Ein besonderer Clou sind unsere süßen Füllungen auf Frusip's-Basis. Für eine süße Füllung eignen sich besonders die Geschmacksrichtungen Kirsche, Aprikose, Aronia, Cassis, Himbeere, Erdbeere oder aber auch Marzipan, Vanille, Nougat oder Kokos. Fernöstlich angehaucht sind übrigens die Sorten Japanische Pflaume mit Algen (Ume) oder Mango mit Ingwer, die der Dampfnudel eine ganz besondere Note verleihen.

Süße Dampfnudelfüllung mit Frusip's

5 EL	Frusip's (1:20) nach Geschmack, z. B. Japanische Pflaume mit Algen (Ume), oder
2,5 EL	Frusip's (1:40) z. B. Kirsche, und 2,5 EL Wasser
5 EL	Zucker oder Fruchtsüße HT
2 EL	Lotosmehl, pulvrig gemahlen oder gesiebt
100 ml	Wasser

Frusip's, Zucker oder Fruchtsüße und Lotosmehl zunächst miteinander vermengen und anschließend das Wasser unterrühren. Das Ganze unter stetigem Rühren erhitzen und kurz aufwallen lassen. Vom Herd nehmen, eventuell noch einmal nachrühren und erkalten lassen. Diese eingedickte Masse eignet sich sowohl als Füllung für die Dampfnudeln als auch für unsere Maultaschen. Sie kann aber auch als leckerer Brotaufstrich dienen oder, mit Früchten ergänzt, ein schnelles, leckeres und fettfreies Fruchtdessert liefern. Falls Sie ein Frusip's 1:40 verwenden wollen, müssen Sie nur die halbe Menge Frusip's, nämlich 2½ Eßlöffel, und zusätzlich 2½ Eßlöffel Wasser zugeben. Bei sehr süßen Frusip's, z. B. Karamel, kann der Zuckerzusatz bzw. die Fruchtsüße reduziert werden.

Chinesische Maultaschen

Nicht nur im Schwabenländle, auch in China sind Maultaschen sehr populär. Besonders in der Kaiserprovinz Xian werden sie häufig gereicht. Wir haben beim Ausprobieren der Rezepte festgestellt, daß sich unser Dampfnudelteig ebensogut auch zur Maultasche verarbeiten läßt, und gehen deshalb der Einfachheit halber von diesem Rezept aus. Die Maultaschen lassen sich übrigens auch wunderbar fritieren.

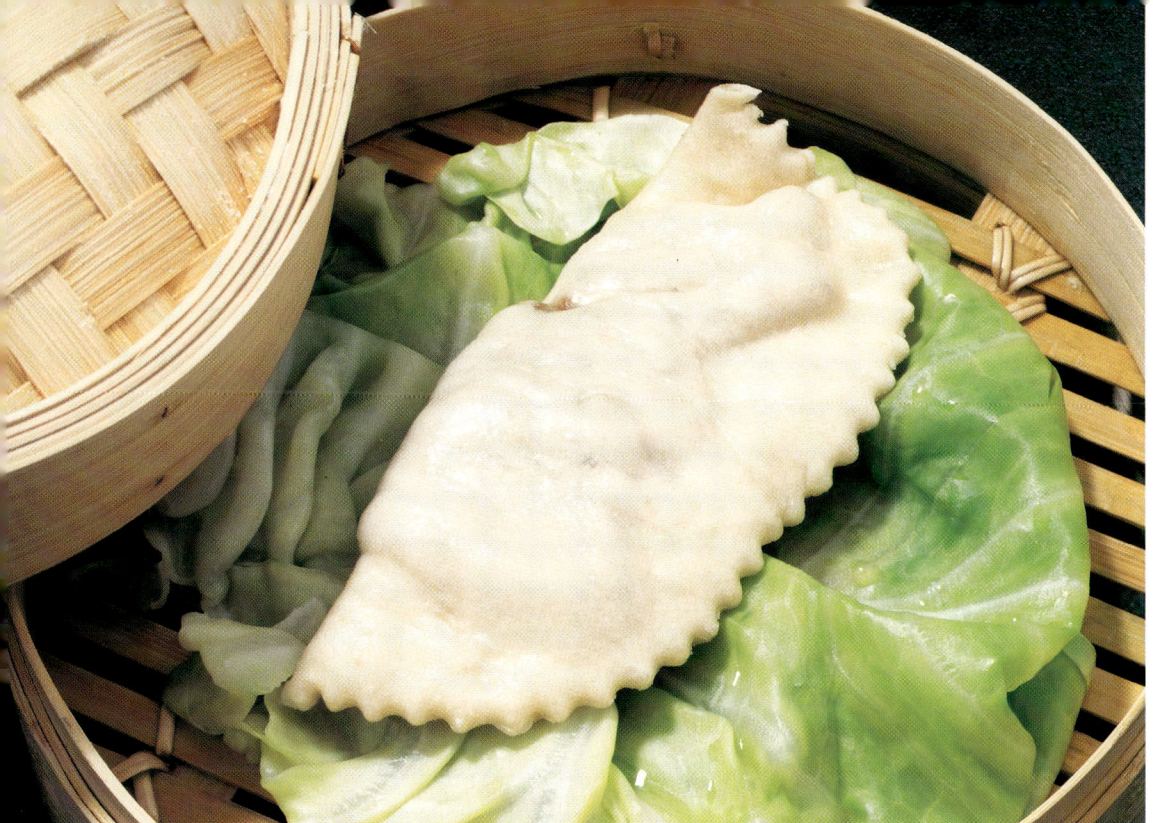

Abb. 16:
Die köstlichen
Maultaschen lassen
sich – wie die
Dampfnudeln –
mit verschiedenen
Füllungen und
Saucen verfeinern.

Maultaschen
(Für ca. 3 bis 4 Personen)

Für den Teig:
250 g	Mehl
15 g	Zucker
½ Päck. (3,5 g)	Trockenhefe
125 ml	lauwarmes Wasser
½ TL	Salz

Mehl, Zucker und Hefe miteinander vermischen, dann das Wasser und anschließend das Salz zugeben. Alles mit der Hand oder bequemer mit einer Küchenmaschine ordentlich durchkneten, bis ein glatter Teig entstanden ist. Die Teigschüssel mit einem feuchten Handtuch bedecken und den Teig an einem warmen Ort ca. eine halbe Stunde lang gehen lassen, z. B. auf der Heizung oder im Backofen bei ca. 40 °C. Den Teig für die Maultaschen möglichst flach ausrollen, am besten mit einer Nudelmaschine, es geht aber auch mit einem einfachen Nudelholz. Aus dem Teig werden, z. B. mit einem Teigschneider, Rechtecke geschnitten bzw. mit einem Glas runde Flächen ausgestochen. Eine Hälfte mit Füllung belegen, die zweite Hälfte draufsetzen oder einfach die erste Hälfte zuklappen und nach Möglichkeit mit einem Teigschneider um die Ränder fahren. Dadurch werden diese gut verklebt, andernfalls besteht die Gefahr, daß die Maultaschen wieder aufgehen. Genau wie bei den Dampfnudeln können hier verschiedene Füllungen verwendet werden, sowohl herzhafte als auch süße. Maultaschen lassen sich auch sehr gut mit Sauce kombinieren. Es eignet sich fertige Sojasauce oder z. B. auch eine süßsaure Sauce (siehe *Seite 30*).

Süßsaure Sauce

Die süßsaure Sauce besteht im Grunde aus den gleichen Zutaten wie unser Frusip's-Dessert, allerdings mit einem Zusatz von Essig.

5 EL	Frusip's Japanische Pflaume mit Algen (Ume)
2 EL	Zucker oder Ballastsüße HT
2 EL	Lotosmehl, gemahlen
150 ml	Wasser
2 EL	Weinessig
	Gewürze nach Geschmack

Frusip's, Zucker oder Ballastsüße und Lotosmehl miteinander vermischen und anschließend das Wasser unterrühren. Unter stetigem Rühren erhitzen, aufkochen und mit Essig und eventuell weiteren Gewürzen versetzen. Diese Sauce am besten heiß zu den Maultaschen servieren, z. B. zu unseren Maultaschen mit Schweinemett und Chinakohl „Glückliches Alter" (siehe *rechts*).

Vitamine gegen das Vergessen

Eines der gefürchtetsten Altersleiden ist die Alzheimer-Krankheit, deren Ursachen bislang noch nicht endgültig aufgeklärt sind. Allerneueste Untersuchungsergebnisse weisen darauf hin, daß hohe Werte eines bestimmten Eiweißbausteins mit Namen „Homocystein" im Körper am Ausbruch der Krankheit beteiligt sein könnten. Menschen mit einem niedrigen Homocysteinspiegel leiden offenbar weniger an diesem „Fluch des Vergessens" als Personen mit erhöhten Werten, berichtete die renommierte Wissenschaftszeitung

„Archives of Neurology". Doch wie kann die Höhe des Homocysteinspiegels im Körper beeinflußt werden?

Man weiß, daß drei Vitamine insbesondere bei älteren Menschen eine Rolle bei der Arterioskleroseerkrankung, d. h. der gefürchteten Arterienverkalkung, spielen. Das sind Folsäure, Vitamin B_6 und Vitamin B_{12}. Diese Vitamine senken im Körper den Homocysteinspiegel, der im Falle einer zu hohen Konzentration Ablagerungen an den Blutgefäßen begünstigt. Solche Ablagerungen könnten aber wiederum zu einer schlechteren Versorgung des Gehirns führen und auf diese Weise zum Wegbereiter für eine Alzheimer-Erkrankung werden, so die Schlußfolgerung.

Maultaschen „Glückliches Alter"

Die Kombination von Schweinefleisch und Chinakohl liefert genau diese drei Vitamine. Chinakohl enthält Folsäure, während das Schweinefleisch die gewünschten B-Vitamine beisteuert. Das Rezept für den Teig der Maultaschen finden Sie auf *Seite 29*.

Für die Füllung:	
125 g	Schweinemett
200 g	Chinakohl, kleingeschnitten
2	Frühlingszwiebeln, in Röllchen gehackt
1 EL	Reiswein
2 EL	Sojasauce
1 TL	Ingwer, gehackt
	Chinesisches Fünf-Gewürze-Pulver oder Salz, Pfeffer, Curry

Mett, Chinakohl und Frühlingszwiebeln in eine Schüssel geben und mit Reiswein, Sojasauce und Ingwer vermengen. Dann nach Geschmack kräftig würzen. Das Fünf-Gewürze-Pulver ist im Asienhandel erhältlich. Für eine Maultasche rechnet man ca. einen Teelöffel Füllung.

Die Maultaschen können im Dämpftopf gegart werden – die Dämpfzeit beträgt maximal zehn Minuten -, sie lassen sich aber auch in Öl fritieren. Das Fritieren ist in China übrigens seit Jahrhunderten populär, allerdings empfehlen wir im Gegensatz zu den Chinesen wegen seiner gesundheitlichen Vorzüge die Verwendung von Olivenöl. Dazu soviel Olivenöl in den Wok oder Fritiertopf geben, daß die Maultaschen frei im Öl schwimmen können. Je heißer das Öl, desto knuspriger wird der Teig. Aber es ist immer darauf zu achten, daß das Öl nicht anfängt zu qualmen, d.h. nicht extrem hoch erhitzen! Übrigens mögen auch die Chinesen Fritiertes lieber hell. Die Fritierzeit sollte maximal fünf Minuten betragen, in der Regel reichen drei Minuten. Nehmen Sie die Maultaschen aus dem Öl, wenn sie eine leckere, hellbraune Kruste bekommen haben. Zu den Maultaschen paßt neben unserer süßsauren Sauce auch Sojasauce.

„Mindfit" – Fitte Kapseln für das Alter

Einfacher und schneller als mit selbstgemachten Maultaschen läßt sich natürlich mit einem Vitaminpräparat in Tabletten- oder Kapselform der Arterienverkalkung und vielleicht auch der Alzheimer-

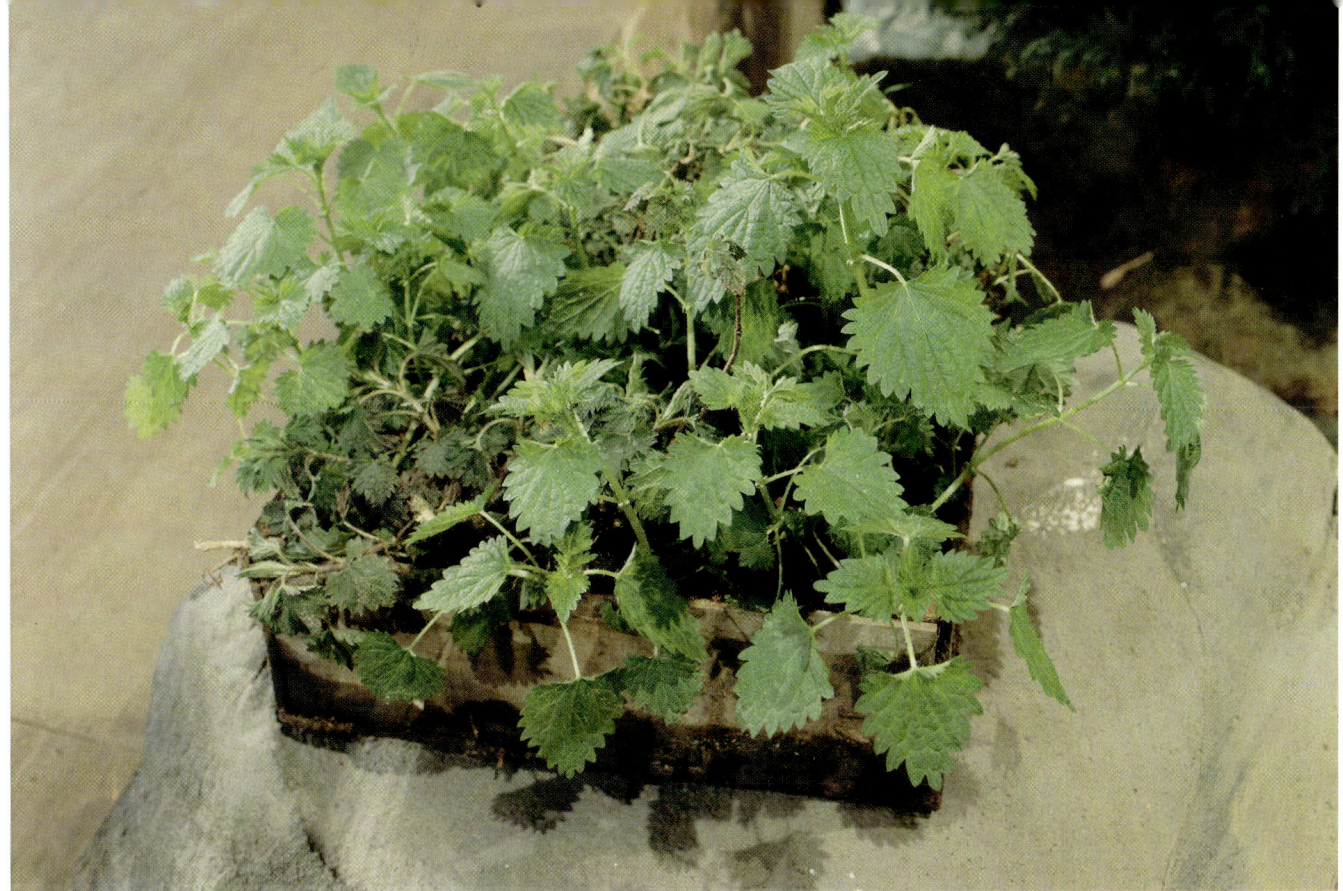

Abb. 17:   Wenn auch die Brennessel pikst, ist sie dennoch ein schmackhaftes und gesundes Gemüse.

Krankheit vorbeugen. Diese Kapseln bzw. Kautabletten wurden von uns „mindfit" (engl. mind = Verstand) getauft und sind so dosiert, daß man mit zwei Stück pro Tag auskommt.

Die Zusammensetzung pro Stück:
  200 µg Folsäure
    1 mg Vitamin B_6
    3 µg Vitamin B_{12}
   15 mg natürliches Vitamin E

Frühlingsfrische Kräuter

Unsere Brote und chinesischen Pastas sind ein guter Einstieg ins Jahr, sie lassen aber einen wichtigen Aspekt unberücksichtigt, dem wir an dieser Stelle einen besonderen Platz einräumen wollen: Was wäre der Frühling ohne das keimende Grün, die frischen Kräuter und Gewürze und dem damit verbundenen Duft der Natur?

Doch nicht jeder verfügt über einen eigenen Garten, und auch ein Balkon ist nicht in jeder Wohnung zu finden. Deshalb haben wir bei unseren Rezepten mit frischen Kräutern einmal weit in die Geschichte der Hobbythek zurückgeblickt. Schon im Jahr 1977 hatten wir die erste Sendung zum Thema Wildkräuter. Damals war die Idee, „Unkräuter" zu essen, noch sehr neu. Heute zählen Löwenzahn und Sauerampfer dagegen schon fast zu den Delikatessen.

Brennessel – die Köstlichkeit von der Wiese

Wir wollen an dieser Stelle die alten Rezepte nicht wiederholen, denn mittlerweile findet man sie in vielen populären Kochbüchern, sondern haben uns hier eine Pflanze vorgenommen, deren großer Vorteil darin besteht, daß auch der absolute botanische Laie sie ohne Probleme erkennen und finden kann. Es handelt sich schlicht und einfach um die Brennessel (*Urtica dioica*). Sammeln können Sie sie praktisch überall, allerdings sollte auf Pflanzen, die am Straßenrand oder anderen schmutzbelasteten Standorten wachsen, verzichtet werden.

Beim „Ernten" empfehlen sich Handschuhe, da die Pflanze bekanntlich ordentlich „pikst". Die feinen Haare mit ihren Kieselsäureeinlagerungen brechen nämlich bei der geringsten Berührung der Pflanze an einer dafür vorgesehenen Stelle ab. Durch den Bruch entsteht eine Art Injektionsnadel, die sich in die Haut einbohrt. Durch den hierbei auf den Unterteil des Brennhaars ausgeübten Druck wird der ätzende Zellsaft, der Ameisensäure, Histamin und den Botenstoff Acetylcholin enthält, in die Haut gespritzt.
Die Symptome, die dadurch entstehen, kennt wohl jeder: rote juckende Quaddeln und Pusteln. Wenn Brennesseln jedoch gekocht, gewaschen oder einfach mit einem Nudelholz auf dem Küchenbrett gewälzt werden, verliert sich ihre „brennende" Eigenschaft, man kann sie dann unbesorgt genießen.

Brennesseln enthalten Mineralsalze, vor allem Calcium- und Kaliumsalze, sowie die angesprochene Kieselsäure und gelten als leicht entwässernd. Brennesseln sind also nicht nur gesund, sie haben dazu den großen Vorteil, daß sie nichts kosten. Allerdings sollte man ihren Konsum nicht übertreiben, denn bei übermäßigem Genuß könnte es zu Kopf- und Gliederschmerzen kommen.

Brennessel-Quiche
(Für 6 Personen, Durchmesser 34 cm)

Für den Teig:
300 g	Mehl
50 g	Weizenfaser HT
150 g	Butter
1	Ei
	Salz, schwarzer Pfeffer, frisch gemahlen
1	Prise Zucker
	Hülsenfrüchte zum Vorbacken

Mehl und Weizenfaser mischen, auf eine Arbeitsfläche schütten und eine Mulde in die Mitte drücken. Die Butter auf dem Rand verteilen, das Ei und die Gewürze in die Mitte geben und von außen nach innen zu einem glatten Teig verkneten. Auf einer bemehlten Arbeitsfläche zu einem Kreis ausrollen und in die gefettete Springform legen. Den Rand hochziehen. Den Boden mehrmals mit der Gabel einstechen und 30 Minuten kalt stellen.

Backofen auf 220 °C (Umluft 200 °C) vorheizen. Den Teig mit Backpapier auslegen und bis oben mit getrockneten Hülsenfrüchten füllen und 15 Minuten vorbacken (blindbacken).
Die Hülsenfrüchte dienen lediglich dazu, den Teig beim Vorbacken unten zu halten. Sie können nach dem Backvorgang noch für andere Gerichte verwendet werden.

Für den Belag:
700 g	Brennesseln
3 EL	süße Sahne
1 EL	Frusip's Zitrone-Limette
150 g	Quark
	Salz, Pfeffer
ca. 1 TL	Apfelsüße

Brennesseln waschen, putzen, grob kleinschneiden und kurz mit kochendem Wasser überbrühen und mit Sahne, Frusip's und Quark mischen. Das Ganze mit Salz, Pfeffer und Apfelsüße abschmecken und auf dem vorgebackenen Teig verteilen.

Für den Guß:
300 ml	Sahne
3	Eier
200 g	geriebener Emmentaler
	Salz, Pfeffer
1	Prise Muskatnuß, frisch gerieben

Die Sahne mit den Eiern und dem Käse verschlagen und herzhaft mit Salz, Pfeffer und Muskatnuß abschmecken.

Den Guß über die Brennessel-Quark-Mischung gießen und im vorgeheizten Backofen auf der untersten Einschubleiste bei 220° C ca. 25 Minuten backen.

Brennessel-Quiche mit fertigem Blätterteig

Wenn Sie einmal etwas weniger Zeit haben, können Sie auch fertigen Blätterteig verwenden. So sparen Sie das etwas aufwendige Vorbacken. Blätterteig in einen Gefrierbeutel geben oder einfach in Klarsichtfolie einwickeln und 30 Minuten im Kühlschrank ruhen lassen. Die Brennesseln waschen, putzen, grob schneiden. In einer Pfanne etwas Butter schmelzen, die Brennesseln dazugeben und mitdünsten. Mit Salz und Pfeffer würzen, dann die Zutaten für den Guß miteinander verquirlen. Teig dünn ausrollen und in eine vorher gefettete „Quicheform" drücken. Brennessel-füllung dazu und Guß darübergeben. Anschließend mit dem geraspelten Emmentaler Käse bestreuen. Die Quiche kommt jetzt bei 180° C für 30 Minuten in den vorgeheizten Ofen.

Die Quiche schmeckt natürlich besonders gut mit selbstgemachtem Quark, am besten mit unserer gesunden ProBiDa-Kultur.

Tip: Während die Butter schmilzt, eine Knoblauchzehe abziehen, in Würfel schneiden und in der Butter andünsten, außerdem Speckwürfel zufügen und mitrösten.

„Brennende" Champignons mit Garnelen
(Für 4 Personen)

300 g	Brennesseln
1 kl.	Zwiebel
100 g	Porree
12	große Champignons zum Füllen
1-2 EL	Olivenöl
300 g	Garnelen (frisch oder TK) Salz, schwarzer Pfeffer aus der Mühle
50 g	Semmelbrösel
100 g	Emmentaler Käse

Die Brennesseln waschen und grob zerschneiden. Die Zwiebel klein würfeln, Porree in dünne Scheiben schneiden. In einer Pfanne die geputzten und entstielten Champignons kurz im Olivenöl anbraten und wieder herausnehmen. Im gleichen Olivenöl nun die Zwiebeln anbraten, dann die entdarmten Garnelen (wenn diese nicht entdarmt sind, dann müssen sie am Rücken eingeschnitten werden; der schwarze Darm kann nun mit Hilfe eines Messers entfernt werden), die gehackten Champignonstiele, dann die Porreeringe und zum Schluß die Brennesseln hinzufügen. Mit Salz und Pfeffer würzen. Semmelbrösel und Käse vorsichtig unterheben und die Mischung sofort in die Pilzköpfe füllen. Die Köpfe auf einem gefetteten Blech bei 180 °C 15 Minuten im Ofen backen. Eine tolle Vorspeise oder ein Partyhappen fürs Büffet.

Variation: Für **Karibische Champignons mit Garnelen** die Pilze putzen, waschen und den Stiel entfernen. Olivenöl in einer Pfanne erhitzen, in der Zwischenzeit die Pilzstiele fein hacken. Pilzköpfe von beiden Seiten goldbraun anbraten und in eine feuerfeste Form setzen. Zwiebel abziehen, würfeln, Porree putzen, waschen und in Ringe schneiden und im Öl andünsten. Garnelen zufügen und mitbraten, mit 100 Milliliter Wasser ablöschen und mit jeweils einem Spritzer Frusip's Ananas und Kokos oder Blutorange und Maracuja abschmecken.
Zum Schluß die Brennesseln zufügen und die Masse in die Pilzköpfe füllen. Die weitere Zubereitung erfolgt wie oben beschrieben.

Brennesselsuppe mit Vollkorncroûtons
(Für 4 Personen)

600 g	frische Brennesseln
1	Zwiebel
2	Kartoffeln
40 g	Butter
100 ml	Weißwein
400 ml	Gemüsefond oder -brühe
200 ml	Sahne Salz, weißer Pfeffer (am besten frisch gemahlen)
200 ml	Sahne
2	Eigelb

Die Brennesseln waschen und grob zerkleinern. Dann die abgezogene Zwiebel

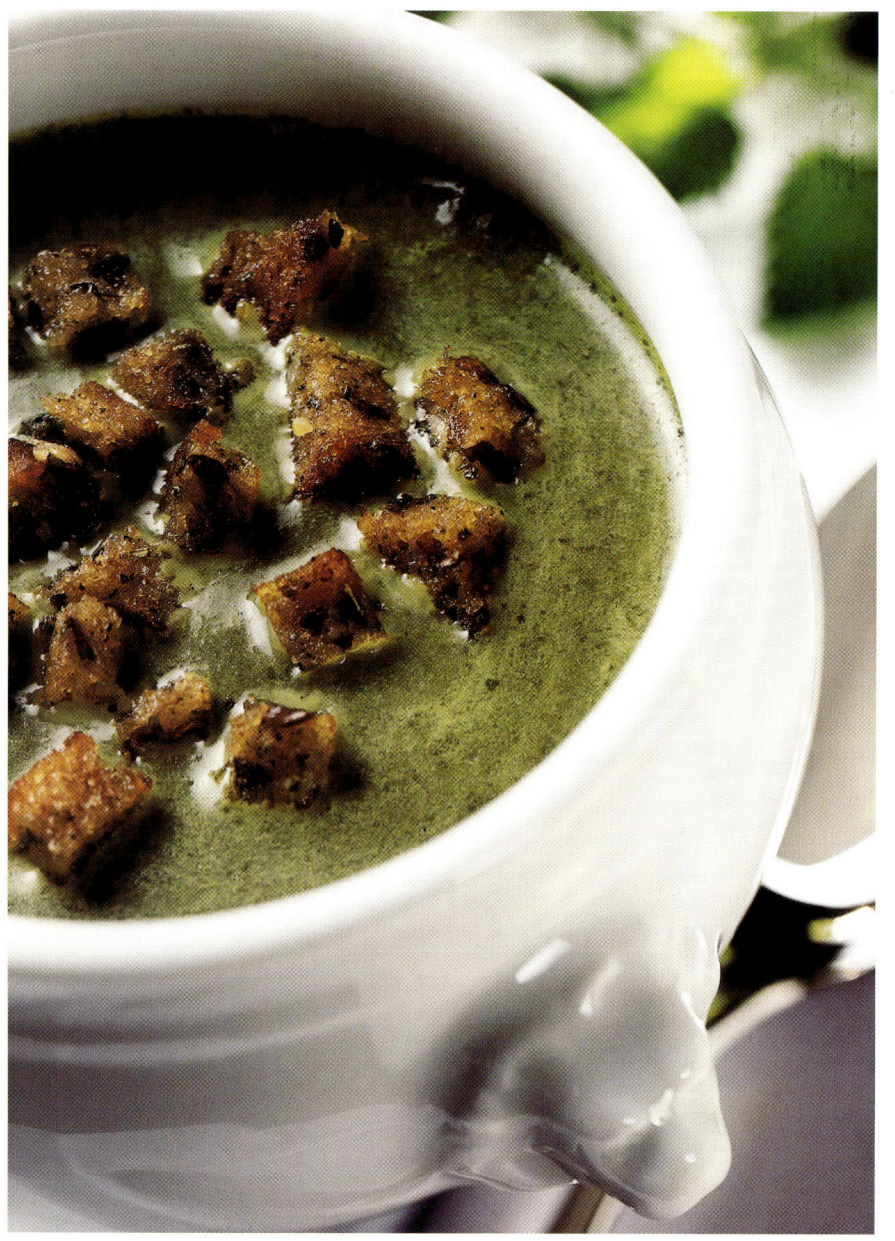

und die geschälten Kartoffeln würfeln. Butter in einem großen Topf schmelzen und Zwiebel darin anbraten. Dann die Brennesseln dazugeben und bei leichter Hitze andünsten. Mit Weißwein ablöschen, den Fond bzw. die preisgünstigere Gemüsebrühe, die Sahne und die kleingeschnittenen Kartoffeln dazugeben und alles 20 Minuten bei milder Hitze kochen lassen. Die Suppe mit einem Elektroquirl pürieren und mit Salz und Pfeffer würzen.

Zum Schluß 200 Milliliter Sahne mit zwei Eigelb verschlagen und in die nicht mehr kochende Suppe rühren.

Für die Croûtons:	
	2 Scheiben Vollkornbrot (siehe *Seite 20*)
40 g	Butter
1	Knoblauchzehe
	Salz
	Kräutermischung: Thymian, Salbei, Petersilie, Majoran, Basilikum

Brot in kleine Würfel schneiden und in einer Pfanne mit der Butter und der nicht abgezogenen Knoblauchzehe anbraten. Mit Salz und der Kräuter-

Abb. 18:   Brennesselsuppe mit Vollkorncroûtons

mischung – alternativ kann hier auch Kräutersalz verwendet werden – würzen und separat servieren oder zum Schluß locker auf die Suppe streuen.

Eine originelle Delikatesse, die sowohl zu einer rustikalen Mahlzeit als auch zu einem festlichen Diner paßt, sind unsere Crostinis. Dazu müssen geachtelte Stücke unseres Fladenbrots (siehe *Seite 22*) oder getoastete Weißbrotscheiben mit verschiedenen Pasten bestrichen werden, hier einige Vorschläge:

Tomaten-Brennesseln-Vollkorncrostini

8	Tomaten
400 g	Brennesseln
2	Knoblauchzehen
2	Schalotten
2 El	Olivenöl
100 ml	Weißwein
	Oregano
	(frisch oder getrocknet)
	Salz, Pfeffer
8	Scheiben Vollkornbrot

Tomaten kreuzweise einschneiden, mit heißem Wasser überbrühen und die Haut abziehen, dann kleinschneiden. Die Tomaten können auch wie ein Apfel abgeschält werden, dann ergibt die Schale aufgerollt eine wunderschöne Rose, die später als eßbare Garnitur Verwendung finden kann. Brennesseln waschen, putzen und in feine Streifen schneiden. Knoblauchzehen und Schalotten abziehen und würfeln. Olivenöl in

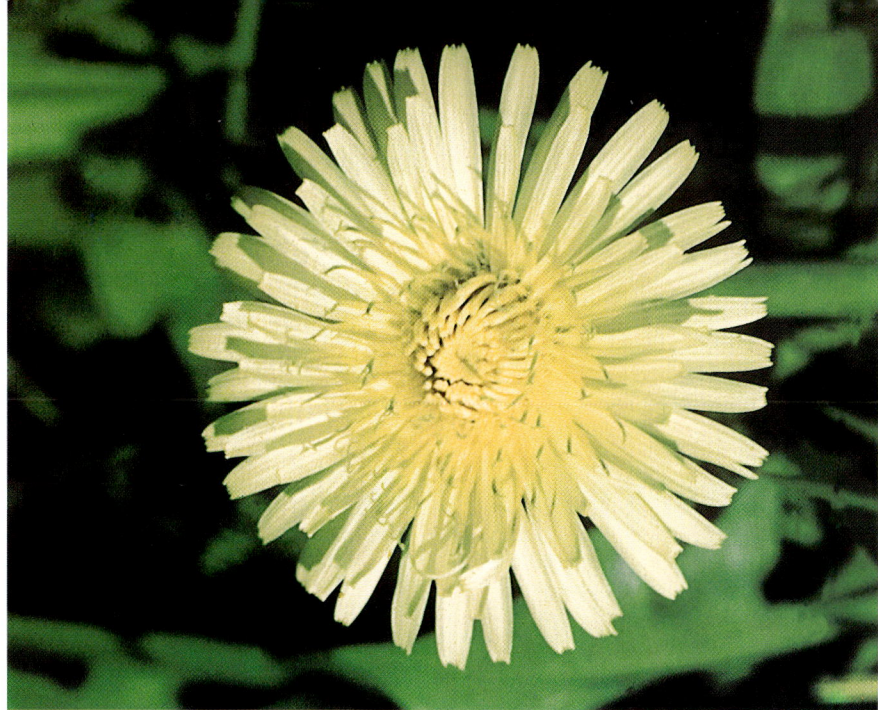

Abb. 19:   Sie benötigen etwa 20 bis 30 Löwenzahnblüten für den Löwenzahn-Verdauungsschnaps.

einer Pfanne erhitzen, Schalotten- und Knoblauchwürfel darin anschwitzen, geschnittene Tomaten und Brennesseln zufügen und mitschwitzen, mit Weißwein ablöschen und ca. fünf Minuten einkochen lassen. Mit Oregano, Salz und Pfeffer abschmecken. Brot toasten, durchschneiden und mit der Paste bestreichen. Je nach Wunsch können die Crostinis noch mit Käse bestreut und kurz gratiniert werden.
Der Crostini-Aufstrich läßt sich variieren: Für Knoblauch-Orangen-Crostinis wird Knoblauch, Quark, Frusip's Orange und Himbeeressig verknetet, unsere Erd-

beer-Pfeffer-Crostinis werden mit kleingeschnittenen Erdbeeren, Frusip's Erdbeere, Quark und grünem Pfeffer hergestellt.

Löwenzahn-Verdauungsschnäpschen

Der krönende Abschluß einer oppulenten Mahlzeit liegt so manches Mal in einem kleinen Verdauungsschnäpschen. Völlegefühl, wie es insbesondere nach (zu) fetten Speisen entsteht, läßt sich dadurch mildern. Nun wollen wir Sie natürlich keineswegs zu fettem Essen ermuntern, dennoch wissen wir, daß man auch von der gesündesten Kost

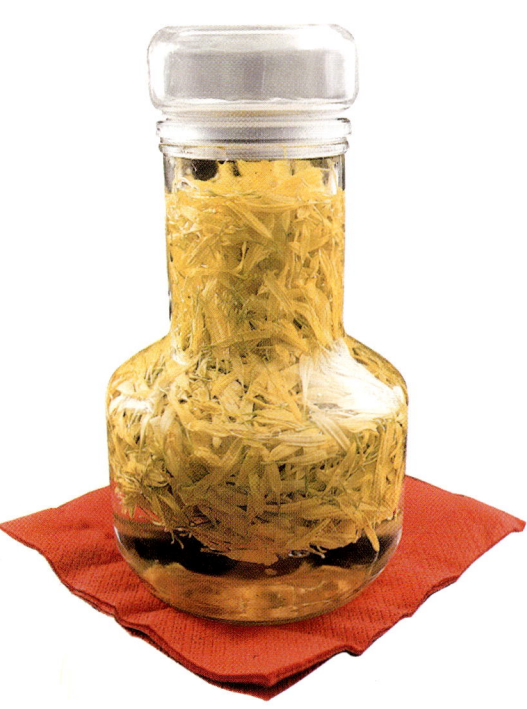

Abb. 20: In Schnaps eingelegte Blütenblätter des Löwenzahn

del nicht zu kaufen gibt. Es handelt sich um unseren Löwenzahnschnaps, der zur Zeit der jungen Löwenzahnblüte angesetzt werden sollte.

Löwenzahnschnaps

500 ml	Korn (38-40 %)
20-30	Löwenzahnblüten

Es werden 20 bis 30 junge, aber bereits offene Löwenzahnblüten geerntet. Aus jeder Blüte vorsichtig die gelben Blütenblätter herauszupfen. Grüne Teile oder grüne Kelchblätter dürfen nicht verwendet werden, da diese dem Schnaps einen zu bitteren Geschmack verleihen. Blütenblätter mit dem Korn in eine gut verschließbare Flasche füllen und drei bis fünf Tage (je nach gewünschter Stärke des Aromas) stehenlassen. Schnaps durch einen Kaffeefilter gießen und in eine Vorratsflasche füllen. Nach der Mahlzeit ein Gläschen gut gekühlt genießen. Prost!

gespielt hat, nicht unter den Teppich gekehrt werden: Es geht ums Saubermachen, genauer gesagt um den Frühjahrsputz.

Der Frühjahrsputz leitet sich noch aus einer Zeit her, als die Menschen ihre Wohnungen und Häuser mit Kohleöfen beheizten. Heute ist diese aufwendige Art des Heizens weitgehend verschwunden, mit ihr allerdings auch die behagliche Wärme und das gemütliche Knistern der Feuerstätten, an das sich viele sicher noch gut erinnern können. Neben dem Kohlenstaub war es vor allen Dingen die Verbrennungsasche, die dafür sorgte, daß die Wohnung im Winter ordentlich einschmutzte. War die Heizsaison vorbei, so kam die Zeit für eine Generalreinigung. Heute ist der Frühjahrsputz aus den genannten Gründen nicht mehr nötig, dennoch nehmen viele Menschen diese Tradition zum Anlaß fürs Großreinemachen.

Frühjahrsputz leichtgemacht

Auch wenn wir uns bisher in erster Linie den kulinarischen Freuden gewidmet haben, so soll in unserem Frühjahrskapitel ein Aspekt, der in der Hobbythek immer wieder eine wichtige Rolle

Drei Kräfte gegen Schmutz

Zum Entfernen von Flecken und Schmutz sind im Prinzip drei Komponenten wichtig. Die erste ist natürlich das Wasser. Doch Wasser allein ist nicht ausreichend, als zweite Kraft ist die mechanische notwendig: Egal ob Bürsten, Rubbeln oder Kratzen – selbst festklebender Schmutz läßt sich auf diesem Wege entfernen. Das gilt allerdings nur für wasserlösliche Verschmutzungen; Fettflecken und andere organische

Magendrücken bekommen kann, nämlich dann, wenn es einem einfach zu gut schmeckt und man deswegen ordentlich zulangt. Egal ob Sie gevöllert haben oder einfach nur eine leckere Mahlzeit mit einem Kräuterschnaps abschließen wollen, wir bieten hier ein Rezept für einen originellen Trunk, den es im Han-

Verschmutzungen trotzen einer solchen Behandlung hartnäckig. Vor allem ihnen gilt die dritte Strategie: Mit chemischen Stoffen, also Seifen, Tensiden, und in den letzten Jahren auch biologischen Werkzeugen, den Enzymen, wird hartnäckigen Verschmutzungen an den Kragen gegangen.

Schon im Altertum hatten die Menschen die lösenden Eigenschaften bestimmter Stoffe entdeckt. Zu ihnen zählten z. B. Pottasche, Gallseife, Seifenrinde und verschiedene Alkohole bis hin zum Wein. Die moderne Chemie bedient sich allerdings „kräftigerer" Chemikalien, die den Schmutz ohne große mechanische Hilfe entfernen, bei einigen aggressiven Toilettenreinigern könnte man besser sagen wegätzen. Chlor, Chlorkohlenwasserstoffe, Salmiakgeist und andere giftige Substanzen sind oder waren in so manchem Putzteufel versteckt. Das belastet nicht nur unsere Umwelt, denn das Putzwasser kommt ja regelmäßig ins Abwasser, sondern gefährdet uns auch ganz konkret in den Wohnungen. Insbesondere beim Putzen selber können Allergien, Reizungen und im Extremfall sogar Krebs ausgelöst werden.

Die Hobbythek hat deshalb zwei Universalreiniger initiiert, auf die wir besonders stolz sind, da sie auf natürlichem ätherischen Orangenöl basieren. Tatsächlich ist Orangenöl eines der besten Fettlösemittel. Im Gegensatz zu den „bekannten" Fettlösern Benzin oder Benzol darf dieser natürliche Stoff in geringen Mengen sogar ins Abwasser gelangen. Außerdem duftet es gut und überdeckt nicht nur störende Gerüche, sondern läßt sie im wahrsten Sinn des Wortes verschwinden. Die Experten vermuten, daß ein bestimmtes Terpen, das ist ein Inhaltsstoff im Orangenöl, die störenden Substanzen oxidieren kann, d. h. sie werden mit Sauerstoff so verändert, daß die stinkenden Eigenschaften verlorengehen.

Orangen-Odex HT – der Geruchsfresser

Diese Wirkung von Orangenöl haben wir uns nun gezielt zunutze gemacht.

Unser Orangen-Odex HT besteht aus einer Mischung aus kaltgepreßtem und destilliertem Orangenöl im Verhältnis 1:2. Wir haben diese beiden unterschiedlich gewonnenen Apfelsinenöle aus folgendem Grund miteinander kombiniert: Kaltgepreßtes Öl hat eine intensive orange Farbe, doch leider hinterläßt es auf hellem Grund einen Fleck. Das destillierte Orangenöl mindert diese Farbe erheblich, ohne dabei den Duft und seine Wirkung merklich abzuschwächen. Orangen-Odex kann unmittelbar zur Geruchsabschwächung und zur Reinigung der Toilette verwen-

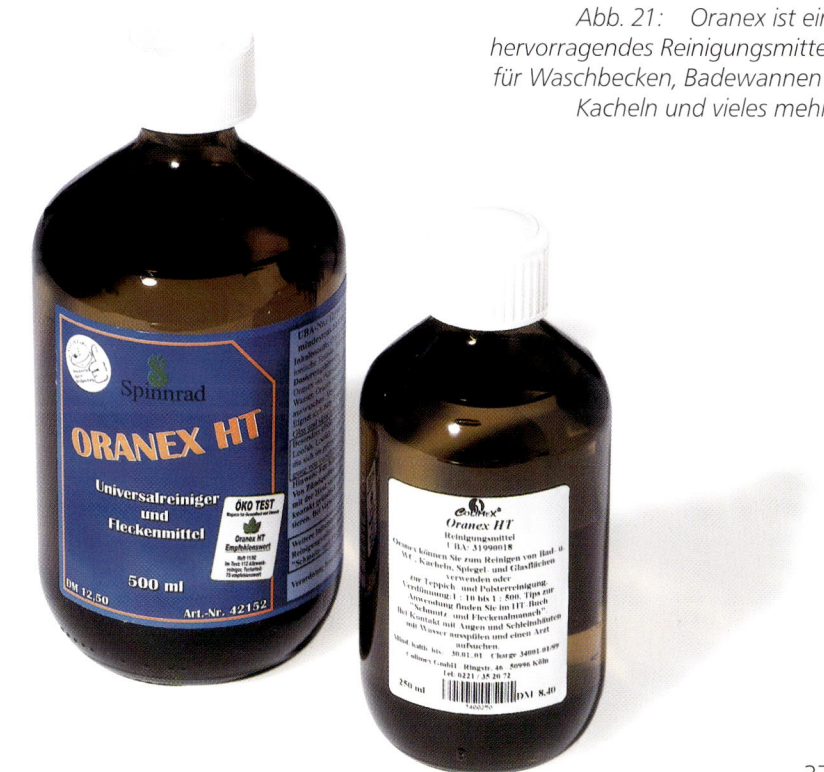

Abb. 21: Oranex ist ein hervorragendes Reinigungsmittel für Waschbecken, Badewannen , Kacheln und vieles mehr.

det werden. Es ist ein hervorragendes Lösungs- und Reinigungsmittel, das sogar zu einer Keimreduktion beiträgt.

Oranex HT – ein Apfelsinenputzteufel

Ätherische Öle sind mit Wasser unter normalen Umständen nicht mischbar. Um Orangenöl auch im Putzwasser etc. verwenden zu können, haben wir es in unserem Oranex in eine wasserlösliche Form überführt. Oranex besteht zu 70 % aus Orangenöl und zu 15 % aus Isopropanol. Isopropanol bildet die Brücke zwischen Wasser und Orangenöl. Es ist zwar nicht genießbar, aber trotzdem für den Menschen weitgehend ungiftig. Auch hier wurde kaltgepreßtes und destilliertes Orangenöl im Verhältnis 1:2 verwendet.

Oranex ist ein hervorragendes Reinigungsmittel für Waschbecken, Badewannen, Kacheln und vieles andere mehr. Natürlich können unsere Reiniger auch mit anderen Putzmitteln kombiniert werden, z. B. mit kalklösendem Essig oder Zitronensäure.

Der saure Wirbelwind als Toilettenreiniger

Nachdem in den sechziger und siebziger Jahren immer „bessere" Putzmittel mit immer neuen Chemikalien auf den Markt kamen, berufen sich viele moderne Reinigungsmittel gerne wieder auf Tradition. Neben Kern- und Schmierseife sind dies in erster Linie die essighaltigen Mittel, die als umweltfreundlich und hautschonend gelten. Insbesondere zur Toilettenreinigung ist Essig hervorragend geeignet, da er Kalkablagerungen und andere Beläge sehr gut lösen kann. Die leider immer noch gebräuchlichen chlorhaltigen WC-Reiniger sind daher völlig überflüssig. Sie schaden Mensch und Umwelt, indem sie die Haut angreifen und in Kombination mit anderen Putzmitteln sogar giftige Gase freisetzen können. Natürlich läßt sich ein Toilettenreiniger mit Essig auch selber herstellen.

Es empfiehlt sich dazu ein preisgünstiger Speiseessig aus dem Supermarkt.

Toilettenreiniger HT

10 ml	Betain
1 ml	Oranex
200 ml	Haushaltsessig

Betain und Oranex zusammengeben und in den Essig rühren, fertig. Betain ist ein mildes Tensid (siehe *Seite 115*). Toilettenreiniger unverdünnt anwenden. Statt Essig kann auch Zitronensäure benutzt werden.

Kalweg, eine 50 %ige Zitronensäurelösung, ist ein hervorragendes Mittel, das sich z. B. auch zum Entkalken von Kaffeemaschinen, Wasserkesseln, Dampfbügeleisen usw. eignet. Kalweg ist völlig ungiftig. Es ist geruchlos und kann natürlich auch in unserem Rezept für Toilettenreiniger verwendet werden.

Toilettenreiniger 38 mit Kalweg

200 ml	Kalweg
10 ml	Betain
1 ml	Oranex

Kalweg, Betain und Oranex zusammengeben, rühren, fertig.

Sommer

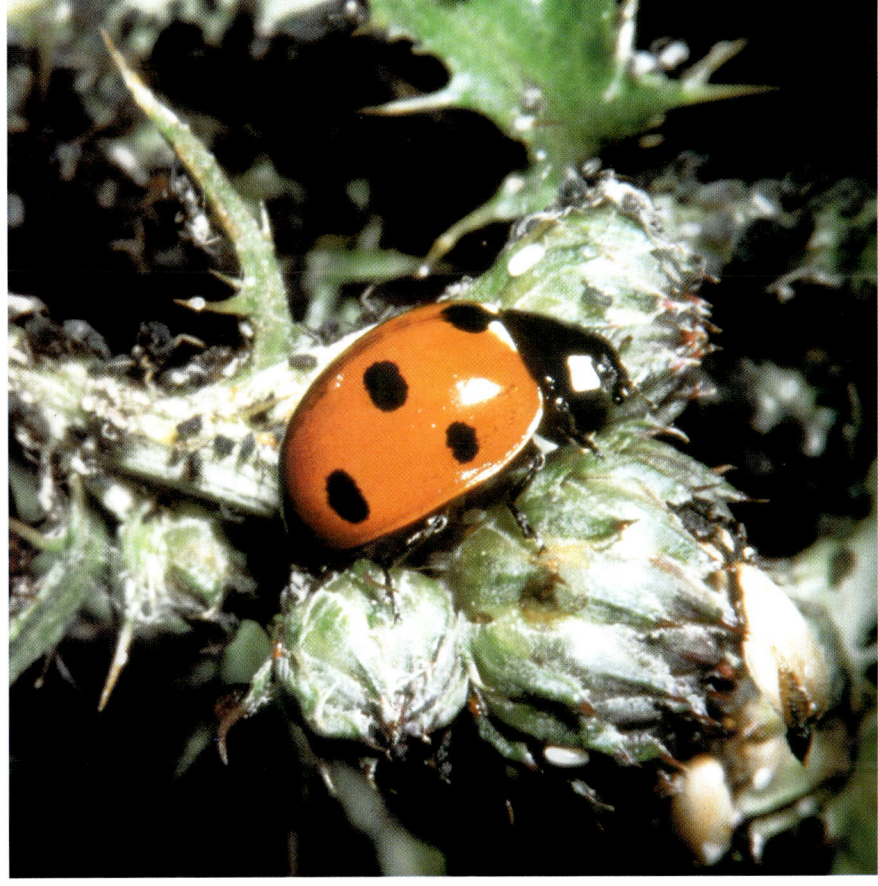

Abb. 22:   Der Marienkäfer ist ein natürlicher Feind der Blattlaus.

Die Sonne schien ihm auf's Gehirn,
Da nahm er seinen Sonnenschirm
(Struwelpeter)

Endlich Sommer. Die Natur steht in üppiger Pracht, und uns hält es nicht mehr in den eigenen vier Wänden. Ob im Garten, auf dem Balkon oder im Park - das Leben spielt sich jetzt im Freien ab. Doch nicht nur die Pflanzen wachsen und gedeihen, mit ihnen kommt auch das Ungeziefer: Blattläuse, Schildläuse, weiße Fliege und Co. machen ihnen das Leben schwer. Zwar gibt es jede Menge Mittel zur Bekämpfung, doch handelt es sich meist um chemische Pestizide, die nicht nur den Schmarotzern an den Kragen gehen, sondern auch unsere Umwelt schädigen und die Gesundheit von Mensch und Tier beeinträchtigen. Sie reichern sich nämlich in unserer Nahrungskette an und gelangen auf diesem Weg in unseren Körper. Unabhängig davon atmen wir sie beim Ausbringen ein und kommen so mit dem Gift unmittelbar in Berührung.

Nützlinge gegen Schädlinge – der Kampf im Garten

Doch es geht auch anders. Im Prinzip brauchen wir es der Natur nur nachzumachen, indem wir „Streit anzetteln". Denn jedes Lebewesen, also auch das Ungeziefer, hat in der Natur natürliche Feinde, die wir anmaßend gerne Nützlinge nennen. Zu ihnen zählt z. B. der Marienkäfer. Dieser lustige Käfer mit den schwarzen Punkten hat ständig Appetit und vertilgt in seinem Leben sage und schreibe mehrere hundert Blattläuse. Mittlerweile gibt es diese fleißigen Nützlinge sogar schon per Bestellschein. Wer in seinem Garten kaum Marienkäfer, Florfliegen oder Schlupfwespen beheimatet, statt dessen aber von Läusen und anderen Quälgeistern heimgesucht wird, kann die winzigen Helfer jetzt per Post beziehen. Die entsprechenden Bestellcoupons gibt es im gut sortierten Fachhandel für Gartenbedarf.

Dieses Räuber-Beute-Prinzip funktioniert aber auch bei Pflanzen. Zwar können sie nicht vor einem hungrigen Tier davonlaufen, aber sie können

Abb. 23:   Der Niembaum Azadirachta indica gilt in seiner Heimat Burma und Indien als Dorfapotheke und wird seit Jahrtausenden in der Kosmetik und Medizin verwendet.

diesem gehörig den Appetit verderben. Besondere Bitter- und Geruchsstoffe in den Blättern, Samen und Wurzeln sorgen dann dafür, daß weder Läuse noch Raupen oder andere gefräßige Insekten wie der nimmersatte Dickmaulrüßler an ihnen knabbern oder saugen.

Wunderbaum Niem

Ein wahrer Meister im Abwehren von Fraßfeinden ist der tropische Niembaum. Darauf aufmerksam ist man geworden, weil bei Heuschreckenplagen selbst biblischen Ausmaßes diese Bäume als einzige verschont blieben.

Die Wirkstoffe des Niembaums zeigen zudem eine äußerst fatale Wirkung auf das Hormonsystem der Insekten, sie stören nämlich die Häutung und damit das Wachstum der Tiere. Geradezu fantastisch ist, daß die Niemwirkstoffe für Nutzinsekten, wie z. B. die bereits erwähnten Marienkäfer, aber auch Florfliegen, Schlupfwespen usw., völlig unschädlich sind, weil sie sich ja nicht von Pflanzen ernähren.

Natürlich sind sie auch für den Menschen harmlos – und nicht nur das: Niem eignet sich sogar zur Behandlung vieler Wehwehchen, und sein Öl liefert ein hervorragendes

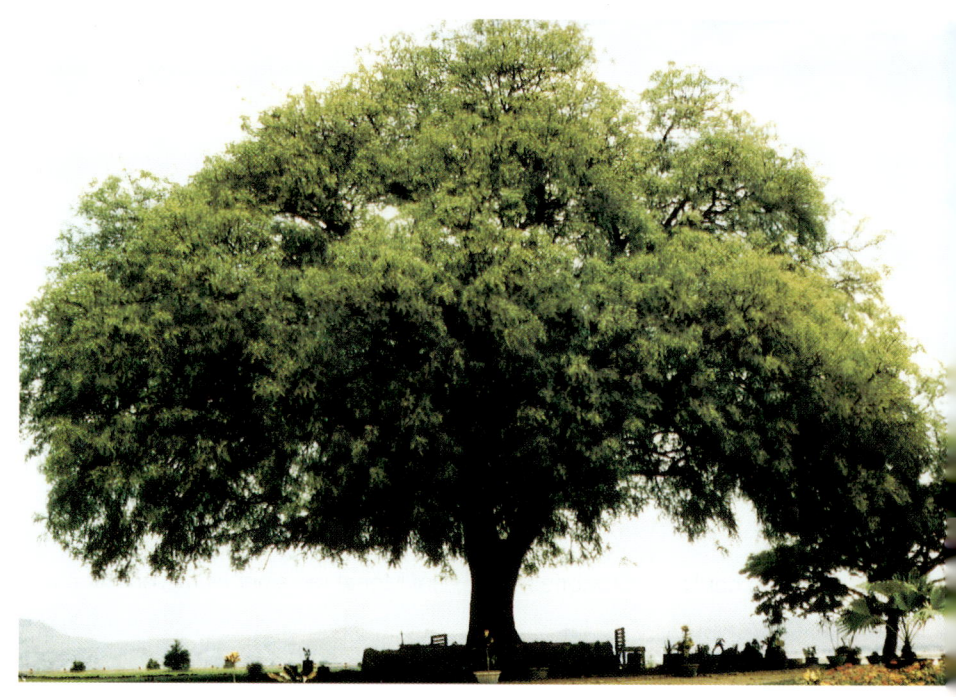

Mückenabwehrmittel. Außerdem lassen sich damit auch so unappetitliche Plagen wie Kopf- und Filzläuse, Krätzmilben und auch Nagelpilze bekämpfen. Ausführliche Rezepte dazu finden Sie in unserem Buch „Wunderbaum Niem". Neben dem Öl sind es die geschroteten Samen, die Blätter, die Niemrinde und der Preßrückstand (Niempreßkuchen) bei der Ölgewinnung, die der Mensch für seine Zwecke nutzen kann.

Niem für den Pflanzenschutz

Die Wirkstoffe des Niembaums schonen die Nützlinge, weil die Lebensweise von Nützlingen und Schädlingen so verschieden ist. Dadurch daß die Schmarotzer nämlich an niembehandelten Pflanzen knabbern oder saugen, nehmen sie gleichzeitig die Wirkstoffe auf. Oft werden sie nicht einmal getötet, sondern die Niemextrakte verderben den Schmarotzern nur gehörig den Appetit.

Außerdem greifen die Wirkstoffe auch in den Hormonhaushalt der Tiere ein und lassen sie „faul", also lethargisch, werden, so daß sie sich nicht mehr um ihre tägliche Nahrung und vor allen Dingen um ihre Fortpflanzung kümmern. Für ihre Freßfeinde sind sie nun eine leichte Beute. Da diese sich nicht von den Pflanzen selbst ernähren, kommen sie mit den Niemwirkstoffen auch nur indirekt, nämlich beim Verzehr ihrer Beute, in Berührung. Hier ist die Konzentration der Niemwirkstoffe nur noch sehr gering, außerdem scheint ihr Stoffwechsel den Niemwirkstoffen bes-

ser zu trotzen, so daß es zu keiner Schädigung der Tiere kommt.
Das ist der große Unterschied zu allen herkömmlichen Pestiziden. Die chemische Keule macht nämlich keinen Unterschied zwischen Nützling und Schädling, sie tötet alle Insekten – mit fatalen Folgen für die Umwelt: Das ökologische Gleichgewicht gerät aus den Fugen, Räuber und Beutetiere sterben gleichermaßen oder es entsteht ein Ungleichgewicht. Doch soweit muß es dank Niem nicht mehr kommen.

Niemsamenextrakt

25 g gemahlene Niemsamen
½ l kaltes bis lauwarmes Wasser

Die gemahlenen Niemsamen in einem kleinen Eimer oder einem einfachen Küchengefäß mit dem Wasser übergießen. Das Ganze gut rühren und unter weiterem häufigen Rühren mindestens drei Stunden stehenlassen. Dann wird die Brühe durch ein Sieb und später durch feine Gaze oder einen alten Damenfeinstrumpf gegossen. Falls immer noch feste Bestandteile in der Lösung vorhanden sind, wird noch einmal gefiltert.
Dieses Pflanzenschutzmittel eignet sich zur Bekämpfung von normalem Schädlingsbefall, ist aber auch ideal zur Schädlingsvorbeugung und zur Pflanzenstärkung, da Niem gleichzeitig düngt. Die Pflanzen sollten etwa einmal im Monat mit einer Blumenspritze oder

im Garten mit einer Druckspritze behandelt werden.
Dieses Rezept eignet sich auch hervorragend zur Anwendung im großen Maßstab, wenn Sie Ihre Wiese oder Ihren Rasen im Garten sprühen wollen, z. B. bei Garten-, Gras- oder Herbstmilbenbefall.

Grasmilben – die Sommerplage

Im Gegensatz zu den Spinnmilben handelt es sich bei den Garten-, Gras- oder auch Herbstmilben keineswegs um Schmarotzer an Pflanzen, sondern an Menschen, aber auch unsere vierbeinigen Hausgenossen können Opfer dieser Blutsauger werden. Die eigentlichen Plagegeister sind allerdings ihre Larven, also die unausgewachsenen, jugendlichen Milben, denn erwachsene Tiere ernähren sich von Insekten, anderen Milben und Pflanzenresten und lassen den Menschen unbehelligt. Die nur 0,3 Millimeter langen Larven dagegen „warten" von Spätsommer bis Herbst auf Stengeln und Gräsern auf ein geeignetes Opfer – manchmal sogar wochenlang.

Kaum betritt ein Mensch oder Tier die Wiese, wandern sie an ihm hoch zu den Kniekehlen oder in den Lendenbereich, da hier die Haut besonders zart ist. Dort saugen sie durch einen von ihnen selbst gefertigten Stichkanal Gewebe, Blut und Lymphe an. Dies kann unter Umständen mehrere Tage dauern, da die Milben aufgrund ihrer geringen Größe unentdeckt blei-

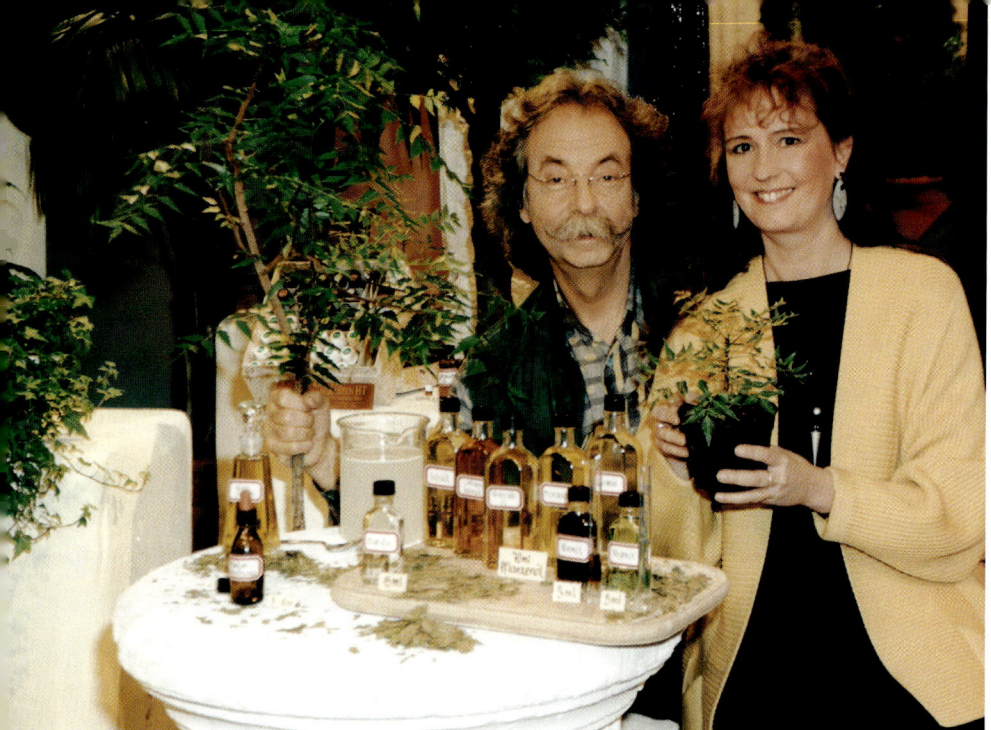

Abb. 24:   In den Hobbytheksendungen haben wir schon öfter auf die schädlingsbekämpfenden Wirkungen des Niembaumes hingewiesen

Die gemahlenen Niemsamen in einem Becherglas mit dem Fluidlecithin CM, dem Teebaumöl und den ätherischen Ölen innig mit einem Glasstab vermischen. Der stabilisierende Zusatz von Vitamin-E-Acetat wird in die Mischung hineingerührt. Wenn die Masse gleichmäßig durchdrungen ist, kommt das Wasser nach und nach in kleinen Teilen hinzu. Die Mischung muß unter häufigem Rühren drei Stunden stehenbleiben, danach wird das Ganze zunächst durch ein Sieb und später durch einen feinen Damenstrumpf gegossen. Falls immer noch feste Bestandteile in der Milch vorhanden sind, die z. B. die Spritze verstopfen könnten, wird noch einmal gefiltert. Dann das fertige Pflanzenschutzmittel mit einer Blumenspritze oder mit einem Pinsel auf die befallenen Pflanzen von oben und unten her aufbringen. Die Behandlung sollte in der ersten Zeit alle sieben bis zehn Tage wiederholt werden.

Da das Mittel völlig ungiftig ist, können Sie es im Kühlschrank aufbewahren, dort hält es maximal zehn Tage. Durch den Sojaölanteil im Fluidlecithin wird seine Wirkung beschleunigt, da sich das

ben. Erst wenn der Einstich zu jucken beginnt, wird der Peiniger beim Kratzen von seiner „Mahlzeit" entfernt. Der Speichel der Gartenmilben verursacht quälenden Juckreiz und rote Quaddeln auf der Haut, erst nach Tagen lassen die Beschwerden nach. Zur Linderung der Beschwerden empfiehlt sich unser Mückengel (siehe *Seite 45*).

Da die Larven aber keineswegs von Pflanzen leben, sondern den Menschen „anzapfen", dürfte Niem eigentlich keine Wirkung auf sie haben, dennoch zeigt der Einsatz unseres Niempflanzenschutzmittels bisher gute Erfolge.

Vermutlich ist dies auf die Repellentwirkung des Niem zurückzuführen: Der für die Milben schlechte Geruch vertreibt die Plagegeister, und sie kehren bei regelmäßiger Anwendung auch nicht zurück.

Pflanzenpflege auf der Fensterbank

Für den Innenbereich haben wir unser Pflanzenschutzmittel zusätzlich mit ätherischen Ölen und Lecithin angereichert, die die Wirkung noch unterstützen.

Öl in die Atemröhren des Ungeziefers setzen kann und dieses dann erstickt. Lecithin zeigt außerdem – genau wie Teebaumöl – eine Wirkung gegen Mehltau. Lavendel- oder Geraniumöl verbreiten einen angenehmen Duft und vertreiben Insekten. Vitamin E dient als Konservierungstoff, es soll das Zersetzen der Niem-Inhaltsstoffe an der Luft verhindern.

Pflanzenwäsche gegen Schildläuse

Ein altes Hausmittel gegen Pflanzenläuse ist Schmierseife. Diese löst zum einen die Schädlinge von der Pflanzenoberfläche ab, zum anderen dringt sie in die Tracheen, also Atmungsorgane, der Insekten vor und schädigt sie auf diesem Weg. Natürlich gilt diese Wirkung für alle Insekten, d. h. die Seife schädigt auch unsere Nutzinsekten. Wir empfehlen deshalb, Seifenlösung nur gezielt auf befallene Pflanzen aufzubringen und dieses Mittel in keinem Fall vorsorglich – insbesondere im Freien, wo Marienkäfer und andere Nutzinsekten betroffen sein könnten – zu verwenden.
Statt Schmierseife bevorzugen wir natürlich die sanften Seifen der Hobbythek. Diese sind schließlich nicht nur mild zu unserer Haut, sondern auch außerordentlich schonend für Ihre Pflan-

zen. Unser Facetensid wurde versehentlich bei der Vorbereitung zu unserer Hobbytheksendung „Garten und Balkon" in konzentrierter Form auf eine Birkenfeige aufgesprüht. Das schadete der Pflanze keineswegs, statt dessen glänzten die Blätter ganz besonders. Nun wollen wir trotzdem diese Behandlung nicht zum Nachahmen empfehlen, sondern eine verdünnte Facetensidlösung vorstellen:

Pflanzenwäsche gegen Schildläuse

3 g	Facetensid
100 ml	Wasser

Facetensid in Leitungswasser lösen, fertig. Die Pflanzenwäsche eignet sich

ganz besonders zur Bekämpfung von Schildläusen. Hier bleibt auch Niem oft wirkungslos, da der Pflanzenextrakt nicht unter den Rückenschild der Läuse gelangt. Die Facetensidlösung dringt jedoch aufgrund ihrer geringen Oberflächenspannung leicht zwischen Pflanze und Schild und kann so ihre Wirkung entfalten. Nach der Behandlung Pflanze mit Leitungswasser abspülen.

Niem gegen Mücken

Da auch die Mücken vor den Niemwirkstoffen zurückschrecken, schlagen wir Ihnen ein Repellent mit Niemöl vor. Repellents sind Mittel zur Abschreckung und zum Fernhalten von Schädlingen, ohne daß diese getötet werden. Haben die Mücken schon zugeschlagen, erwei-

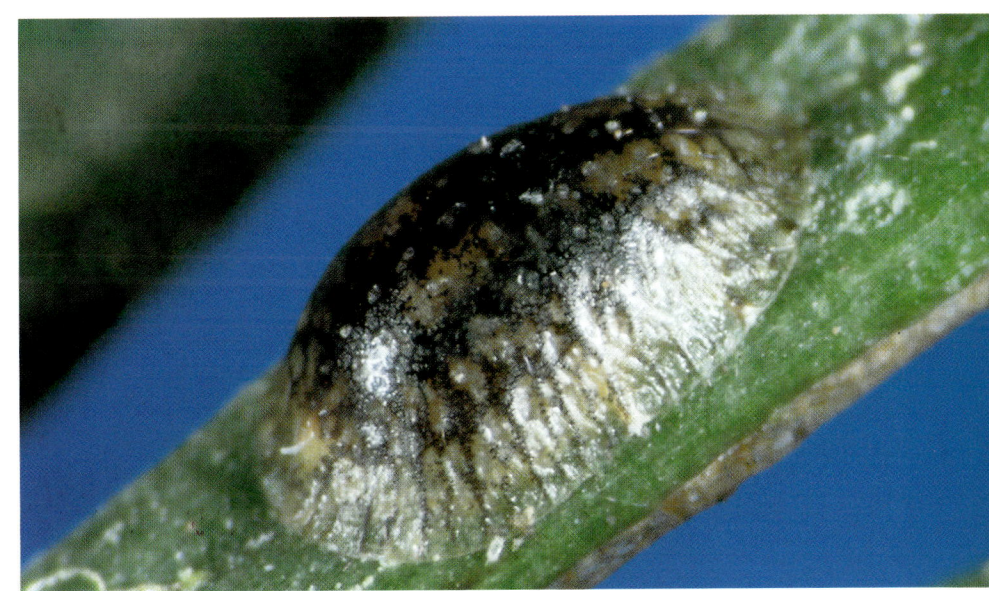

Abb. 25: Deckelschildlaus
(Coccus hesperidum)

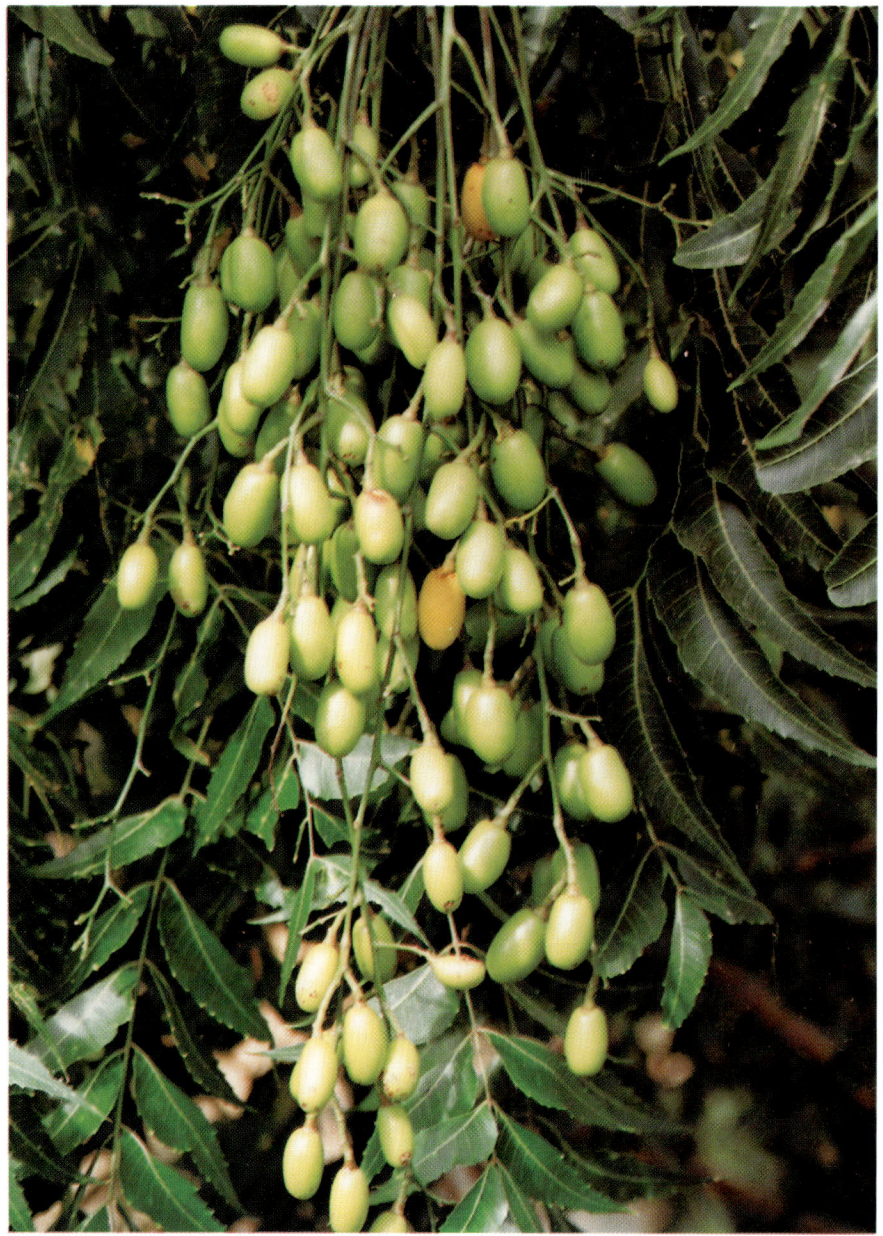

sen sich die antiseptischen und entzündungshemmenden Eigenschaften des
Niem als wertvoll. Die Wirkstoffe aus
den Niemblättern werden mit Hilfe
eines alkoholischen Extrakts in ein
Gel eingearbeitet, das Sie dann auf
die juckenden Hautstellen auftragen
können.

Schnelles Niemrepellent

100 ml	Kokosöl
2 ml	Niemöl
ca. 20 Tr.	Citronellaöl

Das feste Kokosöl im Wasserbad leicht
erwärmen, bis es flüssig ist. Niemöl und
Citronellaöl einrühren und das Ganze
erkalten lassen. Der säuerliche Niemgeruch erinnert am ehesten an Knoblauch
und wird von einigen Menschen als
unangenehm empfunden. In unserem
Niemrepellent läßt er sich gut durch den
Zusatz von ätherischen Ölen überdecken. Wir empfehlen Citronellaöl, da
dieses gleichzeitig noch die Wirkung des
Repellents unterstützt. Da unser Mittel
sehr fettig ist, empfiehlt es sich, nur die
freiliegenden Körperpartien, z. B. Hände,
Arme und Gesicht, einzureiben. Die Wirkung hält über sechs Stunden an.
In dieser Zeit werden Sie zwar durchaus
von den durstigen Stechmückenweib-
chen angeflogen, diese bringen sogar

*Abb. 26: Aus den Niemblättern und
dem Öl der Samen können Sie wirksame
Anti-Mücken-Mittel herstellen.*

den Stechrüssel auf die Haut, ziehen ihn dann aber „angewidert" zurück und putzen ihn sogar mit ihren Beinen. Unverrichteter Dinge ziehen die Moskitos wieder ab, der Mückenstich bleibt mit Sicherheit aus.

Doch nicht immer ist das Repellent rechtzeitig zur Hand, und so manches Mal werden wir plötzlich von den durstigen Plagegeistern überrascht. Je schneller ein Mückenstich dann behandelt wird, umso geringer sind später die Beschwerden. Eine wirksame Soforthilfe ist die Behandlung mit Teebaumöl. Dieses desinfizierende ätherische Öl, das aus den Blättern und Zweigen des australischen Teebaums (*Melaleuca alternifolia*) gewonnen wird, kann unverdünnt direkt auf den Einstich gegeben werden.

Für die weitere Behandlung empfiehlt sich unser Hobbythek-Mückengel, das ebenso zur Behandlung der Quaddeln, die durch Herbstmilben verursacht wurden (*Seite 41*) geeignet ist. Für unser Gel zur Mückenstichbehandlung wird zunächst ein alkoholischer Extrakt aus den Niemblättern hergestellt:

Alkoholischer Niemblätterextrakt (Niemtinktur)

25 g	Niemblätter
100 g	Alkohol (70 %)

Die Niemblätter zerstoßen oder zermahlen und mit dem Alkohol aufgießen. Das Ganze maximal eine Woche ziehen lassen und abfiltrieren.

Niem-Mückengel

30 ml	Wasser
2 Msp.	Xanthan
10 Tr.	Teebaumöl
1 Tr.	Strohblumenöl
10 ml	Hamameliswasser
20 Tr.	Meristemextrakt
20 Tr.	Niemblätterextrakt (siehe *links*)
1 Meßl.	LV 41
8 Tr.	Paraben K

Wasser abkochen, erkalten lassen und in ein Glas, Becherglas oder sauberen Tiegel füllen. Xanthan sehr vorsichtig auf das Wasser aufstreuen, bis die Oberfläche schwach bedeckt ist, dann intensiv rühren. Vorgang so oft wiederholen, bis Xanthan vollständig im Wasser verrührt und aufgequollen ist. Es entsteht ein glitschiges Gel, in das das Teebaum- und Strohblumenöl getropft wird. Hamameliswasser, Meristemextrakt und Niemblätterextrakt miteinander mischen und in das Gel gießen. Zum Schluß LV 41 dazugeben, mit Paraben K konservieren und alles gut verrühren.

Geben Sie das Gel so schnell wie möglich nach dem Mückenstich auf die Einstichstelle. Es kann auch Linderung bei Wespen- und Bienenstichen spenden, wegen der Allergiegefahr dieser Insektenstiche sollten Sie jedoch in jedem Fall einen Arzt aufsuchen. Strohblumenöl ist sehr teuer. Wer die Investition scheut, kann diesen Wirkstoff weglassen, allerdings mindert dies die abschwellende Wirkung des Mückengels.

Floh & Co. – Parasiten bei unseren Vierbeinern

Hunde und Katzen bringen von draußen oft ungebetene Gäste mit ins Haus. In den Sommermonaten sollten Sie die Tiere deshalb regelmäßig auf anhaftende Zecken untersuchen und außerdem auf Floh- und Milbenbefall achten.

Zecken

Zecken warten im Gebüsch und vor allem im Gras auf ihre Opfer. Nehmen sie den Geruch eines Säugetiers wahr oder spüren sie die Wärme, so lassen sie sich einfach auf diesen Wirt fallen und beißen sich dort fest. Zecken können Tage am Hund oder der Katze verbleiben und trinken sich in dieser Zeit auf ihre dreifache Körpergröße mit Blut voll.

Zecken scheinen den Geruch von Knoblauch und Zwiebeln nicht zu mögen. Sie können deshalb versuchen, Ihrem Tier diese unter das Futter zu mischen, das wird vermutlich einige Zecken abhalten.

Festgebissene Zecken lassen sich mit einer Zeckenzange oder mit den Fingern herausholen. Es ist wichtig, daß der Griff tief ansetzt, damit der Zeckenkopf nicht in der Haut zurückbleibt und eine Entzündung verursacht. Leichtes Drehen beim Entfernen der Zecke kann sehr hilfreich sein. Die Hautstelle sollte nach dem Entfernen der Zecke desinfiziert werden, z. B. mit etwas Teebaumöl.

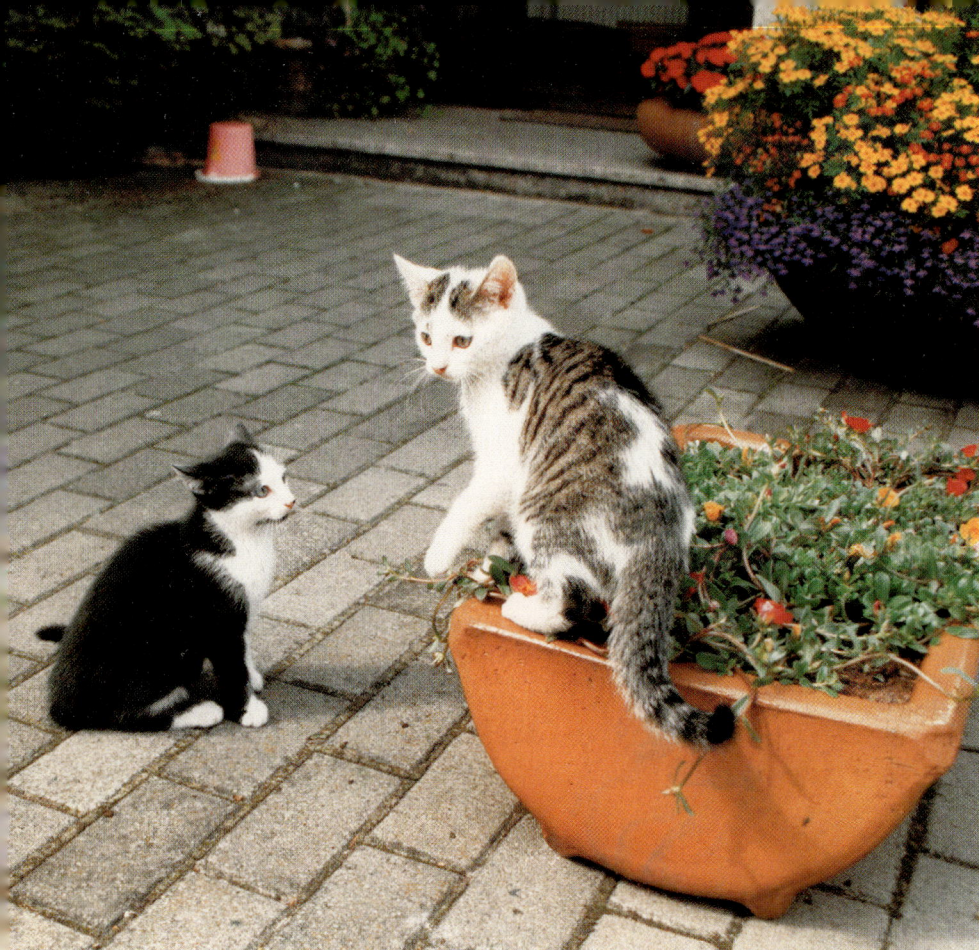

larven ernähren sich von Schmutz und Staub und belästigen weder Tier noch Mensch. Doch schnell wachsen sie zu erwachsenen Flöhen heran, die wiederum auf die Suche nach frischem Blut gehen.

Wenn die gesamte Wohnung verfloht ist, reicht es oft nicht mehr aus, allein das Tier zu behandeln, denn die Flohlarven entgehen der Prozedur und sorgen für baldigen Flohnachschub. Fußböden und wischbeständige Möbel können mit unserem Niemwischwasser abgeseift werden. Polster und Teppiche lassen sich mit dem wässrigen Niemsamenextrakt (siehe *Seite 41*) behandeln. **Achtung:** Vorher auf Fleckenbildung hin testen!

Niemwischwasser

10 ml	Betain
5 ml	Oranex
10 ml	Niemblätterextrakt oder Niemsamenextrakt (siehe *Seite 45* oder *41*)
20 Tr.	Lavendelöl
20 Tr.	Teebaumöl
1 l	Wasser

Betain, Oranex und Niemblätter- bzw. Niemsamenextrakt vermischen, ätherische Öle zugeben und mit Wasser auffüllen. Sofort verwenden.
Der Niemblätterextrakt hat genau wie Niemsamen und Niempreßkuchen sowohl eine abwehrende als auch eine schädigende Wirkung auf das

Abb. 27:   Mit unseren Niemprodukten können Sie nicht nur Ihre Katzen von Ungeziefer befreien.

Flöhe

Das häufigste Ungeziefer vor allem bei Katzen sind Flöhe. Diese blutsaugenden Minimonster ernähren sich keineswegs nur von Tierblut, sondern zapfen auch sehr gerne den Menschen an. Wenn möglich trinken die Flöhe täglich Blut, danach hinterlassen sie einen pöck-

chenartigen Flohstich, der gemein juckt. Auch hier empfiehlt sich die Behandlung mit unserem Niem-Mückengel (siehe *Seite 45*).
Die Eier der Flöhe brauchen für ihre Entwicklung weder Hund noch Katze, sondern werden von den Flohweibchen gern auf Teppiche, Matratzen oder Bettzeug abgelegt. Die unscheinbaren Floh-

Ungeziefer. Oranex ist ein Reinigungs-mittel, Betain ist ein mildes Tensid, Teebaumöl desinfiziert, und Lavendelöl verleiht einen guten Duft.

Da die Flöhe fast immer durch Hund oder Katze in die Woh-nung gelangen, ist die Bekämpfung der Flöhe beim Tier der wichtigste Schritt. Leider sind fast alle in Apotheken und im Fachhandel erhältlichen chemischen Präparate, insbesondere die sogenann-ten Flohhalsbänder, sowohl für die Tiere als auch für den Menschen giftig, denn hier werden pestizide Stoffe wie Perme-thrine (Pyrethroide), Carbamate und Organophosphate über einen längeren Zeitraum freigesetzt. Die Hersteller geben selber an, daß trächtige Tiere oder Welpen ein solches Pestizidhals-band nicht tragen dürfen. Zu allem Überfluß wird die chemische Waffe langsam stumpf, da immer mehr Unge-ziefer Resistenzen, sprich Unempfind-lichkeiten, dagegen entwickeln. Zur Behandlung von Hunden empfehlen wir deshalb unser Ungeziefershampoo:

Niem-Tiershampoo gegen Ungeziefer

2 geh. TL	(4 g)	gemahlener Niemsamen
100 ml		Wasser
0,5 g	(1 kl. Spezialmeßl.)	Haarguar
70 g		Facetensid
10 Tr.		Teebaumöl
1 Spritzer		Kalweg oder Zitronensaftkonzentrat
ca. 10 g		Rewoderm
evtl. 40 Tr.		Paraben K

Gemahlene Niemsamen ins Wasser geben und unter mehrfachem Umrühren drei Stunden stehen lassen. Feste Bestandteile durch einen groben Filter oder einen alten Damenstrumpf abfiltrieren. Haarguar darin lösen und zum Facetensid geben, Teebaumöl zusetzen, mit Zitronensaftkonzentrat oder Kalweg ansäuern und mit Rewo-derm andicken. Bei Bedarf mit Paraben K konservieren. **Achtung:** Rewoderm benötigt zum Andicken ca. eine Minute. Hund mindestens alle drei Tage sham-ponieren, am besten täglich. Im Prinzip kann das Shampoo auch bei der Katze verwendet werden. Katzen sind jedoch wasserscheue Tiere, und die wenigsten von ihnen lassen sich eine solche Wäsche gefallen. Bei Katzen sollten Sie deshalb das Pflanzenschutzmittel von *Seite 42* vorsichtig mit der Hand im Fell verteilen. Als kleine Belohnung für die Behandlung können Sie das Tier mit unserem Katzenjoghurt verwöhnen:

Katzentrinkjoghurt à la Hobbythek

Katzen mögen und vertragen Joghurt, während Milch aufgrund des darin ent-haltenen Milchzuckers zu Durchfall und Blähungen führt. Wir empfehlen unse-ren Katzentrinkjoghurt nicht nur als Leckerei, sondern auch als Beitrag zur besonders gesunden Ernährung, denn erstmals gibt es eine spezielle Milchsäu-rebakterienkultur „ProBioCat", die besonders auf die Bedürfnisse von Kat-zen ausgerichtet ist. Der probiotische Keim fördert die Verdauung und akti-viert die Stoffwechselvorgänge im Darm.

Katzentrinkjoghurt

1 Meßl.	(½ TL, 2,5 g)	ProBioCat
½ l		H-Milch oder frisch abgekochte und wieder abgekühlte Vollmilch

Milch und Starterkultur gut miteinander vermischen und eine halbe Stunde bei Raumtemperatur stehen lassen, dann neun Stunden lang in der Joghurt-maschine fermentieren. Wer über einen Joghurtautomaten mit mehreren Porti-onsgläsern verfügt, kann selbstverständ-lich bei der eigenen Joghurtherstellung ein Gläschen für die Katze mitlaufen lassen.
Sie können auch versuchen, den Joghurt ohne Automaten einfach in einem geeigneten verschließbaren Küchenge-fäß über der Heizung auf der Fenster-bank anzusetzen. Schließlich ist es dem Tier sicher nicht so wichtig, ob sich bei dieser etwas laienhaften Methode Molke auf dem Joghurt absetzt oder die Dickflüssigkeit des Joghurts in Mitlei-denschaft gezogen wird. Idealerweise werden ein bis zwei Eßlöffel Katzen-joghurt pro Tag an das Tier verfüttert.

Sommerlust – Sonnenfreuden

Der Sommer hat aber nicht nur Unge-ziefer und andere Plagegeister zu bie-ten, sondern erfreut uns vor allen Din-gen mit seinen warmen Temperaturen und viel Sonnenschein.

Sonnenbaden ist eine der beliebtesten Sommerfreuden, denn die Sonnenstrahlen bräunen nicht nur die Haut, sondern das intensive Licht führt bei vielen Menschen auch zu einer Gemütserheiterung. Wir fühlen uns einfach besser, wenn die Sonne scheint. Doch übertreiben Sie es nicht: Übermäßiges Sonnenbaden kann zu Sonnenbränden und damit verbunden zu Hautkrebs führen. Es kommt – wie so oft – auf die richtige Dosis an: Also bitte keine Sonnenexzesse, verwenden Sie einen guten Sonnenschutz und gewöhnen Sie Ihre Haut nach der „Winterpause" erst langsam wieder an das Sonnenlicht – so tun Sie etwas Gutes für Körper und Seele.

In Maßen genossen hat Sonnenlicht nämlich lebenswichtige Auswirkungen auf unseren Körper. So bildet sich unter seinem Einfluß Vitamin D in der Haut. Dieses ist für den Calcium- und Phosphatstoffwechsel und somit für die Knochen- und Zahnbildung notwendig. Die gefürchtete Vitamin-D-Mangelerkrankung Rachitis ist bei kleinen Kindern häufig auf Lichtmangel zurückzuführen. Insbesondere in den fünfziger Jahren litten viele Kleinkinder im Ruhrgebiet und anderen armen Industriegebieten darunter, da die verschmutze Luft und die dunklen Hinterhöfe einen Sonnenlichtmangel und damit einen Vitamin-D-Mangel bei den Kindern erzeugten. Heute werden die Kleinen regelmäßig mit Vitamin-D-Präparaten versorgt, um die gefürchtete Krankheit auszuschließen.

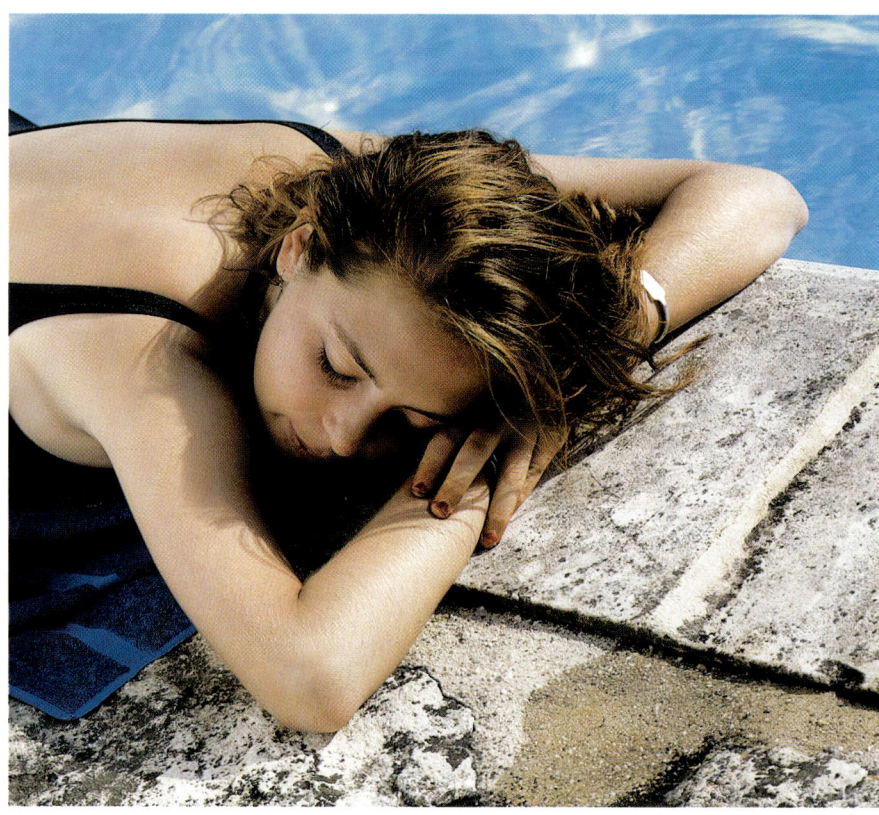

Abb. 28: Die richtige Dosis und ein guter Sonnenschutz garantieren unbeschwertes Bräunen.

Unsichtbarer Sonnenschirm

Leider können Sonnenstrahlen aber auch äußerst gefährliche Symptome verursachen. Wir hatten bereits den Sonnenbrand angesprochen, der – abgesehen von den Schmerzen für die Haut – außerordentlich schädlich ist. Insbesonder die aggressive UVB-Strahlung kann nämlich in unseren Hautzellen zu Veränderungen führen. Sie erzeugt dort sogenannte „freie Radikale", die in unserem Erbmolekül, der DNA, großen Schaden anrichten können – bis hin zum gefürchteten schwarzen Hautkrebs. Es ist also wichtig, diesen krebsauslösenden Stoffen etwas entgegenzusetzen.

Wie so oft hält die Natur selbst einen Schutz gegen das Entstehen der freien Radikale bereit. Es handelt sich dabei um die Vitamine C und E sowie um Beta-Carotin und viele der bereits erwähnten sekundären Pflanzenstoffe (siehe *Seite 8*). Da wir mit der Nahrung die schützenden Stoffe leider nicht immer in ausreichender Menge zu uns nehmen, hat die Hobbythek dafür gesorgt, daß sie als Nahrungsergänzung in Kapselform angeboten werden. Sie sind eine ideale Ergänzung auf Urlaubsreisen, können aber auch daheim den Körper mit den benötigten Stoffen versorgen.

Übrigens entstehen freie Radikale keineswegs nur bei Sonnenschein, sondern auch ohne äußeren Anlaß oder durch Umweltgifte, z. B. Stickoxide. Unsere „Radikalfänger" sind also das ganze Jahr über eine gute Nahrungsergänzung.

Antiradix

Eine Kapsel enthält:
- 36 mg Vitamin E
- 5 mg Beta-Carotin
- 75 mg Vitamin C
- 30 µg Selen in Form von Selenhefe

Die empfohlene Tagesdosis liegt bei ein bis zwei Kapseln. Antiradix-Kapseln beugen Krebs vor und stärken das Immunsystem. Dies ist besonders wich-

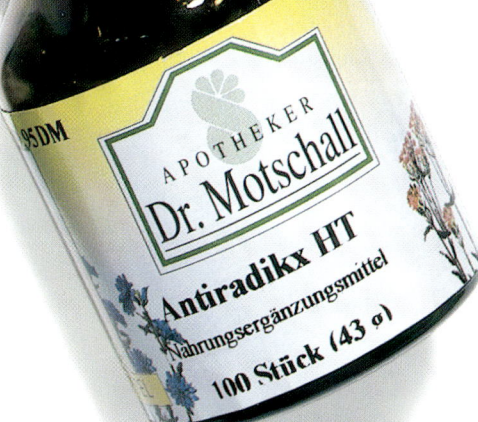

Abb. 29: Die empfohlene Tagesdosis der Antiradix-Kapseln liegt bei ein bis zwei Stück.

tig, da intensive Sonneneinstrahlung das Immunsystem schwächen kann. Da Beta-Carotin allein in der Lage ist, einer Schwächung des Immunsystems entgegen zu wirken, wird es sowohl in Reformhäusern und Drogeriemärkten als auch den Läden, die traditionell unsere Produkte führen, auch einzeln angeboten. Eine Kapsel enthält in der Regel 7,5 Milligramm natürliches Beta-Carotin.

Beta-Carotin –
Bräunung von innen

Beta-Carotin ist die Vorstufe von Vitamin A und wird im Körper problemlos in dieses Vitamin umgewandelt. Anders als Vitamin A selber kann es nicht überdosiert werden. Unser Körper speichert es nämlich im Unterhautfettgewebe und erst bei Bedarf findet die Umwandlung zum Vitamin selbst statt. Bei Babys und Kleinkindern, die viel Möhrenbrei und Möhrensaft bekommen, ist die Hautfarbe durch das gespeicherte Beta-Carotin angenehm braun gefärbt. Auch Erwachsene können einen großen Nutzen aus dieser Hautfarbe ziehen, denn Beta-Carotin schützt auf diese Weise gegen Sonnenbrand. Zur Bräunung von innen darf die Tagesdosis beim Erwachsenen 40 bis 50 Milligramm pro Tag erreichen.

Multivitaminpulver HT
Natürlich können die „radikalfangenden" Vitamine auch mit anderen Vitaminen kombiniert werden. In unserem Multivitaminpulver HT finden sich alle für den Organismus wichtigen Vitamine.

100 Gramm Pulver enthalten:	
50 mg	Biotin
75 mg	Folsäure
9 g	Niacin (Nicotinsäureamid)
3 g	Pantothensäure (Calcium-D-panthothenat)
700 mg	Vitamin-B_1-Nitrat
850 mg	Vitamin B_2
900 mg	Vitamin-B_6-Hydrolysat
1,5 mg	Vitamin B_{12}
37,5 g	Vitamin C
8,94 g	Vitamin E

Unser Multivitaminpulver HT läßt sich in alle kalten Getränke einrühren. 200 Milligramm, das ist etwa eine Messerspitze, deckt den von der Deutschen Gesellschaft für Ernährung (DGE) empfohlenen Tagesbedarf eines erwachsenen Menschen. Lediglich Beta-Carotin ist im Pulver nicht enthalten.

Multimineralpulver HT Super
Die Hobbythek hat noch ein weiteres Pulver initiiert, das unserem Körper die wichtigsten Mineralien liefert. Gerade im Sommer, wenn man viel schwitzt, kommt es zu einem Mineralienverlust, den das Pulver ideal ergänzen kann. Aber auch bei Durchfall, insbesondere unterwegs, ist es ein idealer Reisebegleiter.

100 Gramm Pulver enthalten:	
17,5 g	Kalium
5,5 g	Calcium
2,2 g	Magnesium

Das nahezu geschmacksneutrale Pulver kann allen Speisen und Getränken beigemischt werden. Ein Teelöffel (vier Gramm) des Pulvers decken 20 % des Tagesbedarfs an Kalium und 25 % des Tagesbedarfs an Calcium und Magnesium.

Kleine Sommerkosmetik

Nach so viel „innerem Schutz" kommen wir nun zur Pflege von außen. Beim Sonnenbad wird unsere Haut natürlich auch strapaziert, besonders dann, wenn wir es übertreiben. Zur Beruhigung empfehlen wir unsere kühlende Hautlotion.

Lotion zur Hautberuhigung und bei Sonnenbrand

20 ml	Wasser
50 g	Cremaba
10 g	Aloe Vera-Gel
30 Tr.	alpha-Bisabolol
30 Tr.	D-Panthenol
20 Tr.	Teebaumöl
20 Tr.	Meristemextrakt

Wasser in Cremaba einrühren und Aloe Vera-Gel zusetzen, dann die Wirkstoffe alpha-Bisabolol, D-Panthenol, Teebaumöl und Meristemextrakt zugeben. Creme eventuell mit ätherischem Öl beduften und bei Bedarf mit Paraben K konservieren. Lotion dünn auf der Haut verteilen. Aloe Vera spendet Feuchtigkeit, alpha-Bisabolol und Meristemextrakt wirken entzündungshemmend und D-Panthenol entfaltet eine heilende Wirkung.

E gal ob wir zu den Sonnenanbetern zählen oder nicht – die hochsommerlichen Temperaturen bringen uns auch im Schatten zum Schwitzen. Wer nicht die Fertigprodukte der Industrie verwenden möchte, sondern sich lieber mit einem natürlichen Deodorant vor Körpergeruch schützt, dem empfehlen wir unser selbstgemachtes Deo. Dieses ist besonders mild, d. h. der sonst häufig auftretende Juckreiz in der Achselhöhle bleibt hier aus. Da die Inhalts- und Wirkstoffe einzeln zugesetzt werden, kann zudem bei vorhandenen Allergien der individuell reizende Stoff einfach weggelassen werden. Bevor jedoch das Deodorant benutzt wird, empfiehlt sich eine gründliche Wäsche, denn das Deo soll ja keinesfalls den Schweißgeruch überdecken, sondern den beim Schwitzen frisch entstehenden Schweiß an der Geruchsentwicklung hindern. Erst an der Luft entstehen durch mikrobielle Zersetzung nämlich die stinkenden Komponenten wie die Buttersäure.

Erst Waschen, dann Rollen

Unsere saure Seife ist durch den darin enthaltenen Essig besonders erfrischend. Besonders angenehm ist dies, wenn Sie Apfelessig verwenden. In unserem HT-Buch „Essig und Öl" haben wir beschrieben, wie Sie Apfelessig selber zubereiten können.

Unsere Haut besitzt einen Säureschutzmantel, der beim Waschen mit Seifenlauge entfernt wird und sich nur langsam erneut bildet. Viele moderne Seifen benutzen deshalb andere waschaktive Stoffe, die auch im sauren Milieu arbeiten und die Haut nicht angreifen. Natürlich unterstützt auch der saure Essig den Säureschutzmantel der Haut, deshalb hier das Rezept einer milden Essigseife für Körper und Gesicht:

Saure Seife

30 ml	Wasser
1 EL	Essig
35 g	Facetensid
5 g	Sanfteen
ca. 6 ml	Rewoderm
1 ml	Avocadoöl
10 Tr.	Lavendelöl
20 Tr.	Paraben K

Wasser, Essig, Facetensid und Sanfteen vermischen. Dann Rewoderm (Ver-

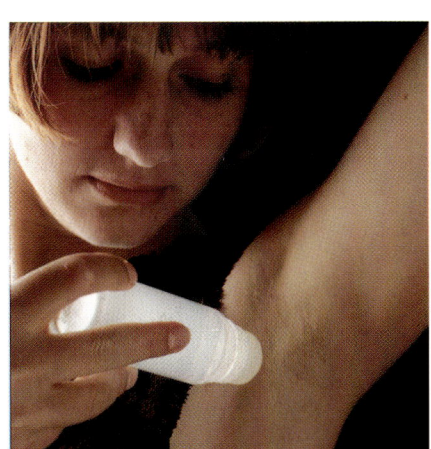

dicker) langsam bis zur gewünschten Seifenkonsistenz unterrühren.

Achtung: Rewoderm benötigt zum Andicken ca. eine Minute. Anschließend Avocado- und Lavendelöl zugeben. Alles gut durchrühren und bei Bedarf mit Paraben K konservieren. In einen Seifenspender füllen und hin und wieder schütteln. Konserviert mit Paraben K beträgt die Haltbarkeit fünf bis sechs Monate. Facetensid ist ein extrem mildes Tensid, das nicht einmal in den Augen brennt, Sanfteen ist ein weiterer milder waschaktiver Stoff. Die saure Seife hinterläßt ein angenehm frisches Gefühl auf der Haut.

Sanftes Deo

50 ml	Wasser
1 Msp.	Xanthan
50 ml	kosmetisches Basiswasser
1 ml	Salbeiöl
10 Tr.	Lavendel- bzw. Rosenöl für die Dame, Zedernöl oder Zimtöl für den Herrn
evtl. 10 Tr.	Paraben K

Wasser in ein Glas, Becherglas oder sauberen Tiegel füllen. Xanthan sehr vorsichtig auf das Wasser aufstreuen, bis die Oberfläche schwach bedeckt ist, dann intensiv rühren. Vorgang gegebenenfalls wiederholen, bis Xanthan vollständig im Wasser verrührt und aufge-

Abb. 30: Bevor Sie ein Deo benutzen, sollten Sie sich gründlich unter den Achseln waschen.

quollen ist. Es entsteht ein glitschiges Gel. Nun kosmetisches Basiswasser, ätherische Öle und Paraben K zugeben und Gel in Deo-Roller-Gefäß füllen. Achselhöhle direkt nach dem Waschen mehrmals abrollen.

Unser sanftes Deo ist für normal schwitzende Menschen geeignet. Statt Wasser kann auch Hamameliswasser verwendet werden, das einen zusammenziehenden Effekt hat und dem Schwitzen ein wenig vorbeugt.

Abb. 31: Selbstgemachtes Deo können Sie in solche Deo-Roller-Gefäße füllen.

Bei starkem Schweiß und somit verstärkter Geruchsentwicklung empfehlen wir:

Deo-Roll-on à la Hobbythek

60 ml	Wasser
½ g	Xanthan
40 ml	kosmetisches Basiswasser
1 ml	Odex
10 Tr.	Paraben K

Wasser in ein Glas, Becherglas oder sauberen Tiegel füllen. Xanthan sehr vorsichtig auf das Wasser aufstreuen, bis die Oberfläche schwach bedeckt ist, dann intensiv rühren. Vorgang eventuell wiederholen, bis Xanthan vollständig im

Wasser verrührt und aufgequollen ist. Es entsteht ein glitschiges Gel. Nun kosmetisches Basiswasser, Odex und Paraben K vermischen und dem Gel zusetzen. Das fertige Deo in ein Deo-Roller-Gefäß füllen.

Odex riecht leicht nach Seife und ist dickflüssig. Chemisch handelt es sich dabei um das Zinksalz einer Fettsäure, die aus Rizinusöl stammt. Wie die geruchsbeseitigende Wirkung zustande kommt, ist bisher noch unklar, fest steht jedoch, daß es funktioniert. Odex vernichtet Schweißgeruch, ohne die auf der Haut natürlich lebenden Bakterien zu beeinflussen. Es beseitigt aber auch andere Störgerüche, wie z. B. Zwiebel- oder Knoblauchduft, an den Händen. Da Odex auch den Duft von ätherischen Ölen und Parfümölen neutralisiert, kann dieses Deo nicht parfümiert werden.

Balsam für die Füße

Im Prinzip gibt es zwei Körperzonen, an denen Menschen besonders leicht schwitzen und damit in der Regel auch unangenehme Gerüche absondern, und das sind die Achselhöhlen und die Füße. Letztere haben insbesondere bei Frauen einiges auszuhalten: Sie werden in spitze Schuhe, hochhackige Sandalen oder schwere Plateauschuhe gesteckt, und die bei beiden Geschlechtern so beliebten Turnschuhe provozieren durch ihre Gummi- und Plastikteile erst recht heftiges Schwitzen. Es ist also an der Zeit, daß wir unseren Füßen einmal etwas Gutes tun. Unser Fußbalsam sorgt für eine angenehme Durchblutung

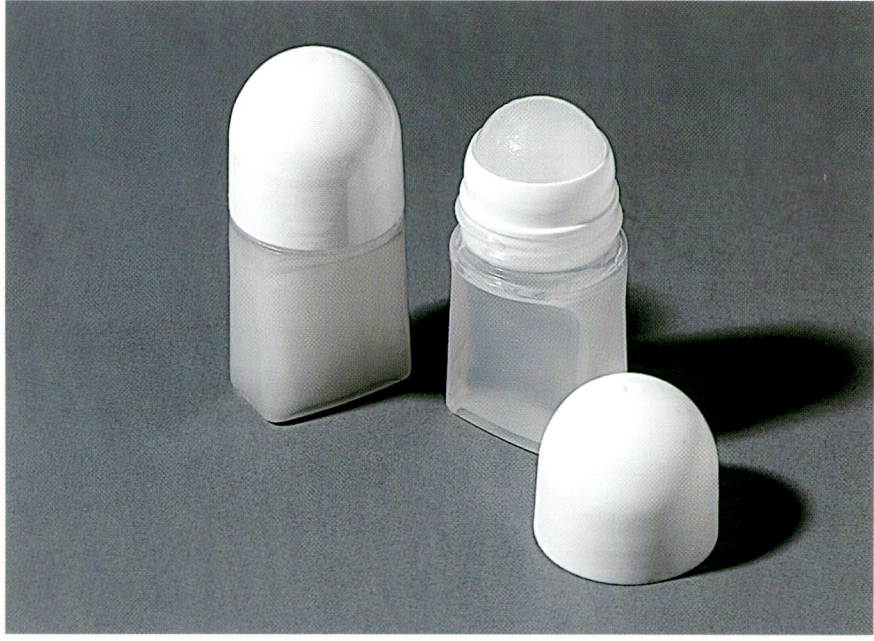

und hat durch den Gehalt an ätherischen Ölen eine leicht antiseptische und deodorierende Wirkung.

Fußbalsam

Fettphase:

2 g	Emulsan
2 g	Sheabutter
2 g	Bienenwachs
14 ml	Macadamianußöl

Emulsan, Sheabutter, Bienenwachs und Macadamianußöl in einem hitzebeständigen Becherglas auf der Herdplatte schmelzen und vermischen.

Fußbalsam:

20 g	Fettphase (siehe *oben*)
10 ml	Wasser
1 Tr.	Salbeiöl
1 Tr.	Rosmarinöl
20 Tr.	Teebaumöl
1 Tr.	Thymianöl
	wenige Kristalle Kampfer
8 Tr.	Paraben K

Die noch heiße Fettphase mit dem auf der (gleichen) Herdplatte auf 80 °C erwärmten Wasser versetzen. Die Mischung kräftig rühren, bis eine milchige Emulsion entsteht. Creme langsam kaltrühren und ätherische Öle und Kampfer zusetzen. Die Kampfernadeln lösen sich in wenigen Minuten in der Creme. Mit Paraben K konservieren. Fußbalsam auf Fußsohle, -rücken und den Zehen einmassieren. Durch das Teebaumöl ist eine leichte Schutzwirkung vor Fußpilz gegeben. Der Balsam

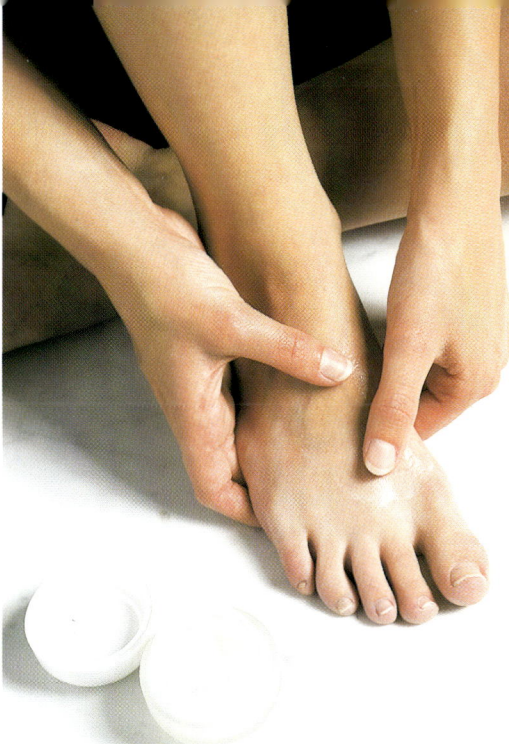

Abb. 32:   *Fußbalsam sorgt für eine angenehme Durchblutung und hat durch den Gehalt an ätherischen Ölen eine leicht antiseptische und deodorierende Wirkung.*

ist deshalb auch ideal nach dem Besuch im Freibad oder der Sauna. Zur direkten Vorbeugung können die Zehen und Zehenzwischenräume auch mit reinem Teebaumöl eingerieben werden.

Soforthilfe bei Scheidenpilzen

Fast noch häufiger als den gefürchteten Fußpilz bringt man sich von öffentlichen Bädern einen Pilz im Intimbereich mit. Männer merken eine solche Infektion kaum und stecken dadurch unabsichtlich sogar noch ihre Partnerin an. Bei Frauen verursacht ein Scheidenpilz dagegen heftigen Juckreiz. Eine wirksame Behandlung liefert auch hier das Teebaumöl. Bei den ersten Symptomen ein bis zwei Tropfen Teebaumöl auf die nasse Hand geben und auf und eventuell auch in der frisch gewaschenen, noch nassen Scheide verteilen und nach ein bis zwei Minuten mit lauwarmem Wasser abspülen. Gut abtrocknen. Morgens und abends anwenden, bis die Symptome abgeklungen sind. Sollten die Beschwerden nicht nachlassen, müssen Sie selbstverständlich einen Arzt aufsuchen.
Statt dem reinen Teebaumöl kann auch unsere Intimwaschlotion verwendet werden:

Intimwaschlotion

10 g	Sanfteen
35 g	Facetensid
40 ml	Wasser
1 Spritzer	Zitronensaftkonzentrat oder Kalweg
ca. 6 g	Rewoderm
2 ml	Teebaumöl
10 Tr.	Eisenkrautöl
evtl. 10 Tr.	Paraben K

Sanfteen und Facetensid mit Wasser vermischen, mit Zitronensaftkonzentrat oder Kalweg ansäuern und mit Rewoderm andicken.

Achtung: Der verdickende Effekt beginnt erst nach ca. einer Minute. Teebaumöl und Eisenkrautöl zusetzen und bei Bedarf konservieren. Scheide und gegebenenfalls auch Penis regelmäßig mit der Intimlotion waschen.
Die Intimwaschlotion wirkt Scheideninfektionen auch entgegen, dann brauchen Sie aber nur einen Milliliter Teebaumöl unterrühren.

Mit Teebaumöl gegen Haut- und Nagelpilze

Pilzerkrankungen, sogenannte Mykosen, sind außerordentlich häufig, zuweilen sehr hartnäckig und neigen zu Rezidiven, d. h es können Rückfälle auftreten. Insbesondere an den Nägeln überdauern sie oft Jahrzehnte. Diese Rezidivneigung beruht nicht selten auf einer Basiserkrankung. Bei Untersuchungen solcher Fälle zeigte sich nämlich, daß sich die Hautdurchblutung bei Betroffenen um 50 % gegenüber hautgesunden Patienten verringert hatte.

Krankheitserregende Pilze sind weit verbreitet, sie lieben ein feuchtwarmes Klima, was, wie bereits erwähnt, die hohe Ansteckungsgefahr in Waschräumen, Badeanstalten, Saunen oder ähnlichen Orten erklärt. Ob jemand an einem Pilz erkrankt oder nicht, hängt von der Abwehrkraft des Körpers ab. Eine Infektion bleibt symptomlos, solange der Pilz nur in der Hornschicht der Haut lebt.
Gelangt er jedoch in tiefere Schichten, treten Entzündungsreaktionen auf, es

kommt zu Juckreiz, zum Kratzen und dadurch wird die Verbreitung der Pilze weiter gefördert.

Bei frischen Pilzerkrankungen zwischen den Zehen kann ohne Probleme mit purem Teebaumöl behandelt werden. Hierbei ist die Chance groß, daß die Erscheinungen nach wenigen Tagen verschwinden. Bei bereits länger bestehenden trockenen Pilzinfektionen sollte man das Teebaumöl mit einem fetten Öl mischen, wobei sich ein Verhältnis von 70 % Teebaumöl und 30 % des fetten Öls, z. B. Mandel-, Jojoba- oder Sonnenblumenöl, bewährt hat. Wer trotzdem reines Teebaumöl verwenden möchte, sollte mit einer Creme nachbehandeln, da die Haut sonst zu trocken wird und spannt. Es empfiehlt sich, die betroffenen Stellen zweimal am Tag zu behandeln.

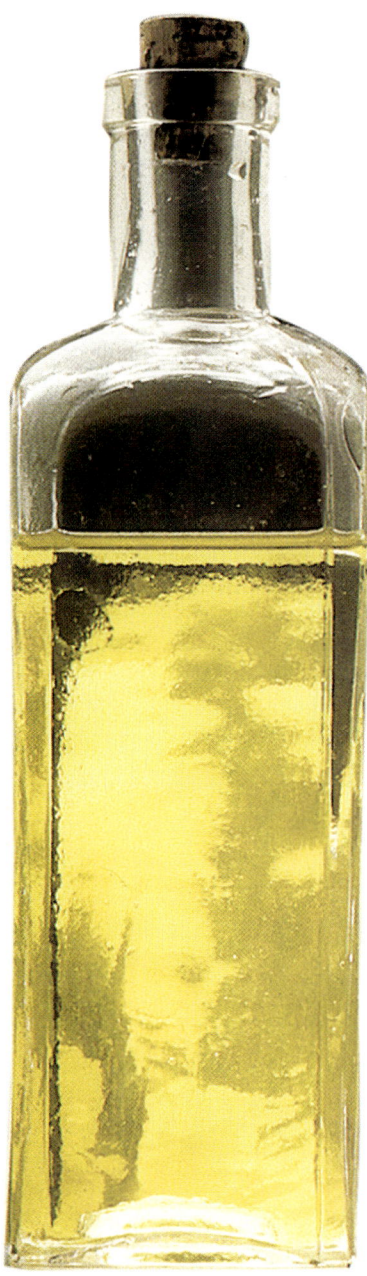

Abb. 33: Teebaumöl wirkt gegen Haut- und Nagelpilze.

Fit durch den Sommer – erfrischende Getränke

Egal ob mit Deodorant oder ohne, im Sommer verlieren wir durch die Hitze mehr Flüssigkeit, denn wir schwitzen bekanntlich nicht nur unter den Armen. Diesen Flüssigkeitsverlust stillen wir, indem wir mehr trinken, doch das ist oft noch immer nicht genug. Mediziner wie Ernährungswissenschaftler empfehlen eine Flüssigkeitsaufnahme von mindestens 1,5, besser noch 2 bis 2,5 Litern, Sportler sollten sogar bis zu fünf Liter pro Tag trinken.

Allerdings kommt es unter gesundheitlichen Aspekten natürlich nicht nur auf die Menge an, sondern auch darauf, was wir trinken. Tagsüber greifen wir meist zu zuckerhaltigen Limonaden oder anderen süßen Erfrischungsgetränken und abends neigen wir zu alkoholischen Erfrischungen, die im Biergarten in geselliger Runde ganz besonders gut schmecken. Ein Getränk ist dagegen bis vor wenigen Jahren bei uns geradezu verpönt gewesen, während es in Frankreich, Italien und den USA schon immer ganz selbstverständlich genossen wurde. Die Rede ist von unserem ganz normalen Leitungswasser, das „Kraneberger", wie es so schön im Volksmund heißt. Der Genuß von Leitungswasser, so hieß es, sei gefährlich, nur abgekochtes Wasser aus dem Hahn sei überhaupt genießbar.

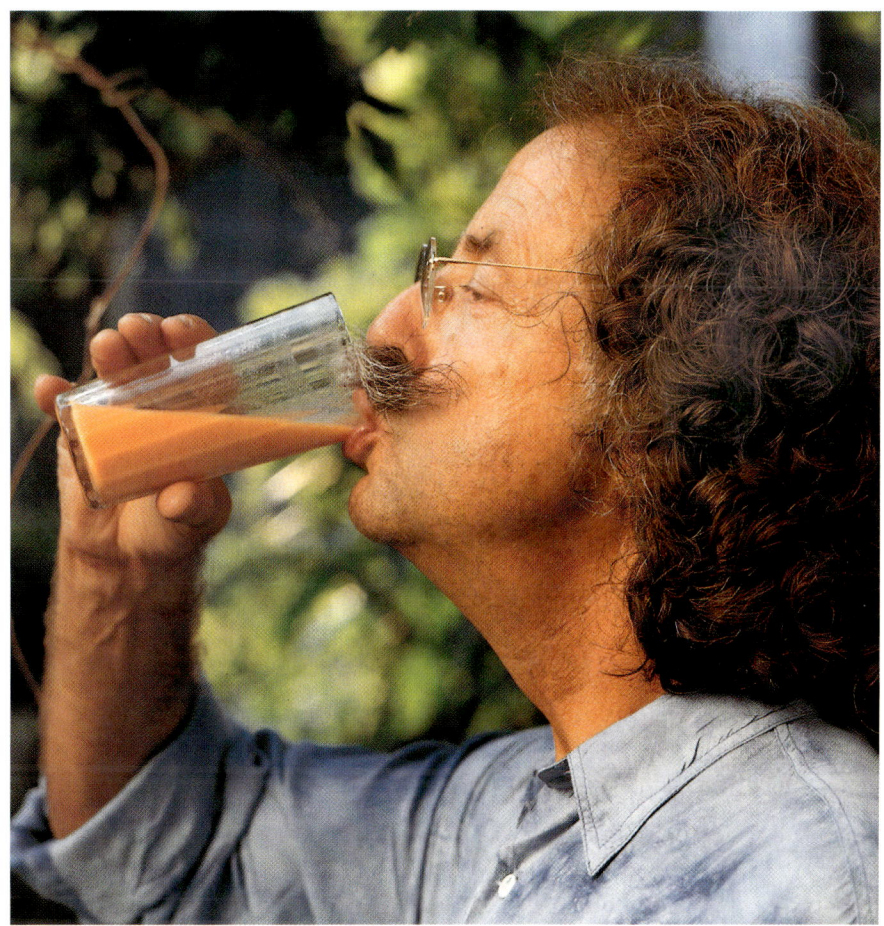

Abb. 34:   Besonders im Sommer ist es wichtig, ausreichend Flüssigkeit zu sich zu nehmen.

Dieses Vorurteil mag noch aus einer Zeit stammen, als die Wasserversorgung keineswegs vorbildlich war und so mancher schädliche Keim oder Rückstand den Genuß vereitelte. Leider gibt es auf unserer Erde genügend Länder, in denen dies immer noch der Fall ist. Während unserer Chinareise 1998 und unserer Polenreise 1999 mußten wir uns daran gewöhnen, Wasser nur aus

Gerät	Sodaquelle	AquaBar	Soda Tronic
Preis (ca.)	89 DM	139 DM	119 DM
Gesamturteil/ Preis-Leistungs-Verhältnis	gut/preiswert	gut/angemessen	gut/angemessen
Begründung/Bemerkungen	Bedienung ohne Drehbewegung möglich, daher auch für ältere Personen angenehm, Sprudelgehalt ausreichend hoch. Es ist zudem das zur Zeit preisgünstigste Gerät. Große 450 Gramm Patrone für DM 11,50 und auch Glasflasche in Vorbereitung.	Hygiene wegen spülmaschinenfester Glasflasche sehr gut, Handhabung okay. Anfängliche Geschmacksbeeinträchtigung (wie bei Kunststoff-Flaschen) ausgeschlossen. Glasflasche hält die Kohlensäure länger als Kunststoff.	Sprudelgehalt hoch, Handhabung gut. Elektronische Zeituhr signalisiert in drei Stufen Sprudelzeit.
Patrone:	kompatibel zu Typ A	kompatibel zu Typ A	kompatibel zu Typ A
Füllmenge (ca. lt. Herst.)	270 g	290 g	270 g
Preis Füllung (lt. Herst.)	8 DM	11 DM	8 DM
Preis Füllung/100 g	2,96 DM	3,79 DM	2,96 DM
Handhabung:			
Einsetzen der Flasche	Flasche einfach darunterstellen und großen Hebel ziehen.	Gewöhnungsbedürftig. Man muß die Flasche unten fassen, dann jedoch leicht und schnell.	Gewöhnungsbedürftig. Man muß die Flasche unten fassen, dann jedoch leicht und schnell.
Betätigungstaste	Etwas schwer, doch große Flasche zum Drücken.	Merkbarer Widerstand, große Fläche zum Drücken.	Geringer bis merkbarer Widerstand, Fläche ausreichend.
Geräusch beim Erreichen des Druckpunktes, andere Effekte	Überblasgeräusch ausreichend leise, Gerät pfeift etwas bei starkem Druck.	Lautes Überblasgeräusch. Neigt beim starken Besprudeln etwas zum Tropfen.	Angenehm leise. Elektronik nicht sinnvoll da Ergebnis stark von der Art des Drücker abhängt. Druck ablassen dauert etwas.
Reinigung	PET-Flasche: mit lauwarmem Wasser.	Glasflasche ist spülmaschinenfest. Kunststoffmantel abschraubbar.	PET-Flasche: mit lauwarmem Wasser.
Sicherheitseinrichtung:	Verschiebbares Schutzschild	Kunststoffmantel um die Flasche	Massive Tür
erreichbarer Sprudelgehalt (subjektive Beurteilung):	hoch	mittel bis hoch	hoch

Tabelle 1: Die Sprudelautomaten im Überblick. Es gibt zwei verschiedene Typen von Patronen: Typ A und B.

Soda Stream	Soda Club Cool	Soda Fountain	Wasser Maxx
149 DM	159 DM	99,50 DM	120 DM
gut/teuer	befriedigend/teuer	ausreichend/–	ausreichend/–
Klassiker unter den Besprudelungsgeräten. Sprudelgehalt hoch, Handhabung okay. Sprudelstab weist allerdings bei früheren Geräten nach längerer Betriebsdauer Korrosion auf. Bald Systemwechsel auf gleiche Patrone wie Soda Club Cool.	Keine Sicherheitsmaßnahmen! Bei Testgerät zu Beginn unangenehmer Plastikgeschmack der Flasche, der trotz intensiven Spülens nur langsam nachließ. Hoher Sprudelgehalt, angenehme Bedienung, allerdings ist die Patrone inkompatibel zu anderen Systemen.	Hygiene wegen nicht einsehbarem Drucktank nicht gut. Es dauert fast eine Minute, bis das Wasser ausgelaufen ist. Beim Testgerät mußte der kleine Befülltrichter beim Eingießen mit der Hand festgehalten werden. Der Sprudelgehalt ist eher gering.	Sprudelgehalt eher mäßig, keine Sicherheitsmaßnahmen. Es liegen Berichte über geplatzte Flaschen vor (Vorsicht, falls klarer Schriftzug *Wasser Maxx* in Flasche eingeprägt, Flasche nicht benutzen, sondern sofort austauschen).
Typ A, bald Typ B	Typ B	kompatibel zu Typ A	kompatibel zu Typ A
270 g	425 g	270 g	270 g
8 DM	15 DM	8 DM	8 DM
2,96 DM	3,53 DM	2,96 DM	2,96 DM
Gewöhnungsbedürftig. Man muß die Flasche unten fassen, dann jedoch leicht und schnell.	Angenehm durch Kippmechanismus, das Reinschrauben dauert allerdings etwas.	Wasser in Tank füllen, dann Flasche darunterstellen. Vorsicht: Danebenstellen ist möglich.	Nur mit zwei Händen, jedoch unproblematisch.
Etwas schwer, für Kinderhände ist die Taste zu klein.	Geringer bis merkbarer Widerstand. Kleine, jedoch ausreichende Taste.	Merkbarer Widerstand, ausreichende Fläche.	Geringer bis merkbarer Widerstand, ausreichend großer Knopf.
Lautes, kreischendes Überblasgeräusch. Ablassen des Drucks dauert einen Moment.	Lautes, brummendes Überblasgeräusch.	Lautes, kreischendes Überblasgeräusch.	Überblasgeräusch ist ausreichend leise. Besprudelung erfolgt durch Flaschenboden. Beim Besprudeln tritt schnell Wasser aus.
PET-Flasche: mit lauwarmem Wasser.	PET-Flasche: mit lauwarmem Wasser.	Tank läßt sich nicht zum Reinigen öffnen. Eingedrungene Fremdkörper können nicht entdeckt werden!	PET-Flasche: mit lauwarmem Wasser.
Massive Tür	keine	Eigener Drucktank, daher besonders sicher.	keine
hoch	hoch	gering	gering bis mittel

käuflichen Flaschen zu trinken, das Wasser aus dem Kran diente lediglich zum Waschen, andernfalls kam es zu Entzündungen im Mund- und Rachenbereich.

Diese gesundheitlichen Bedenken sind für unser Trinkwasser seit Jahren, wenn nicht Jahrzehnten Gott sei Dank ausgeräumt. In den letzten Jahren wird Leitungswasser, nicht zuletzt aufgrund der Initiative der Hobbythek, als Getränk genutzt. Die Deutsche Gesellschaft für Ernährung (DGE) hat im Sommer 1999 noch einmal ganz aktuell darauf hingewiesen, daß Trink- oder Leitungswasser aus der öffentlichen Wasserversorgung ein einwandfreier und empfehlenswerter, kalorienfreier Durstlöscher ist, wenn die Rohre im Wohnhaus den Ansprüchen genügen, es sich also nicht um Bleirohre handelt oder ein erhöhter Nitratgehalt im Wasser festgestellt werden kann. Neben der immer noch verbreiteten Skepsis könnte ein Grund für die Zurückhaltung mancher Menschen darin liegen, daß Leitungswasser nicht sprudelt. Gerade auf diese erfrischende Kohlensäure möchten aber viele Menschen nicht verzichten. Deshalb gibt es seit einigen Jahren – auch durch Druck der Hobbythek – sogenannte Sprudelautomaten zu kaufen. Mittlerweile gibt es eine ganze Reihe von Anbietern, die solche Maschinen vertreiben. Das Prinzip ist immer gleich: Mit Druck wird CO_2-Gas in das Wasser gepreßt. Ein Teil des Gases löst sich als Kohlensäure, ein Teil perlt in der Flüssigkeit. Zwar funktioniert dieses Prinzip einwandfrei, doch

richtig stark sprudelnde Brause war mit den bisherigen Automaten nicht zu erzielen.

Wem das zu wenig war, der konnte sich mit einem Trick behelfen: Verwenden Sie ca. 10 °C kaltes Wasser zum Befüllen, also gekühltes Wasser aus dem Kühlschrank oder mit Eiswürfeln versetztes Wasser, dann löst sich mehr Kohlensäure im Wasser und es sprudelt stärker. Wem dies aber immer noch nicht reicht, der kann jetzt aufatmen, denn gleich zwei Hersteller haben sich mit Erfolg an die Lösung des Problems gemacht und im Spätsommer neue, verbesserte Geräte in den Handel gebracht. Diese sättigen das Wasser so stark mit Kohlensäure, daß es sauer spritzig schmeckt, im Getränk zeigt sich eine kräftige Gasentwicklung. Wir denken, hier ist das Limit wirklich voll ausgereizt. Wer weniger Gas bevorzugt, kann natürlich auch mit diesen Automaten geringere Konzentrationen wählen. Eine Beschreibung der Sprudelautomaten finden Sie in der Tabelle 1 auf *Seite 56 f.* Viel genauer und ausführlicher berichten wir darüber in unserem „Hobbythekbuch vom Trinken".

2:1 fürs Leitungswasser

Dieses besprudelte Wasser kann durchaus mit Mineralwässern konkurrieren und hat diesen gegenüber sogar zwei Vorteile: Erstens sind die Vorschriften, die für Leitungswasser gelten, strenger als die für Mineralwasser, so daß es per Gesetz längst nicht so viele Belastungen aufweisen darf wie Mineralwasser.

Zweitens ist es umweltfreundlicher, da der energieaufwendige Transport über Straße oder Schienen entfällt. Leitungswasser steht uns an jedem Ort frisch zur Verfügung. Über die vielseitigen Verwendungsmöglichkeiten von Wasser berichtet unser vorhergehendes „Hobbythekbuch vom Trinken" ausführlich.

Vom Leitungswasser zur Limo

Nun ist der reine Wassergeschmack nicht jedermanns Sache. Viele Menschen bevorzugen fruchtige Erfrischungen, und so ist das Angebot an Fruchtlimonaden groß. Leider sind diese oft mit Zucker und anderen Zusatzstoffen überfrachtet. Die Deutsche Gesellschaft für Ernährung (DGE) empfiehlt eine maximale Zuckeraufnahme von 10 %, bezogen auf die Gesamtmenge der täglichen Kalorien. In Wirklichkeit nehmen wir aber viel mehr zu uns, denn bereits in einem Liter Limonade oder Coca Cola können bis zu 150 Gramm Zucker versteckt sein, d. h. ein Erwachsener nimmt damit mehr als 20 % seiner täglich benötigten Kalorien auf.

Auch dieses Problem hat uns nicht ruhen lassen, und so sind schon vor vielen Jahren unsere Frusip's entstanden. Diese Fruchtsirupkonzentrate der Hobbythek enthalten keinen zusätzlichen Zucker. Mittlerweile gibt es über 40 verschiedene Sorten, und wir haben unserem Erfolgsschlager sogar ein ganzes Buch gewidmet. Im Hobbythek-buch „Fruchtig frisch mit Frusip's" finden sich jede Menge Frusip's-Rezepte. Dabei geht es keineswegs nur um Getränke, sondern die natürlichen Fruchtsirupkonzentrate eignen sich auch ganz hervorragend für Desserts und sogar als Verfeinerung bei Kochrezepten.

Frusip's – die leckere Vielfalt

Während es von den handelsüblichen Limonaden meist nur die Geschmacks-richtungen Orange, Zitrone, Grapefruit und in jüngster Zeit auch Limette gibt, haben die Frusip's jede Menge heimi-scher und exotischer Früchte im Repertoire. Dazu zählen Almkräuter, Ananas, Apfel, Apfel-Zimt, Apfel-Cranberry, Aprikose, Aronia, Bitter Lemon, Blutorange, Cassis, Cola, Eistee Pfirsich, Erdbeere, Ginger Ale, Glühpunsch, Grapefruit, Grenadine, Guanabana, Guarana, Heiße Zitrone, Himbeere, Kindercola, Kirsche, Mandarine, Maracuja, Minze, Multivitamin, Orange, Orange-Karotte, Pfirsich, Pink Grapefruit, Tonic, Rote Traube, Zitrone-Limette. Außerdem haben wir uns von unseren Reisen nach Fernost inspirieren lassen und Frusip's Japanische Pflaume mit Algen (Ume), Grüntee mit Algen, Grüntee mit Zitrone und Mango-Ingwer mit Algen ins Programm aufgenommen.
Für Milchgetränke, Milchzubereitungen und Desserts etc. eignen sich die Geschmacksrichtungen Cappuccino, Kokos, Marzipan, Nougat, Schoko und Vanille besonders gut.

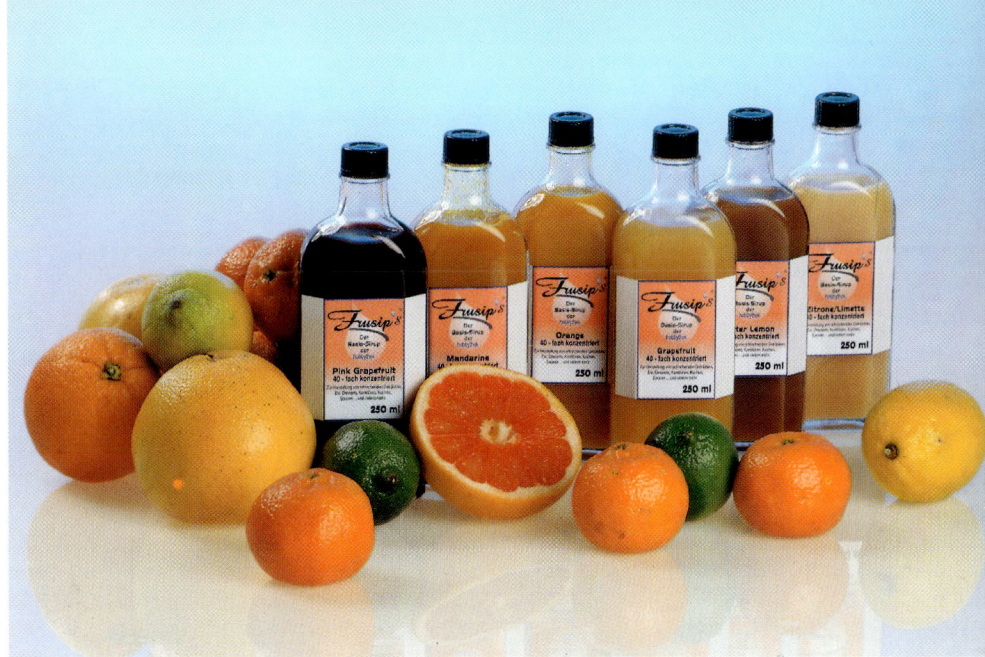

Abb. 35:   Mittlerweile hat die Hobbythek über 40 Frusip's-Sorten kreiert.

Grundrezept für Frusip's-Getränke
(für 1 Glas)

200 ml	Sprudelwasser
2 – 3 TL	Frusip's 1:20
	oder
1 – 1½	Frusip's 1:40
2 Tabl.	Lightsüß
	oder
2 TL	Ballastsüße
	oder
2 TL	Zucker
evtl. Eiswürfel und Zitronenscheibe	

Frusip's und Süße in das Sprudelwasser rühren, fertig. Bei Bedarf können Sie die Brause mit Eiswürfeln kühlen und mit einer Zitronenscheibe dekorieren. Wenn Sie Lightsüß zur Süßung verwendet haben, dann enthält das fertige Getränk außer dem fruchteigenen Fruchtzucker keinen Zucker. Es darf deshalb mit Fug und Recht als kaloriensparend und zahnschonend bezeichnet werden.

Süßen und Süßstoffe

Süßstoff – besser als sein Ruf

Süßstoff hat in unserer Gesellschaft keinen allzu guten Ruf, denn in den Medien liest man immer wieder, daß synthetische Süßstoffe Krebs oder die Alzheimer-Krankheit verursachen. Wenn dies so wäre, würden natürlich auch wir von Süßstoffen abraten, aber die bei uns im Handel erhältlichen Süßen sind alle lebensmittelrechtlich zugelassen, andernfalls dürften sie gar nicht verkauft werden. Das heißt, daß diese Stoffe strengen Untersuchungen unterworfen wurden, außerdem sind sie mittlerweile über so viele Jahre im Handel, daß ein verstärktes Auftreten der genannten Krankheiten sicher längst offenkundig geworden wäre.

Demgegenüber steht, daß diese Stoffe keine oder sehr viel weniger Kalorien haben als Haushaltszucker und so Übergewicht vorbeugen oder bestehenden überzähligen Pfunden entgegenwirken können.

Außerdem sind sie zahnschonend, sprich, sie verursachen keine Karies. Das hat folgenden Grund: In unserem Mund lebt eine ganz natürliche Bakterienfauna, zu der auch Milchsäurebakterien zählen. Diese Keime ernähren sich von Zucker und wandeln diesen dabei in Milchsäure um, die nun direkt am Zahnschmelz abgeschieden wird und diesen anätzt. Es entstehen Löcher, in denen sich weitere Bakterien festsetzen – die Karies ist da. Wenn unsere Mundbakterien hingegen nicht mit Zucker versorgt werden, so können sie auch keine Milchsäure bilden, die Karies bleibt aus.

All diesen Vorteilen zum Trotz: Viele Menschen mögen den Geschmack von Süßstoff nicht. Mittlerweile gibt es allerdings eine große Vielfalt an Süßstoffen und Zuckeraustauschstoffen, die zu einem angenehmen Geschmacksempfinden miteinander kombiniert werden können. Wir verwenden diese als Alternative zu Zucker in unseren Rezepten.

Welche Süße darf's denn sein?

Süßstoff und Zuckeraustauschstoff, für den Verbraucher scheinen sich hinter diesen Begriffen die gleichen Stoffe zu verbergen, aber weit gefehlt. Süßstoff enthält keine oder so gut wie keine Kalorien und süßt um ein X-faches stärker als normaler Zucker. Es sind deshalb nur winzige Mengen notwendig. Süßstoff wird deshalb meist in kleinen Tabletten oder als Flüssigsüße, von der nur wenige Spritzer benötigt werden, angeboten.

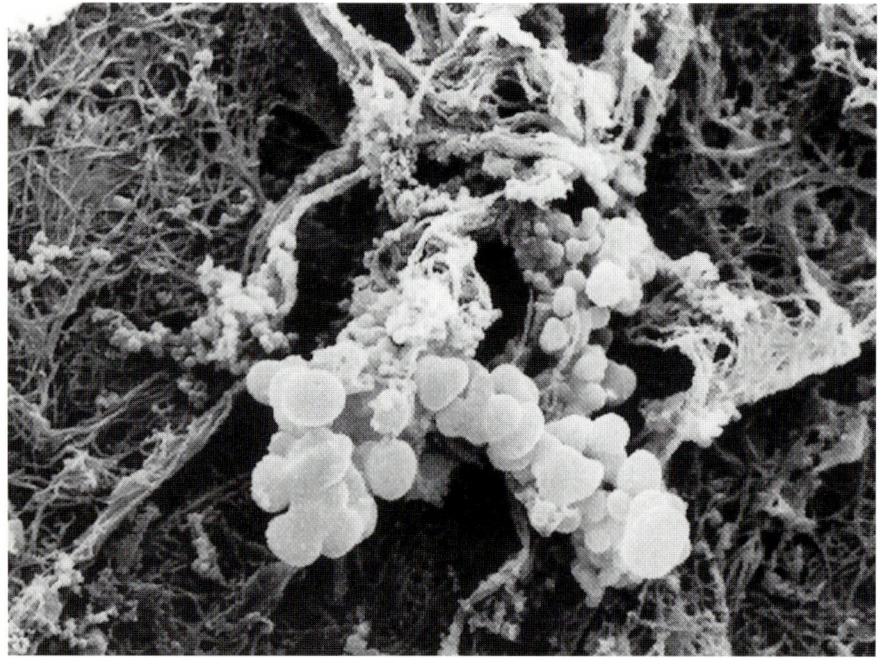

Abb. 36:   In 2000facher Vergrößerung sehen Sie hier Mikroorganismen (Bakterien, Pilze, Hefen usw.), die eine Zahnoberfläche besiedeln. Man nennt diese in ihrer Gesamtheit auch Plaque.

Zuckeraustauschstoffe ersetzen Zucker und werden ähnlich dosiert wie er, da sie auch Volumen liefern. Dies ist z. B. beim Backen oder bei der Herstellung von Konfitüren oder Schokolade wichtig, weil dabei die anderen Rezeptbestandteile ohne Zucker nicht die notwendige Masse liefern.

Süßen sind nicht definiert, meist handelt es sich um Mischungen verschiedener mehr oder weniger süß schmeckender Stoffe. Hier können auch Zucker wie Fruchtzucker zum Einsatz kommen.

Süßungsmittel der Hobbythek

Natürliche Süßen

Apfelsüße HT
Diese hellgelbe sirupartige Flüssigkeit wird aus entsafteten und getrockneten Äpfeln gewonnen. Sie enthält neben Wasser die natürlichen, apfeleigenen Zuckerarten. Dabei handelt es sich um ca. 40 % Fruchtzucker (Fructose), ca. 24 % Traubenzucker (Glucose) und etwa 4 % Sorbit (siehe *Seite 63*). Apfelsüße HT kann zum Süßen von Getränken, zum Kochen und Backen verwendet werden. Sie ist im Gewicht ähnlich wie Zucker zu benutzen, da sie eine ähnliche Süßkraft wie dieser hat.

Ballastsüße HT
Dieses Pulver ist eine ideale Kombination aus Ballaststoff und Süßstoff. Bal-

lastsüße besteht aus dem Süßstoff Acesulfam sowie den prebiotischen Ballaststoffen Gummar HT und Oligofruct HT. Sie ist kalt löslich, kann aber auch in heißen Getränken verwendet werden, da sie sogar kochfest ist.
Ein Teelöffel (ca. vier Gramm) verleiht der Getränkemenge eines Wasserglases (200 Milliliter) eine angenehm leichte Süße. Diese Menge entspricht einer Süßkraft von ca. sechs Gramm Zucker,

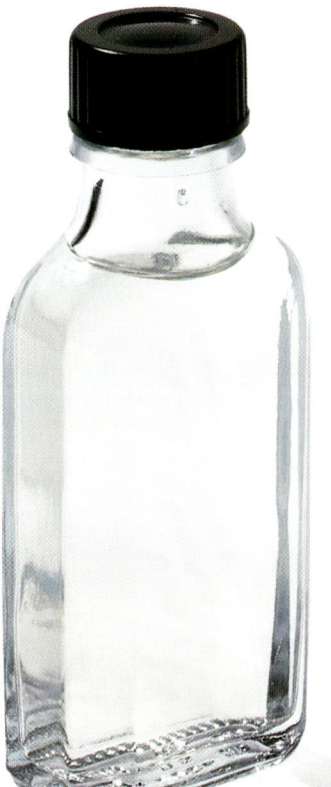

hat aber nur 4 kcal. Fruchtige Getränke schmecken damit besonders vollmundig. Wer süßere Getränke bevorzugt, kann zusätzlich eine Tablette Lightsüß HT (siehe *Seite 62*) hinzugeben.

Fruchtsüße HT
Die helle sirupartige Fruchtsüße HT schmeckt sehr angenehm, neutral süß und enthält natürliche, in Früchten vorkommende Zuckerarten, davon 50 % Fructose (Fruchtzucker), 6,5 % Glucose und 3,5 % Saccharose, der Rest ist hauptsächlich Flüssigkeit. Ein Teelöffel Fruchtsüße HT entspricht rechnerisch der Süßkraft von einem Teelöffel Zucker. Tatsächlich ist die Fruchtsüße durch ihren hohen Fruchtzuckergehalt aber erheblich süßer, so daß Sie weniger davon einsetzen können und dadurch noch Kalorien sparen.

Abb. 37: Mit Konfilight-Pulver kann man ohne Probleme einen Flüssigsüßstoff herstellen.

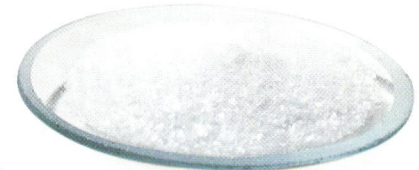

Gesunde Süßstoffe

Lightsüß HT

Lightsüß HT ist eine Süßstoffmischung, die die Hobbythek entwickelt hat. Sie besteht zu ca. 70 % aus Acesulfam und 30 % aus Aspartam. Diese beiden Süßstoffe ergänzen sich geschmacklich sehr gut und sind nach unserem Dafürhalten von Zucker nicht zu unterscheiden. Außerdem verstärken die beiden Stoffe gemeinsam die Süßkraft des einzelnen, so daß eine Tablette der Süßkraft von etwa einem Teelöffel Zucker entspricht. Lightsüß kann für kalte und warme Getränke sowie Speisen benutzt werden, allerdings ist es nicht koch- und backfest, da Aspartam als Eiweißstoff hitzeempfindlich ist und damit der gesamte Süßstoff bei diesen Temperaturen einen Teil seiner Süßkraft einbüßt. Das Trägermaterial für die beiden Süßstoffe ist Maltodextrin, deshalb gelten sie als Tafelsüße und haben keine offizielle Diabetikereignung.

Acesulfam ist etwa 130- bis 200mal süßer als Zucker. Da dieser Süßstoff in größeren Mengen genossen einen bitteren Nachgeschmack erzeugt, empfiehlt es sich, ihn – wie im Lightsüß mit Aspartam geschehen – mit einem anderen Süßstoff zu kombinieren. Aspartam ist eine Kombination aus den Aminosäuren Asparaginsäure und Phenylalanin, die in fast allen eiweißhaltigen Lebensmitteln zu finden sind.

Konfilight HT

Konfilight HT besteht aus den Süßstoffen Cyclamat und Acesulfam. Die Mischung eignet sich besonders gut zum Kochen und Backen, da Hitze diese beiden Süßstoffe nicht beeinflußt.
100 Gramm Zucker können durch nur ein Gramm Konfilight-Pulver ersetzt werden. Aus dem Pulver läßt sich sehr einfach ein Flüssigsüßstoff herstellen, der allerdings eine schlechtere Haltbarkeit hat:

Konfilight Flüssigsüßstoff

> 10 g Konfilight-Pulver
> 100 ml Wasser

Pulver am besten direkt in die Gebrauchsflasche geben und mit dem kochenden Wasser aufgießen. Die Lösung kann als Flüssigsüßstoff tropfenweise dosiert werden. Ein Milliliter (20 Tropfen) Konfilight flüssig entspricht zehn Gramm Zucker, ein Meßlöffel genau 25 Gramm.

Zuckeraustauschstoffe

Die Zuckeraustauschstoffe Sorbit, Xylit und Isomalt sind chemisch gesehen keine Zucker, sondern höherwertige Alkohole. Sie werden genauso dosiert wie Haushaltszucker, haben jedoch mit 240 kcal pro 100 Gramm weitaus weniger Energie. Zum Vergleich: 100 Gramm Zucker liefern 400 kcal. Im Gegensatz zu Zucker haben diese drei Substanzen noch einen weiteren Vorteil. Sie verursachen keine Karies, da sie von den Bakterien der Mundhöhle nur sehr langsam zu Säuren abgebaut werden.

Allerdings wollen wir ihren Hauptnachteil auch nicht verschweigen, denn alle drei haben – in etwas größeren Mengen genossen – eine abführende (laxierende) Wirkung. Ein Erwachsener sollte aus diesem Grund nicht mehr als etwa 28 Gramm pro Tag essen – verteilt auf mehrere Portionen. Wieviel jeder einzelne verträgt, bevor es zu Blähungen kommt, ist unterschiedlich, da der Grund dafür im individuell verzögerten Abbau dieser Stoffe im Magen-Darm-Trakt liegt. Der langsame Abbau der Zuckeraustauschstoffe bedingt übrigens auch die gute Eignung dieser Stoffe für Diabetiker.
Anders als Zucker karamellisieren die Substanzen nicht, sondern schmelzen zu einer klaren Flüssigkeit. Für die Zubereitung von Krokant sind sie aber bis auf Xylit (siehe *Seite 63*) dennoch geeignet.

Sorbit

Sorbit ist der heute am häufigsten verwendete und preiswerteste Zuckeraustauschstoff. Industriell wird er aus Maisstärke gewonnen. In der Natur kommt er zwar in vielen Früchten vor, dort allerdings nur in relativ kleinen Mengen. So enthalten Aprikosen, Äpfel und Pfirsiche ca. 1 % Sorbit. Der Zuckeraustauschstoff hat eine relativ stark wasseranziehende Wirkung und muß deshalb in luftdichten Verpackungen aufbewahrt werden. Er kann aus diesem Grund aber auch als sogenanntes Feuchthaltemittel in vielen Lebensmitteln dienen und verhindert dann z. B. bei Backwaren ein zu schnelles Austrocknen. Sorbit ist gut wasserlöslich und eignet sich für die Herstellung von Sirup (70 Teile Sorbit mit 30 Teilen kochendem Wasser mischen). Sorbit süßt halb so stark wie Haushaltszucker, ist leicht wasserlöslich sowie koch- und backfest.

Xylit

Xylit wird aus Xylose (Holzzucker) gewonnen. Er findet sich in vielen Pflanzen, so z. B. in Birkenholz und vielen Obst-, Gemüse- und Fruchtsorten. Sogar im menschlichen Körper kommt er als Stoffwechselzwischenprodukt der Leber vor.

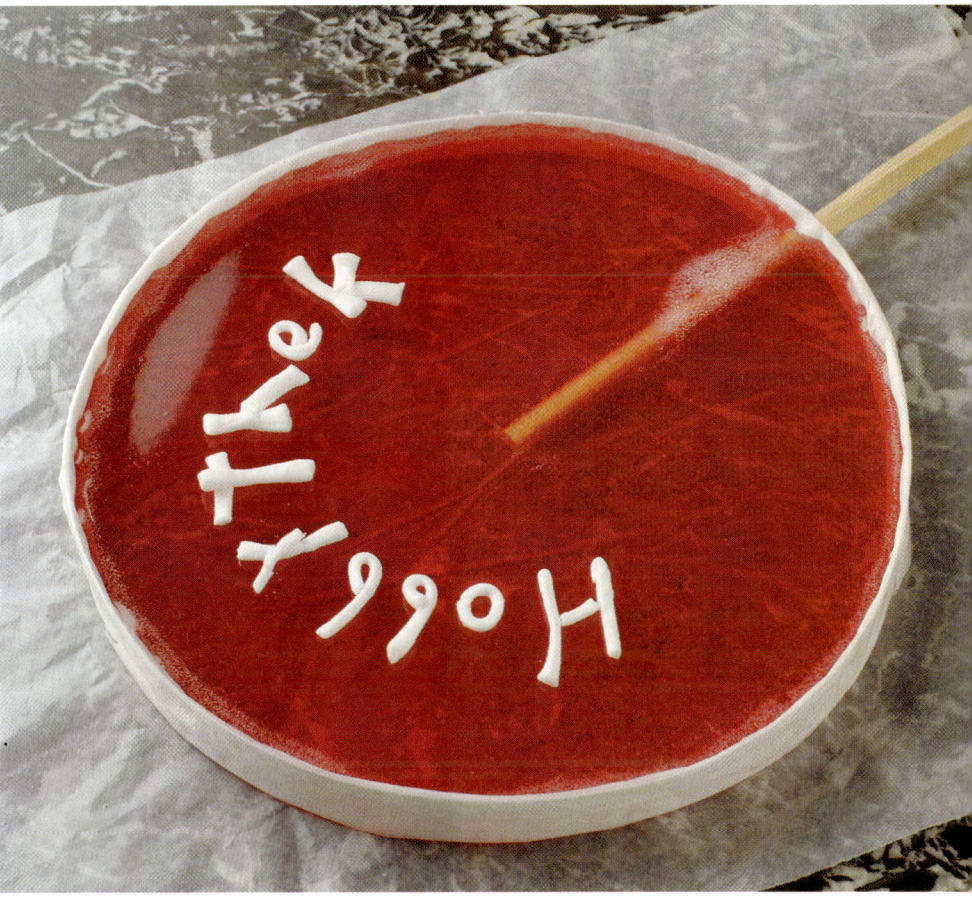

Abb. 38:   Isomalt kristallisiert schnell und wird dann fest.

Xylit hat die gleiche Süßkraft wie normaler Zucker und schmeckt auch fast genauso, allerdings ist er sehr teuer. Da er in der Mundhöhle sogar die Bildung von schädlichen Säuren verhindert, wird er gerne wegen seiner deshalb positiven Wirkung auf die Zähne in zuckerfreien Kaugummis eingesetzt.

Xylit hinterläßt auf der Zunge, da er einen hohen Lösungswärmebedarf hat, einen kühlenden Effekt. Er ist der typische Inhaltsstoff im Eiskonfekt. Reiner Xylit, der einmal geschmolzen ist, wird von allein nicht wieder fest, deshalb eignet er sich nicht für die Herstellung von Krokant.

Isomalt

Isomalt kommt in der Natur nicht vor, ist aber dennoch gesundheitlich unbedenklich, weil er aus den gleichen natürlichen Grundbausteinen besteht, die auch in anderen Zuckerarten vorkommen. Dabei handelt es sich um eine Verbindung aus Sorbit, Mannit (aus Mannose) und Glucose. Unter Einwirkung von Bakterien wird er in einer Art Gärprozeß aus Saccharose (Haushaltszucker) hergestellt. Dabei bildet sich eine spezielle Zuckerart, die Isomaltulose, aus der dann der Isomaltzucker gewonnen wird. Isomalt wirkt im Gegensatz zu Sorbit nicht wasseranziehend. Bonbons oder Krokant daraus werden deshalb auch nach längerer Lagerzeit nicht klebrig. Isomalt ist viel einfacher zu schmelzen als Zucker, der bei diesem Vorgang leicht anbrennen kann. Er kristallisiert bei fallenden Temperaturen schnell wieder aus und eignet sich deshalb gut für Bonbons, Lutscher oder Hartkrokant. Da er außerdem bei Raumtemperatur nur zu ca. 25 % in Wasser löslich ist, sollten Sie keine Konfitüre damit kochen, die 50 % Isomalt und 50 % Früchte enthält. Nach kurzer Zeit würden sich in der Konfitüre unangenehme Isomaltkristalle bilden. Isomalt ist ebenfalls zahnschonend, 20 Gramm dieses Zuckeraustauschstoffes haben eine Broteinheit.

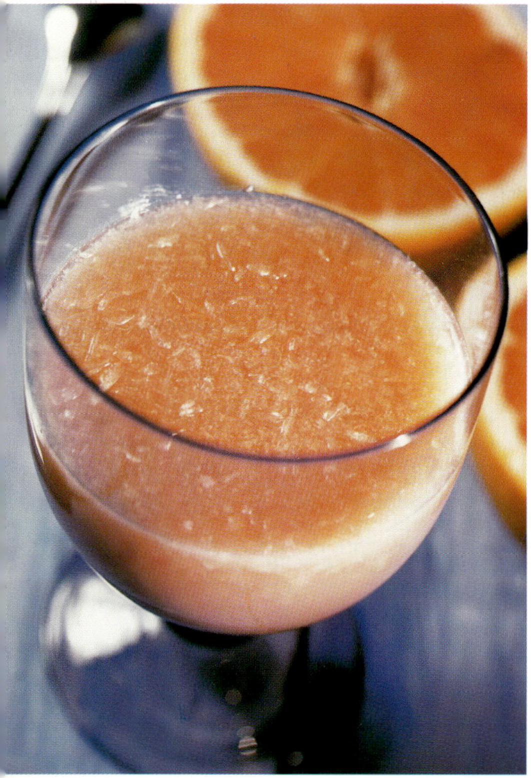

Süße Erfrischungen ohne Reue

Nach diesen grundsätzlichen Informationen geht es nun an die Praxis. In den Rezepten zu unseren Erfrischungsgetränken schlagen wir gleich mehrere Süßmittel vor. Unsere gesunden Getränke enthalten außerdem Sauermilchprodukte und/oder zusätzliche Ballaststoffe. Wegen ihres guten Geschmacks sind sie eine ideale Alternative für die bei Kindern sonst so beliebte Limonade.
Die Mengen sind – soweit nicht anders angegeben – für ein Glas bestimmt.

Muntermacher HT

150 ml	Molke
50 ml	Grapefruitsaft, frisch gepreßt
2 TL	Frusip's Pink Grapefruit
1 EL	Schmelzflocken
1 EL	Ballastsüße

Alle Zutaten miteinander verrühren und eventuell Eiswürfel zusetzen. Gut gekühlt trinken.

Abb. 39:   Muntermacher HT

Herkules-Drink

1	frisches Eigelb
1 EL	Frusip's Orange
1 TL	Frusip's Zitrone-Limette
125 ml	kalte Buttermilch
1 EL	Ballastsüße

Das Eigelb und die Frusip's im Mixer verquirlen. Buttermilch und Ballastsüße hinzugeben und noch einmal durchmixen. Da das Eigelb roh getrunken wird, muß es in jedem Fall frisch sein, andernfalls kann die Gefahr einer Salmonelleninfektion nicht ausgeschlossen werden. Für einen erwachsenen Herkules darf der Drink bei Bedarf noch mit einem Schnapsgläschen Wodka verfeinert werden.

Sauna-Drink

250 g	Wassermelone
1 TL	Frusip's Kokos
1 EL	Apfelpektin plus Lecithin
	Eiswürfel
125 ml	Molke

Entkernte Melonenstückchen, Frusip's, Apfelpektin und Eiswürfel im Mixer pürieren und mit Molke auffüllen, erneut durchmischen, fertig. Da in diesem Getränk besonders viel Natrium und Kalium enthalten ist, eignet es sich sehr gut zum Durstlöschen nach dem Saunagang.

Morgenwecker

1 EL	Frusip's Multivitamin
1 Meßl.	Multimineralpulver Super
1 Meßl.	Guarana-Pulver
1 EL	Fruchtsüße HT
150 ml	Molke

Alle Zutaten im Mixer pürieren. Der Power-Drink eignet sich gut für Situationen, in denen nicht der Körper, sondern das Gehirn müde ist. Guarana ist ein altes indianisches Genußmittel aus dem Amazonasgebiet. Die Samen der Pflanze, aus denen das Pulver gewonnen wird, enthalten Coffein. Da dieses an Ballaststoffe gebunden ist, wird es sehr schonend an den Organismus abgegeben.

Schlank-fit

100 ml	Buttermilch
1 EL	Frusip's Multivitamin
1 EL	Apfelpekt plus
1 EL	Ballastsüße
50 ml	Leitungswasser
	evtl. Eiswürfel

Alle Zutaten im Mixer pürieren, fertig. Unser „Schlank-fit" eignet sich gut zur Unterstützung einer Abspeckdiät, da er kalorienarm und ballaststoffreich ist.

Lassi à la Hobbythek

100 g	LaBiDa-Joghurt
	(siehe *Seite 96*)
2 EL	Sprudelwasser
1 TL	Frusip's Mango
1 TL	Frusip's Guanabana
1 Spritzer	Zitrone
1 EL	Ballastsüße

Zutaten zusammengeben, gut umrühren und eventuell mit einem Zweiglein frischer Pfefferminze garnieren, fertig.

Grüner Joghurt
(für 2 – 3 Personen)

350 g	Joghurt
2 TL	getrocknete oder frische Minze, gehackt
1 TL	Frusip's Limette
1 TL	Pistazien, gehackt Salz, Pfeffer
1	Gurke, geschält und gewürfelt
evtl. 2	Knoblauchzehen

Alles miteinander vermengen und mit dem Pürierstab zerkleinern, bis die gewünschte Konsistenz erreicht ist. Besonders gut schmeckt der Drink, wenn Sie ihn mit selbstgemachtem, probiotischen Joghurt zubereiten (siehe *Seite 96*).

Schlafmützenshake

½	Banane
150 ml	Milch
⅛	Apfel
2-3	Walnußhälften
½ TL	Apfelpekt
1 Spritzer	Zitronensaft oder einige Tropfen Frusip's Zitrone-Limette

Die zerdrückte Banane mit etwas Milch mischen, den geriebenen Apfel und die

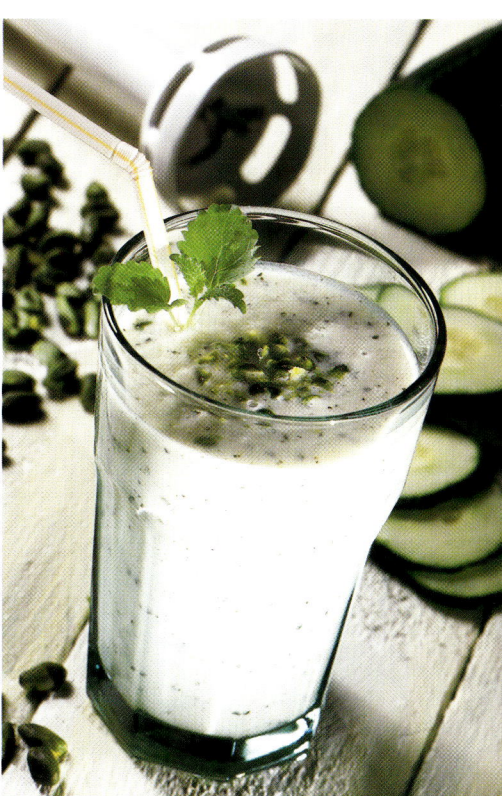

Abb. 40: Grüner Joghurt

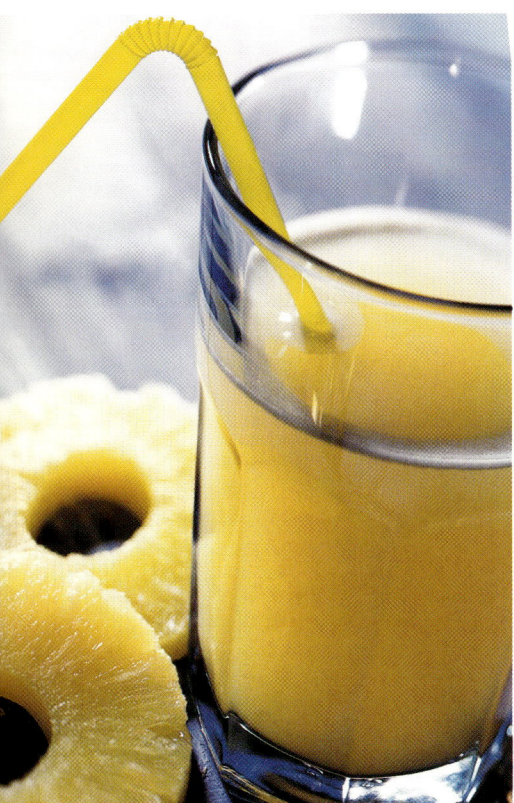

Abb. 41:   Südseetraum

gemahlenen Walnüsse zufügen, Apfelpekt und den Zitronensaft zusetzen und mit der restlichen Milch auffüllen. Mit dem Pürierstab gut verquirlen. Der Schlafmützenshake ist speziell für Menschen mit Einschlafstörungen. Die natürlichen Inhaltsstoffe Serotonin und Tryptophan der Banane, Walnuß und des Apfels ergänzen sich auf ideale Weise und versetzen den Körper in eine angenehm müde Stimmung.

Muntermacher mit Alkohol

Happy Banana

125 ml	Dickmilch
50 ml	Wasser
1	Banane
1 EL	Hafercrispies Kakao
1 TL	Frusip's Marzipan
20 ml	(1 Schnapsglas) Bananenlikör
	Eiswürfel

Alle Zutaten bis auf den Likör zusammengeben und im Mixer pürieren. Bananenlikör vorsichtig unter Streifenbildung einrühren. Mit Eiswürfeln servieren.

Joghurt mit Pfiff

100 ml	Sprudelwasser
100 g	Joghurt
1 EL	Frusip's Mandarine
1 EL	Fruchtsüße HT
20 ml	(1 Schnapsglas)
	Grand Marnier

Alle Zutaten mit dem Mixer oder Pürierstab gut schaumig schlagen.

Roter Kefir
(für 2 Personen)

150 ml	fettarmer Kefir
150 ml	Erdbeersekt
1 geh. EL	Aroniapekt HT
1 TL	Frusip's Himbeere

Alle Zutaten im Mixer pürieren. Kefir harmoniert besonders gut mit Alkohol, da im „echten" Kefir ebenfalls Alkohol in geringen Mengen enthalten ist. Das Rezept schmeckt natürlich mit selbstgemachtem Kefir, am besten mit unserer KeFiDa-Kultur (siehe *Seite 96*), besonders gut.

Joghurt Exotica

150 g	Joghurt
50 ml	Guavensaft
20 ml	(1 Schnapsglas) weißer Rum
1 TL	Frusip's Pink Grapefruit
1 EL	Ballastsüße HT
50 ml	Sprudelwasser

Alle Zutaten mit dem Mixer bzw. dem Pürierstab schaumig rühren.

Südseetraum

150 ml	Molke
50 ml	Ananassaft
1 TL	Frusip's Ananas
1 TL	Frusip's Kokos
20 ml	(1 Schnapsglas) Kokoslikör

Alle Zutaten mit dem Mixer bzw. dem Pürierstab schaumig rühren.

Kleiner Kefir

100 g	Kefir
1	eingelegte Feige
½	Glas Sekt

Die gut gekühlten Zutaten zusammengeben und umrühren. Ein erfrischendes und anregendes Getränk.

Herzhafte Drinks

Gerade bei den nichtalkoholischen Getränken bevorzugen die meisten Menschen eher den süßen Geschmack. Dennoch oder gerade deswegen wollen wir Sie zu herzhaften Drinks verführen. Diese sind insbesondere wegen ihres hohen Anteils an sekundären Pflanzenstoffen (siehe *Seite 8*) besonders gesund. Allein der Kohl, den wir hier in Form von Sauerkrautsaft verwendet haben, enthält 49 verschiedene sekundäre Pflanzenstoffe. Darüber hinaus sind wir stolz, daß unser selbstgemachtes Sauerkraut und somit auch der dazugehörige Saft (siehe *Seite 101*) probiotische Eigenschaften haben. Gemüsesäfte sind aber auch eine hervorragende Hilfe auf dem Weg zur Bikini- bzw. Badehosenfigur. Sie hinterlassen nämlich ein leichtes Sättigungsgefühl und ergänzen damit hervorragend eine Reduktionsdiät. Insbesondere abends könnte ihr Genuß von Nutzen sein, denn einige unserer Rezepte sind so zusammengestellt, daß ein besonderer Gemüseinhaltsstoff als milde Einschlafhilfe wirken kann. Statt abendlicher Naschereien also lieber ein herzhafter Saft, und dann ab ins Bett.

„Gute-Nacht-Drinks"

Waschen und putzen Sie das Gemüse auf jeden Fall gründlich. Sie sollten dazu unser Obst- und Gemüsewaschmittel GeO-Wash HT (siehe *Seite 102*) verwenden. Die Schlangengurken sollten wegen des bitteren Geschmacks der

Wunderdroge Melatonin

Vor wenigen Jahren machte eine „Wunderdroge" namens Melatonin bei uns Schlagzeilen. Angeblich sollte dieses Hormon in Tablettenform eingenommen beim Menschen für ewige Jugend sorgen, der Jungbrunnen war also entdeckt. Nach wenigen Wochen legte sich der Trubel allerdings, denn auch Melatonin kann natürlich genau wie andere Substanzen diesen Traum der Menschheit nicht erfüllen.

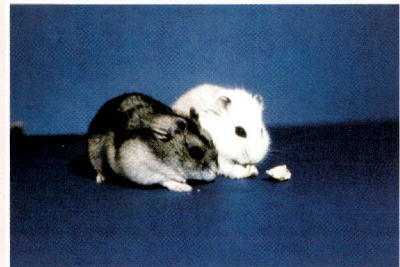

Abb. 42:   Beim Dsungarischen Feldhamster wird die Änderung der Fellfarbe – braunes Sommerfell, weißes Winterfell – durch die Melatoninmenge veranlaßt.

Melatonin wird in unserem Gehirn in der sogenannten Zirbeldrüse produziert. Interessant ist, daß die Melatoninausschüttung nur nachts, genauer gesagt bei Dunkelheit, stattfindet. Licht, das über unsere Augen auf die Zirbeldrüse fällt, hemmt dagegen die Melatoninproduktion. Forscher, die sich mit der inneren Uhr des Menschen beschäftigt haben, wissen heute, daß Melatonin diese Uhr einstellt. Tatsächlich hat Melatonin eine günstige Wirkung auf den sogenannten Jetlag. Menschen, die mit dem Flugzeug gegen die Zeit fliegen, geraten aus ihrem Biorhythmus und können durch die Einnahme von Melatonin die innere Uhr leichter auf die neue Zeit einstellen. Die oft quälenden Symptome des Jetlags, also starke Müdigkeit oder Schlaflosigkeit, entfallen.

Melatonin kann aber auch einen Kalender für Menschen und Tiere darstellen. Tiere richten ihre Brunft oder sogar ihren Winterschlaf nach dem Melatoninkalender aus, und beim Menschen scheinen Prozesse wie Pubertät oder Wechseljahre ebenfalls der Melatoninregelung zu unterliegen. Beim Dsungarischen Feldhamster wird die Änderung der Fellfarbe – braunes Sommerfell, weißes Winterfell – durch die Melatoninmenge veranlaßt.

Bei diesen Eigenschaften ist es erstaunlich, daß Melatonin auch in bestimmten Pflanzen enthalten ist. Bremer Forscher wiesen Melatonin u. a. in Sellerie, Möhren, Knoblauch, Tomaten, Nüssen und verschiedenen Heilpflanzen wie Baldrian (!) nach. Nach Meinung der Forscher erhöht Melatonin die Widerstandsfähigkeit der Pflanzen und ist sozusagen bei der Zucht von Kulturpflanzen, bei der es auf Widerstandsfähigkeit ankommt, gefördert worden. Wir haben in unseren „Gute-Nacht-Drinks" Gemüsesorten kombiniert, die besonders viel Melatonin enthalten. Diese sollten Sie vor dem zu Bett gehen trinken.

Schale vorher geschält werden. Bei allen anderen Gemüsesorten empfiehlt es sich, die Schale nur dann zu entfernen, wenn diese extrem hart oder ledrig ist (sortenabhängig). Das Gemüse in kleine Stücke schneiden und dann entsaften. In unseren Rezepten geben wir direkt die Saftmenge an.

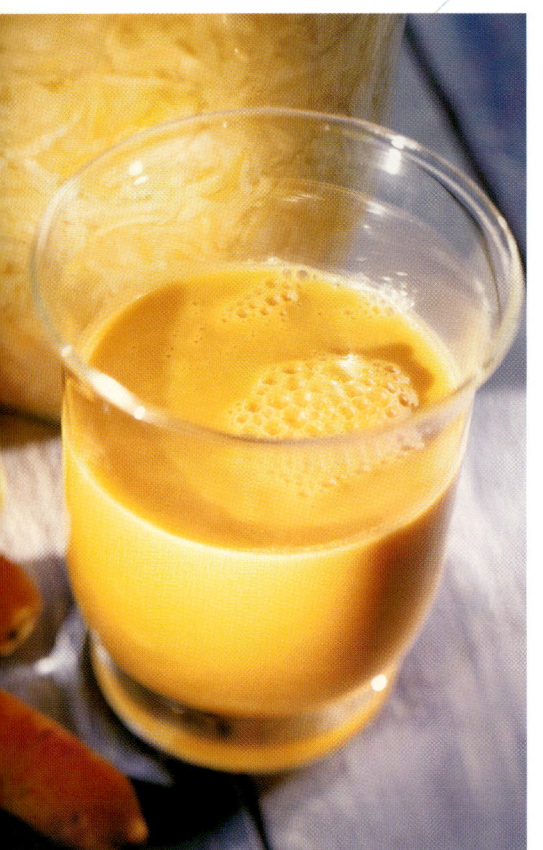

Abb. 43: Rumpelstilzchen

Tomaten-Schorle

100 ml	Tomatensaft
50 ml	Apfelsaft
50 ml	Sauerkrautsaft (siehe *Seite 101*)
50 ml	Sprudelwasser
1 TL	Apfel-Weizenballast HT
	Salz, schwarzer Pfeffer
	(am besten frisch gemahlen)
½ TL	Glänzender-
	Lackporling-Extrakt

Säfte mit dem Sprudelwasser versetzen. Ballaststoff, Gewürze und den herben Lackporling-Extrakt zugeben. Dieser Extrakt besteht aus den feingemahlenen harten Fruchtkörpern des Glänzenden Lackporlings, der in Ostasien die Nummer 1 unter den Heilpilzen ist. In der chinesischen Medizin wird er seit 4000 Jahren für medizinische Zwecke eingesetzt. So wird seinem regelmäßigen Verzehr eine Erhöhung der Lebenserwartung zugeschrieben. Darüber hinaus soll er gegen Schlaflosigkeit, Asthma, Autoaggressionskrankheiten wie Rheuma, zu hohem Blutdruck, Herz-Kreislauf-Krankheiten, Bronchitis, Haarschwund und in der Krebsnachsorge helfen. In der gemahlenen Form (Extrakt) kann man den etwas bitter schmeckenden Glänzenden Lackporling mit all seinen wunderbaren Inhaltsstoffen einer Suppe beigeben, in den Tee tun oder eben ein Getränk damit würzen. Eine Dosis von bis zu drei Gramm am Tag hat sich bewährt.

Scharfer Gemüsesaft

150 ml	Tomatensaft
50 ml	Knollenselleriesaft
	Salz, Pfeffer, Chiligewürz,
	Tabasco nach Geschmack
evtl. 20 ml	Wodka

Gemüsesäfte mischen, Gewürze zugeben und gut umrühren. Mit einem Schnapsglas Wodka wird der scharfe Gemüsesaft zu einer „Bloody Mary".

Rumpelstilzchen

100 ml	Möhrensaft
50 ml	Sauerkrautsaft (siehe *Seite 101*)
1 Schuß	Sahne
2 Tabl.	Lightsüß

Säfte mischen, Sahne und Lightsüß zugeben, gut umrühren!

Rheinischer Kaspar

100 ml	Möhrensaft
100 ml	Apfelsaft
1 TL	Apfelpekt

Säfte mischen, Apfelpekt unterrühren, fertig.

„Frau Holle"

80 ml	Möhrensaft
80 ml	Schlangengurkensaft
40 ml	Knollenselleriesaft
1 TL	Inulin 90 HT
1 Schuß	Sahne

Schlangengurken vor dem Entsaften immer schälen! Säfte mischen, Inulin und Sahne unterrühren.

Saurer Nachttopf

100 ml	Apfelsaft
50 ml	Knollenselleriesaft
1 Spritzer	Zitronensaft

Alles gut mischen.

Obst- und Gemüsesäfte

Frère Jacques

80 ml	Apfelsaft
80 ml	Schlangengurkensaft
40 ml	Cidre

Gemüsesäfte mischen, Cidre zugeben und nochmals umrühren. Statt Cidre können Sie auch selbstgemachten Apfelwein verwenden. In unserem Hobbythekbuch „Essig und Öl" finden Sie ein leckeres Rezept. Schlangengurke vor dem Entsaften schälen, da die Schale bitter schmeckt.

Roter Bär

100 ml	Sauerkrautsaft (siehe *Seite 101*)
100 ml	Rote-Bete-Saft
1 EL	Apfel-Weizenballast HT
1-2 TL	Honig

Zutaten zusammengeben und umrühren.

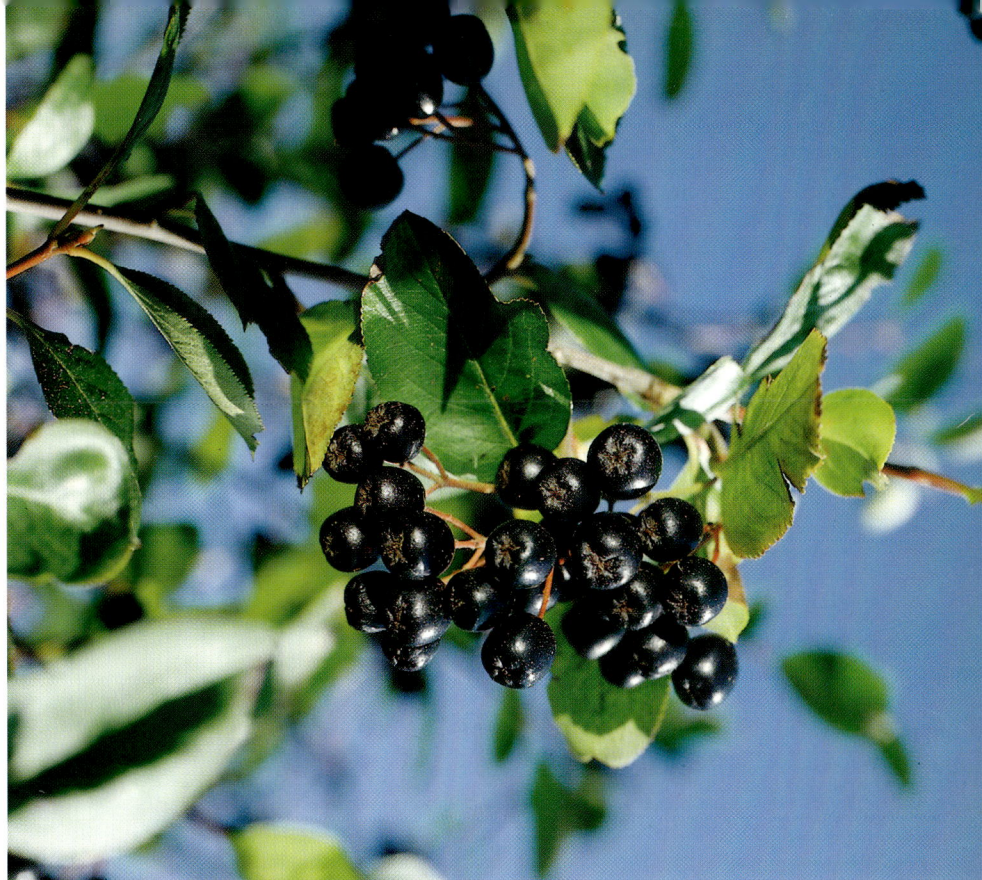

Abb. 44: Die Aronia wird auch beim kommerziellen Anbau kaum mit Pflanzenschutzmitteln behandelt.

Aronia – Rosinen aus Masuren

In unseren Rezepten verwenden wir des öfteren die Früchte des Aroniabusches. Obwohl die Pflanze auch in unseren Breiten prächtig gedeiht, ist sie hierzulande nahezu unbekannt. Doch schon einige hundert Kilometer weiter östlich beginnt das Land der Aronia.

In Polen ist sie auch als Apfelbeere oder schwarze Eberesche bekannt und ihre Beeren sind sehr beliebt – und das nicht ohne Grund.

Aroniabeeren schmecken fruchtig herb und enthalten besonders viele der bereits erwähnten sekundären Pflanzenstoffe (siehe *Seite 8*) wie Flavonoide, Anthocyane und die auch im grünen Tee enthaltenen Katechine, die gemeinsam auch als Vitamin P bezeichnet werden. Sie haben eine antioxidative Wirkung und tragen zum schnelleren Abbau von Umweltgiften im Körper bei. Außerdem soll die Aronia aufgrund ihrer sekundären Pflanzeninhaltsstoffe ähnlich wie Rotwein vorbeugend gegen Herz-Kreislauf-Erkrankungen wirken. In der Volksheilkunde wird sie aber auch zur Behandlung von Magenschleimhautentzündungen bei zu geringer Magensaftproduktion und gegen das Schwangerschaftserbrechen verwendet. 100 Gramm Aroniabeeren enthalten bis zu 30 Milligramm Vitamin C und viele weitere Vitamine. Wegen ihrer schönen dunkelroten Farbe werden die Beeren in verarbeiteter Form auch als Farbgeber anderen Lebensmitteln beigegeben. Das „Aroniarot" ist hitzestabil und wird bei längerer Lagerung nicht braun. Die Aroniapflanzen wachsen buschartig und werden maximal 2,5 Meter hoch. Sie sind sehr anpassungsfähig und kältetolerant. Da bisher weder Schädlinge noch Pilzkrankheiten an den Pflanzen festgestellt wurden, müssen sie auch beim kommerziellen Anbau kaum mit Pflanzenschutzmitteln behandelt werden.

Wir meinen, daß die vielen guten Eigenschaften der Aronia viel zu lange unbekannt waren, und setzen die Früchte und deren Verarbeitungen deshalb – und natürlich wegen ihres guten Geschmacks – in vielen Rezepten ein.

Aroniabeeren HT
Die getrockneten Aroniabeeren stammen aus Polen und werden direkt nach der Ernte bei 50 °C getrocknet. Die Beeren können als Snack so gegessen werden und lassen sich in Rezepten ähnlich wie Rosinen verwenden, allerdings sind sie sehr viel trockener. Sie eignen sich fürs Müsli, als gesundes Naschwerk, für originelle Saucen oder als Teezusatz.

Aronia-Limo

150 ml	Sprudelwasser
1 TL	Ballastsüße HT
2 – 3 TL	Frusip's Aronia
	evtl. Eiswürfel

In dem Sprudelwasser Ballastsüße auflösen und Frusip's Aronia hinzugeben. Bei Bedarf mit Eiswürfeln kühlen.

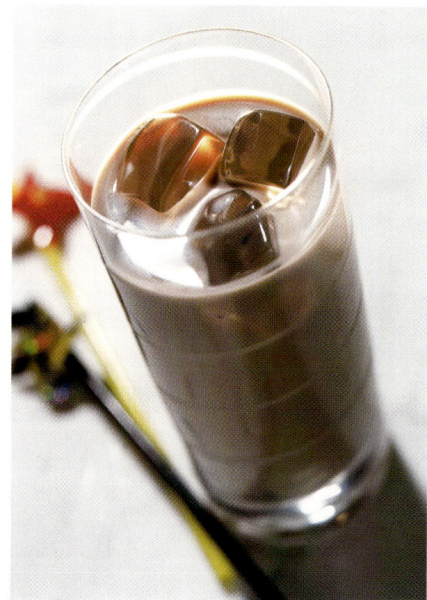

Abb. 45:   Anuschkas Eiskaffee

Rote Brause

1 TL	Frusip's Aronia
1 – 2 TL	Frusip's Rote Traube
1 Tabl.	Lightsüß HT
150 ml	Sprudelwasser

Zutaten zusammengeben, umrühren, fertig!

Beschwipste Aronia

1 TL	Frusip's Aronia
1 TL	Kirschwasser
1 TL	Fruchtsüße HT
100 ml	Mineralwasser

Zutaten zusammengeben, umrühren, fertig!

Aronia à l'Orange

1 TL	Frusip's Aronia
1 EL	Grand Marnier
100 ml	Orangensaft

Zutaten zusammengeben, umrühren, fertig!

Anuschkas Eiskaffee

1 TL	Frusip's Aronia
1 TL	Frusip's Cappuccino
1 EL	Amaretto
150 ml	Vollmilch

Frusip's zunächst mit Amaretto mischen, andernfalls würde der Frusip's Aronia die Milch zum Gerinnen bringen. Dann Milch und Eis hinzugeben. Mit dem Strohhalm genießen!

Aroniabowle
(Für ca. 4 Gläser)

½ Flasche	(ca. 350 ml)	Brombeerwein
½ Flasche	(ca. 350 ml)	Kirschwein
20 ml	(1 Schnapsglas)	Kirschwasser
2 EL	getr. Aroniabeeren	
8 EL	Beerenmischung (TK)	

Brombeerwein und Kirschwein mischen, Kirschwasser, getrocknete Aroniabeeren und die bei Zimmertemperatur aufgetaute Beerenmischung zugeben und mindestens eine Stunde ziehen lassen. Eine tolle Überraschung für eine Gartenparty.

Aronia-Trinkjoghurt

100 ml	Joghurt
2 EL	Molke
1 TL	Frusip's Aronia
1 TL	Oligofruct HT
1 TL	Apfelsüße HT

Joghurt mit Molke verdünnen, dann die restlichen Zutaten zugeben und umrühren.

Aronia-Quark

125 g	Magerquark
2-3 EL	Milch
1 EL	Inulin
1 TL	Frusip's Aronia
1 EL	Fruchtsüße

Quark mit Milch verflüssigen und Inulin einrühren. Mit Frusip's Aronia und Fruchtsüße abschmecken.

Aroniakaltschale

3 EL	getr. Aroniabeeren
250 ml	Wasser
4 EL	Frusip's Aronia
50 g	Zucker
2 geh. TL	Apfelpektin HVM
2 EL	Kirschwasser

Beeren mit Wasser und dem Frusip's Aronia erwärmen, drei Eßlöffel des Zuckers mit Apfelpektin vermischen und in die Flüssigkeit einrühren. Nach dem Aufwallen den restlichen Zucker einrühren und noch einmal kurz aufkochen lassen. Zum Schluß mit Kirschwasser abschmecken. In eine Glasschale gießen und kalt werden lassen. Statt Zucker können Sie jeweils auch die Zuckeraustauschstoffe Sorbit, Xylit oder Isomalt mit einer Menge von 50 Gramm verwenden.

Da Sorbit und Isomalt eine geringere Süßkraft als Zucker besitzen, muß hier zusätzlich noch ein Meßlöffel Konfilight flüssig zur Kaltschale gegeben werden.

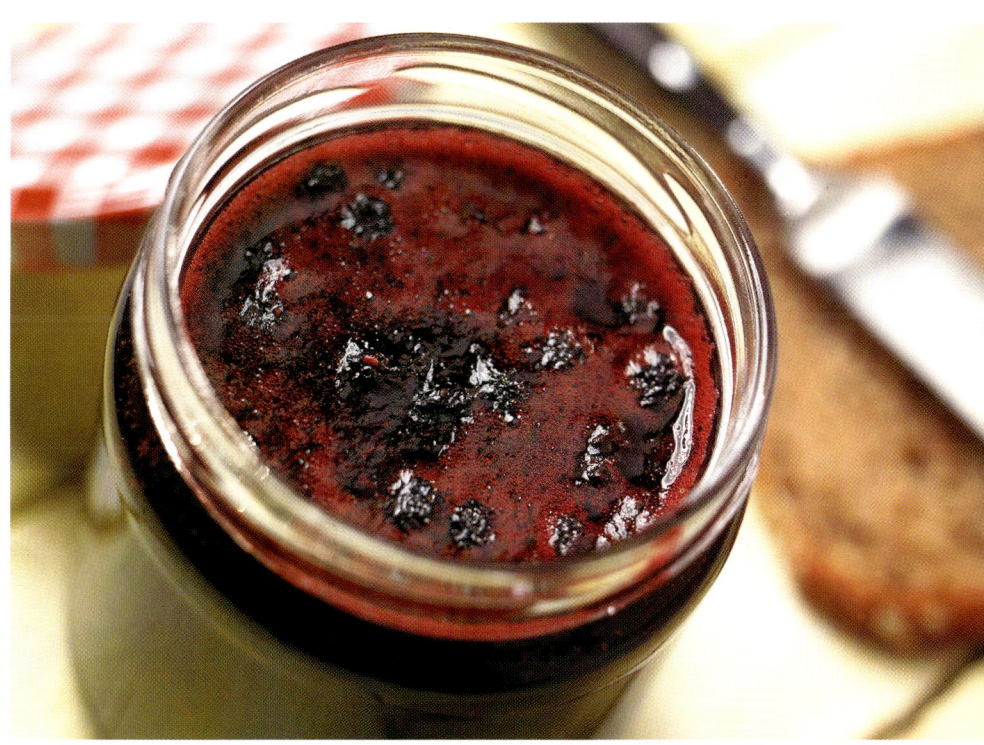

Abb. 46: Konfitüre mit Aronia „Früchte Masurens"

Gelees und Konfitüren mit Aronia

Die folgenden Rezepte funktionieren auch mit Sorbit oder Xylit. 200 Gramm Zucker können Sie durch 100 Gramm Xylit plus einen Meßlöffel Konfilight flüssig oder durch 100 Gramm Sorbit plus zwei Teelöffel Konfilight flüssig ersetzen. Hier muß der Anteil von Konfilight erhöht werden, da Xylit gegenüber Sorbit eine stärkere Süßkraft hat. Konfilight wird bei der Zubereitung zu den heißen Früchten oder Fruchtzubereitungen gerührt, die Zuckeraustauschstoffe kommen zum Apfelpektin HVM.

Schnelles Aronia-Gelee

2 geh. TL	Apfelpektin HVM
200 g	Zucker
250 ml	Wasser
4 EL	Frusip's Aronia

Apfelpektin mit drei Eßlöffeln Zucker vermischen. Wasser erwärmen und die Mischung langsam einrühren und vorsichtig aufkochen. Restlichen Zucker zusetzen und zum Schluß Frusip's Aronia zugeben und erneut aufwallen lassen. Heiße Masse in ein vorher mit kochendem Wasser ausgespültes Schraubglas geben und verschließen. Glas für ein bis zwei Minuten auf den Kopf stellen, dadurch werden die im Deckel vorhandenen Keime abgetötet. Das Gelee dickt im Glas nach.

Konfitüre „Früchte Masurens"

1 TL	Äpfelsäure
2 geh. TL	Apfelpektin HVM
200 g	Zucker
125 g	Himbeeren (TK oder frisch)
125 g	Heidelbeeren (TK oder frisch)
1-2 EL	getr. Aroniabeeren

Äpfelsäure und Pektin mit drei Eßlöffeln Zucker vermengen. Früchte in einem Topf langsam erwärmen, Mischung zugeben und vorsichtig aufwallen lassen. Restlichen Zucker zugeben und erneut vorsichtig aufkochen. Heiße Masse in ein vorher mit siedendem Wasser ausgespültes Schraubglas geben und verschließen. Glas für ca. zwei Minuten umdrehen. Die Konfitüre dickt im Glas nach.

Konfitüre „Grüne Tomate"

2 geh. TL	Apfelpektin HVM
200 g	Zucker
1	Grapefruit
200 g	grüne Tomaten
1-2 EL	getr. Aroniabeeren
2 EL	Frusip's Aronia

Pektin mit drei Eßlöffeln Zucker vermischen. Grapefruit filetieren, Tomaten und Aroniabeeren kleinschneiden und mit dem Mixer so pürieren, daß einige Fruchtstückchen übrig bleiben. Fruchtmasse in einem Topf vorsichtig erwär-men, Frusip's Aronia zugeben und Pulvermischung zusetzen. Jetzt vorsichtig aufwallen lassen, restlichen Zucker zugeben und erneut vorsichtig aufkochen. Heiße Masse in ein vorher mit siedendem Wasser ausgespültes Schraubglas geben und verschließen. Glas für ca. zwei Minuten umdrehen. Die Konfitüre dickt im Glas nach. Bei diesem Rezept kann auf den Zusatz von Äpfelsäure verzichtet werden, da Frusip's Aronia genügend Säure besitzt.

Konfitüre „Himmlische Früchte"

2 geh. TL	Apfelpektin HVM
1 TL	Äpfelsäure
200 g	Zucker
125 g	Aprikosen
125 g	grüne Trauben
1-2 EL	getrocknete Aroniabeeren

Pektin und Äpfelsäure mit drei Eßlöffeln Zucker vermischen. Früchte entkernen, kleinschneiden und so pürieren, daß kleine Fruchtstückchen erhalten bleiben. Fruchtmasse in einem Topf vorsichtig erwärmen und Pulvermischung zusetzen. Jetzt vorsichtig aufwallen lassen, restlichen Zucker zugeben und erneut vorsichtig aufkochen. Heiße Masse in ein vorher mit siedendem Wasser ausgespültes Schraubglas geben und verschließen. Glas für ca. zwei Minuten umdrehen. Die Konfitüre dickt im Glas nach.

Konfitüre „Sommergarten"

2 geh. TL	Apfelpektin HVM
1 TL	Äpfelsäure
200 g	Zucker
1	Boskop-Apfel
125 g	Kirschen
1-2 EL	getrocknete Aroniabeeren

Pektin und Äpfelsäure mit drei Eßlöffeln Zucker vermischen. Früchte entkernen, kleinschneiden und so pürieren, daß kleine Fruchtstückchen erhalten bleiben. Fruchtmasse in einem Topf vorsichtig erwärmen und Pulvermischung zusetzen. Jetzt vorsichtig aufwallen lassen, restlichen Zucker zugeben und erneut vorsichtig aufkochen. Heiße Masse in ein vorher mit siedendem Wasser ausgespültes Schraubglas geben und verschließen. Glas für ca. zwei Minuten umdrehen. Die Konfitüre dickt im Glas nach.

Konfitüren ohne Aronia

Konfitüre „Fromme Helene"

2 geh. TL	Apfelpektin HVM
1 TL	Äpfelsäure
200 g	Zucker
125 g	Pflaumen
125 g	Williams-Christ-Birnen

Pektin und Äpfelsäure mit drei Eßlöffeln Zucker vermischen. Früchte schälen bzw. enthäuten, entkernen, kleinschneiden und so pürieren, daß kleine Fruchtstückchen erhalten bleiben. Fruchtmasse in einem Topf vorsichtig erwärmen und Pulvermischung zusetzen. Jetzt vorsichtig aufwallen lassen, restlichen Zucker zugeben und erneut behutsam aufkochen. Heiße Masse in ein vorher mit siedendem Wasser ausgespültes Schraubglas geben und verschließen. Glas für ca. zwei Minuten umdrehen. Die Konfitüre dickt im Glas nach.

Konfitüre „Blaue Mango"

2 geh. TL	Apfelpektin HVM
1 TL	Äpfelsäure
200 g	Zucker
1	kleine, reife Mango
125 g	blaue Trauben

Pektin und Äpfelsäure mit drei Eßlöffeln Zucker vermischen. Mango schälen und wie Trauben entkernen und kleinschneiden. Obst so pürieren, daß kleine Fruchtstückchen erhalten bleiben. Fruchtmasse in einem Topf vorsichtig erwärmen und Pulvermischung zusetzen. Jetzt vorsichtig aufwallen lassen, restlichen Zucker zugeben und erneut behutsam aufkochen. Heiße Masse in ein vorher mit siedendem Wasser ausgespültes Schraubglas geben und verschließen. Glas für ca. zwei Minuten umdrehen. Die Konfitüre dickt im Glas nach.

Herbst

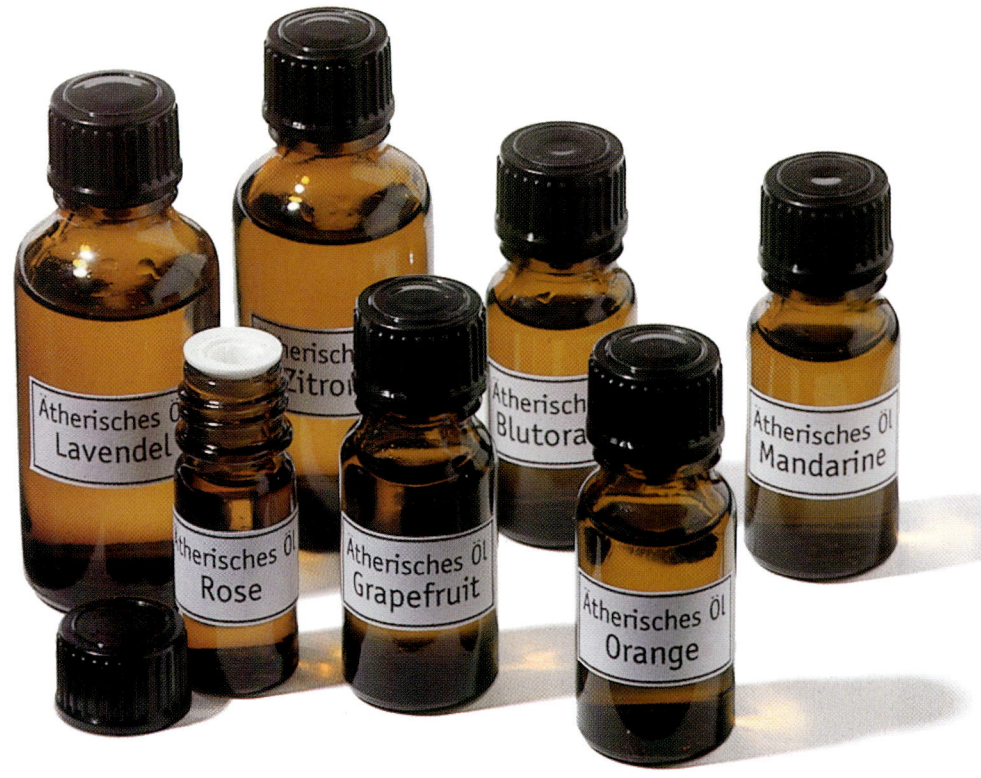

Abb. 47: Ätherische Öle können auf wunderbare
Weise unsere Stimmung beeinflussen.

Bunt sind schon die Wälder;
Gelb die Stoppelfelder;
Und der Herbst beginnt!

Rote Blätter fallen;
Graue Nebel wallen;
Kühler weht der Wind!
(Johann Gaudenz von Salis-Seewis)

Der Herbst bringt uns die ersten Stürme, die Tage werden kürzer, und die Temperaturen sinken in den Keller – oft in Einklang mit unserem Stimmungsbarometer. Spätestens im trüben November geht das „Erkältungswetter" los. Ein feuchter, kalter Wind sorgt für Halsschmerzen und angegriffene Bronchien, die Trauertage und die düstere Atmosphäre verursachen zusätzlich bei so manchem eine niedergeschlagene Stimmung. Genau das ist dann die Chance für zahlreiche Krankheitserreger, die jetzt leichtes Spiel haben, da Schwermut und Lustlosigkeit unser Immunsystem schwächen. Wenn dann auch noch Unterkühlung dazukommt, brechen häufig Infektionskrankheiten aus: Zunächst werden die oberen Luftwege befallen, als Folge davon stellen sich Heiserkeit, Halsschmerzen, Husten, Schnupfen,

Bronchialkatarrh usw. ein. Im weiteren Verlauf können von hier aber auch noch andere mehr oder weniger schlimme Wehwehchen ihren Ausgangspunkt nehmen.

Eine wunderbare Möglichkeit zur Behandlung von Erkältungen ist die Aromatherapie. Die ätherischen Öle der verschiedenen Pflanzen haben nämlich eine heilende Wirkung auf die Atemwege. Doch nicht nur bei Erkältungen sind sie hilfreich, denn mit ihnen lassen sich ebensogut Verstauchungen und Prellungen behandeln, sie spielen in vielen Kosmetika eine wichtige Rolle und können sogar als Raumbeduftung unsere Stimmungen beeinflussen. Kein Wunder also, daß wir bei dieser enormen Vielfalt der Aromatherapie ein großes Kapitel eingeräumt haben.
Bevor wir Ihnen nun jede Menge Rezepte liefern, möchten wir die Wirkstoffe, also die ätherischen Öle, genauer vorstellen.

Flüchtig und leicht – ätherische Öle

Der Begriff ätherisch leitet sich von „Äther" ab, dem in der Antike gebräuchlichen griechischen Name des Wohnsitzes der Götter. Im 18. Jahrhundert deutete dann der berühmte Philosoph Immanuel Kant den „Äther" als Urmaterie, aus dem die einzelnen Stoffe entstehen und entstanden sind. Die Chemie der Neuzeit versteht unter „Äther" dagegen eine bestimmte, sehr flüchtige und gleichzeitig betäubende Flüssigkeit, die früher auch als Narkosemittel eingesetzt wurde.

Im Gegensatz zu den sogenannten fetten Ölen, die wie die ätherischen Öle natürliche Bestandteile von Pflanzen sind, besitzen letztere alle diese Eigenschaft des Flüchtigen bzw. „schnell Verduftenden" und hinterlassen daher auch keinen Fettfleck. Während die fetten Öle den Pflanzen als Energiespeicher dienen, halten ihr die ätherischen Öle unliebsame Schädlinge, u. a. auch Bakterien, Pilze und manchmal sogar Viren, vom Hals bzw. vom Blatt.
In der Anwendung als Heilmittel wirken die ätherischen Öle bei einem Menschen genau dann, wenn sie benötigt werden. Der Schlüssel dafür liegt in ihrer vielschichtigen chemischen Zusammensetzung. Die Substanzen, die wir in den Ölen finden, sind aufgrund ihrer biologischen Natur geeignet, in Stoffwechselprozesse stärkend und regulierend einzugreifen und Schwachstellen zu stärken. Allerdings: Ein Öl ist keine Pille! Es kann bei verschiedenen Menschen auch unterschiedliche Wirkungen entfalten, d. h. nicht jeder reagiert auf jedes Öl gleich. Das ist mit ein Grund dafür, daß es sehr schwer ist, den Wirkungsnachweis mit schulmedizinischen Methoden zu liefern. Allerdings kann im Labor unter modernen analytischen und mikrobiologischen Kriterien nachgewiesen werden, daß die unterschiedlichen Wirkstoffe ätherischer Öle in der Lage sind, die meisten Mikroben abzutöten oder zumindest in ihrer Vermehrung zu bremsen. Ebenso belegen auch zahlreiche Standardzulassungen und offizielle Monographien, d. h. detaillierte pharmazeutische Beschreibungen von Heilpflanzen und ihren Substanzen, die im DAB (Deutschen Arzneimittelbuch) beschrieben sind, die Wirksamkeit ätherischer Öle.

Genuin, gepanscht oder verschnitten – Qualität bei ätherischen Ölen

Ganz entscheidend für die Wirksamkeit ätherischer Öle ist ihre Qualität und Reinheit, denn nur das echte Öl entfaltet auch die gewünschten Wirkungen. Doch selten wird soviel Pfusch betrieben wie bei ätherischen Ölen. Das gilt ganz besonders für das relativ teure Teebaumöl (siehe *Seite 80*). Der große Aufwand bei der Produktion von 100 % reinem Teebaumöl und die damit verbundenen Kosten locken so manchen Vertreiber zu Mogeleien. Die wissenschaftliche Qualitätsprüfung eines Aromatherapiesets aus einem Verbrauchermarkt, bestehend aus den drei ätherischen Ölen Lavendel, Kamille und Teebaum, ergab bei allen drei Proben wenig Übereinstimmung mit dem jeweiligen echten Öl. Obwohl alle Fläschchen den Aufdruck „naturreines ätherisches Öl" trugen, handelte es sich bei allen drei Ölen um grobe Fälschungen. Die Prüfung nach DAB 1997 auf wasserlösliche Anteile ergab im einzelnen bei Kamillen- und Teebaumöl zu etwa 80 % und bei Lavendelöl zu etwa 55 % Verschnitt mit wasserlöslichen Substanzen. (Nachzulesen ist die Untersuchung, die unter der Leitung von Prof. Hans Becker an der Universität Saarbrücken durchgeführt wurde, in der Dt. Apothekerzeitung vom Dezember 1997.)

Leider ist auch keineswegs gesichert, daß alle in der Apotheke angebotenen Öle aus der Stammpflanze herrühren. Auch eine Bezeichnung nach DAB (Deutsches Arzneimittelbuch) reicht nicht aus, denn hier können durchaus synthetische oder naturidentische Öle untergemischt sein. So ist es kein Wunder, daß einige Öle nicht das bringen, was die Monographie oder Standardzulassung verspricht. Verlangen Sie daher beim Kauf unbedingt ätherische Öle, die ausdrücklich aus der Stammpflanze herrühren, damit Sie sicher sein können, daß es sich nicht um einen Verschnitt handelt. Manchmal findet man auf dem Etikett auch den Aufdruck g&a, was nichts anderes bedeutet als genuin (absolut unverändert durch Manipulationen jeder Art) und authentisch (tatsächlich nur das Öl einer definierten Pflanze).

Vorab finden Sie ergänzend zur deutschen Bezeichnung der Öle in Klammern den Namen der jeweiligen Stammpflanze.

Duftende Vielfalt – die von uns verwendeten Öle

Wir haben hier die in den Rezepten verwendeten ätherischen Öle kurz beschrieben.

Bergamotteöl (*Citrus aurantium ssp. bergamiae*)
Der frische Geruch des Bergamotteöls ist eine klassische Komponente im „Kölnisch Wasser" und spendet das Aroma im Earl-Grey-Tee. Bergamotteöl wirkt beruhigend und ausgleichend. Es sollte nicht auf die Haut aufgetragen werden, da es in Kombination mit Sonnenlicht braune Flecken verursachen kann.

Citronellaöl (*Cymbopogon winterianus* oder *C. nardus*)
Dieses ätherische Öl kann aus zwei Pflanzen stammen, die in unterschiedlichen Gebieten vorkommen. Bei *C. winterianus* ist die Heimat China, *C. nardus* stammt aus Nepal. In jedem Fall handelt es sich um Gräser, die das ätherische Öl, das sich besonders für den Mückenschutz eignet, spenden. Citronellaöl wird zum Teil auch als Melissenöl bezeichnet, da auch der Name *Melisse indicum* für diese Pflanzen gebräuchlich ist. Mit der echten Melisse (*Melissa officinalis*) hat dies aber nichts zu tun. Anhand der Bezeichnung der Stammpflanze können Sie also sofort erkennen, welches Öl sich wirklich in der Flasche befindet.

Eisenkrautöl (*Lemon verbena*)
Dem deutschen Namen nach würde man diesem Öl seinen aromatisch frischen Geruch gar nicht zutrauen, der es zu einer angenehmen Duftkomponente in Ölmischungen macht. Es wirkt stark entzündungshemmend und beruhigend und wird in der Aromatherapie gegen Depressionen eingesetzt.

Estragonöl (*Artemisia dracunculus*)
Der Duft des Öls erinnert stark an den des Küchengewürzes. Es wirkt krampflösend und antiviral.

Eukalyptusöl (*Eucalyptus globulus*)
Eukalyptusöl wird aus Eukalyptusbäumen gewonnen und wirkt gegen Husten und andere Erkrankungen der Atemwege. Eukalyptus hat in dieser Hinsicht Tradition und wird z. B. auch seit jeher in Eukalyptusbonbons zu diesem Zweck verwendet. Für Kinder eignet sich das Eukalyptusöl vom Typ *Eucalyptus radiata* aus Australien besonders gut. Dieses ist sehr viel milder, wirkt aber ebensogut gegen Atemwegsleiden.

Fichtennadelöl (*Abies sibirica*)
Wie alle Nadelöle enthält auch das Fichtennadelöl sehr viele Terpene. Medizinisch ist Fichtennadelöl ein gutes Mittel bei Erkältungskrankheiten.

Geraniumöl (*Pelargonium odorantissimum*)
Dieses ätherische Öl hat einen besonders guten Duft, wirkt tonisierend und

gegen Pilze. Es eignet sich besonders gut zum Beduften von Kosmetika für die Haut und ist eine angenehme Komponente in Massageölen.

Indisches Nardeöl (*Nardostachys jatamansii*)

Nardeöl wirkt besonders beruhigend und ist ein idealer Zusatz für die Raumbeduftung.

Kamillenöl (*Anthemis nobilis* oder *Matricaria recutita*)

Prinzipiell werden für die Aromatherapie zwei ätherische Kamillenöle verwendet. Dabei handelt es sich bei den Stammpflanzen um die Deutsche Kamille (*Matricaria recutita*) und die Römische Kamille (*Anthemis nobilis*). Deutsches Kamillenöl hat aufgrund seines Chamazulengehalts eine schöne blaue Farbe und zeigt eine entzündungshemmende und wundheilende Wirkung, außerdem ist es antiallergisierend. Römische Kamille wirkt beruhigend und krampflösend und soll sogar bei Schockzuständen Linderung verschaffen. Leider sind beide Kamillenöle, insbesondere das deutsche, relativ teuer.

Kampfer (*Cinnamomum camphora*)

Der intensiv riechende Kampfer wird aus der Rinde des Kampferbaums gewonnen, der aus China stammt. Er wirkt desinfizierend und kühlend.

Krauseminzeöl (*Mentha spicata*)

Krauseminzeöl verleiht vielen Kaugummis ihren typischen Geschmack (spear-mint). Es wirkt erfrischend kühl und spendet einen angenehmen Atem, deshalb ist es insbesondere für Mundwässer und Zahnpasten geeignet.

Latschenkiefernöl (*Pinus montana*)

Dieses ätherische Öl stammt aus den Nadeln und Zweigspitzen der Hochgebirgskiefer. Latschenkiefernöl wirkt antiseptisch und auswurffördernd und wird ähnlich wie Fichtennadelöl eingesetzt. In Badezusätzen ist es entspannend und durchblutungsfördernd. Latschenkiefernöl hat einen sehr hohen Terpengehalt, der für den Namen Terpentinöl verantwortlich ist. Echtes Terpentinöl wird nämlich aus verschiedenen Kiefernarten gewonnen. Aufgrund der guten fettlösenden Eigenschaften dieses ätherischen Öls wurde es in Malerbetrieben zum Lösen von Lackrückständen in Pinseln benutzt. Heute ist echtes Terpentinöl durch chemische Ersatzstoffe mit z. T. bedenklichen Nebenwirkungen für die Gesundheit ersetzt worden, dafür sind diese erheblich billiger.

Lavendelöl (*Lavandula angustifolia*)

Der köstliche Geruch von frischem Lavendel und natürlich auch dem Lavendelöl ist wohl den meisten Menschen bekannt. Lavendelöl wirkt ausgleichend, spannungslösend und schmerzlindernd. Bei leichten Verbrennungen kann es unverdünnt aufgetragen kleine Wunder vollbringen, außerdem beruhigt es die von Insektenstichen geplagte Haut. Natürlich eignet sich Lavendelöl hervor-

ragend zum Beduften von Kosmetika und verleiht nahezu jeder Duftmischung eine besondere Note.

Besonders aromatisch ist das Lavendelöl aus der Provence.

Lemongrassöl (*Cymbopogon flexuosus* oder *C. citratus*)

Die getrockneten Grashalme werden in der asiatischen Küche häufig als Gewürz verwendet. Je nach Ursprungsland stammt das Lemongrassöl aus Nepal (*C. flexuosus*) oder Guatemala (*C. citratus*). Im Geruch erinnert das ätherische Öl an Citronella und ist wie dieses auch für die Mückenabwehr geeignet. Lemongrassöl hat einen positiven Einfluß auf das Bindegewebe und eignet sich deshalb gut für Massageöle.

Lorbeeröl (*Laurus nobilis*)

Das leicht nach dem Küchengewürz Lorbeer duftende Öl hat eine ausgleichende Wirkung auf das Nervensystem. Außerdem wirkt es antiinfektiös und kann bei geschwollenen Lymphknoten eine schnelle, spürbare Erleichterung hervorrufen.

Majoranöl (*Origanum majorana*)

Dieses ätherische Öl wirkt insbesondere gegen Infekte der Atemwege. Außerdem ist es krampflösend und wird deshalb auch bei Keuchhusten empfohlen.

Mandarinenöl (*Citrus reticulata*)

Obwohl Mandarinenöl angenehm frisch riecht, hat es dennoch eine beruhigende Wirkung. Wegen des bonbonähnlichen

Dufts eignet es sich auch für Kinder, hier kann es gegen Angst, Nervosität und Streß eingesetzt werden.

May Changöl (*Litsea cubeba*)

Die Pflanze wird in China traditionell in der Medizin verwendet. Ihr ätherisches Öl enthält viel Citral (Terpenaldehyd), das eine antivirale, entzündungshemmende und regenerierende Wirkung zeigt. Es riecht angenehm fruchtig und verleiht Duftmischungen außerdem eine beruhigende Komponente

Melissenöl (*Melissa officinalis*)

Das ätherische Öl der echten Melisse, die auch als Zitronenmelisse bezeichnet wird, wirkt gegen Schlaflosigkeit, nervöse Schwäche und Depressionen. Außerdem ist es stark antiviral. Melissenöl ist sehr teuer, da aus den Blättern immer nur winzige Mengen gewonnen werden können. Im Handel findet sich unter der Bezeichnung Melissenöl auch das ätherische Öl von *Melisse indicum*, was nichts anderes als Citronellaöl ist (siehe *Seite 76*). Die Bezeichnung ist legal, deshalb ist es für die Klärung der Identität wichtig, nach dem Namen der Stammpflanze zu schauen. Die „indische Melisse" wird sich zudem durch ihren geringen Preis zu erkennen geben.

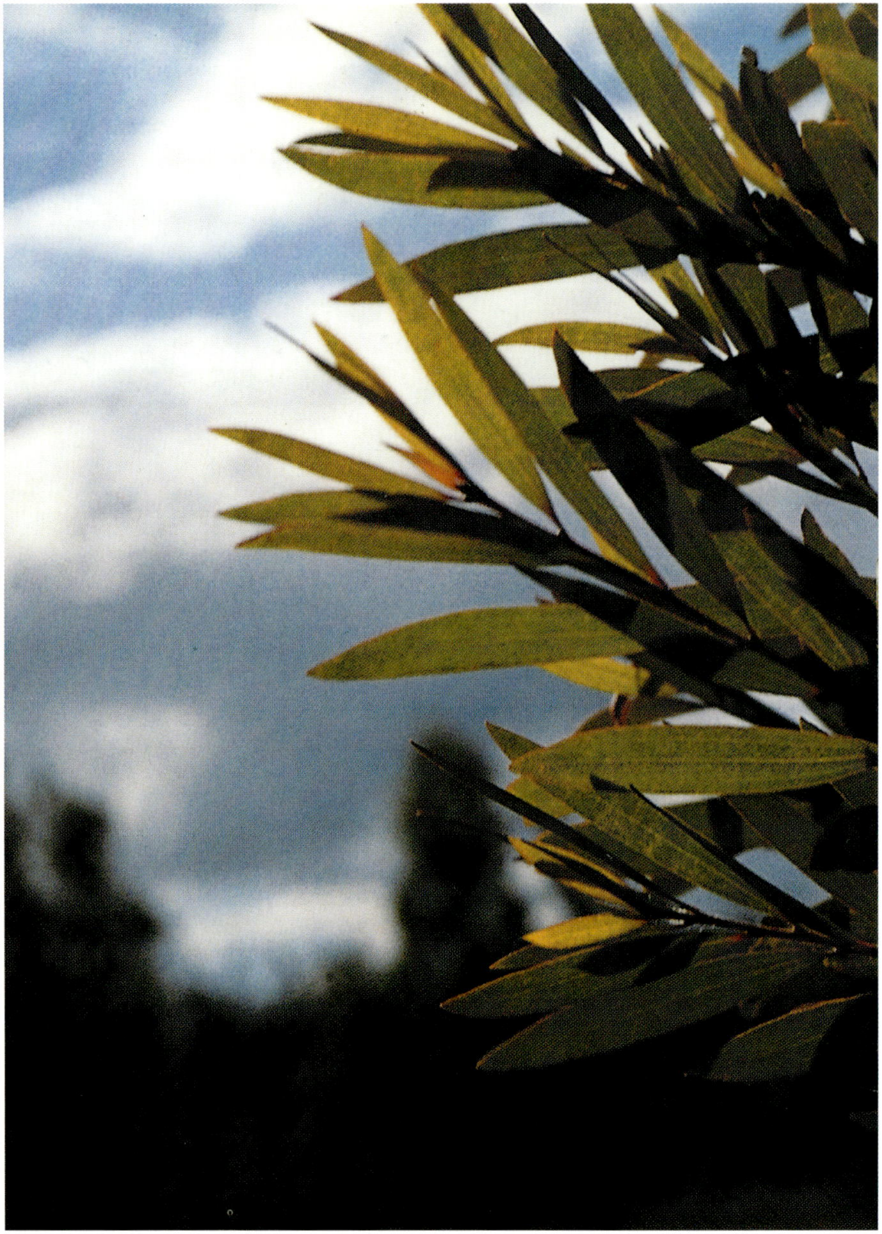

Abb. 48: Niaouliöl wird aus dem mit dem Teebaum verwandten Melaleuca quinquinervia viridiflora *gewonnen.*

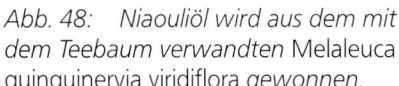

Muskatellersalbeiöl
(*Salvia sclarea*)
Das ätherische Öl wirkt sanft entspannend und eignet sich ideal zur Raumbeduftung. Der angenehm aromatische Duft ruft bei manchen Menschen sogar eine leichte Euphorie hervor.

Myrrheöl (*Commiphora molmol*)
Myrrheöl ist entzündungshemmend und wirkt gegen Viren. Es ist ideal für die Mund- und Zahnpflege, leider aber nicht billig.

Myrtenöl
(*Myrtus communis*)
Dieses elegant duftende Öl wirkt besonders entspannend und zeigt eine charakteristische grüne Farbe, wenn es aus Korsika stammt. Myrtenöl eignet sich zur Behandlung der Haut, wo es einen straffenden, regenerierenden und antiallergisierenden Einfluß hat.

Nelkenöl (*Eugenia caryophyllata*)
Der Geruch dieses Blütenöls erinnert leider an den in einer Zahnarztpraxis. Tatsächlich wird Nelkenöl auch heute noch in der Zahnheilkunde verwendet, denn es wirkt antiseptisch mit breiter Wirkung gegen Bakterien und antiviral.

Niaouliöl
(*Melaleuca quinquinervia viridiflora*)
Der mit dem Teebaum verwandte Baum enthält ein wohlriechendes Öl, das antiallergisierend wirkt und die Fähigkeit hat, Gewebe zu straffen. Insbesondere eignet es sich zur Behandlung von

Hämorrhoiden. Übrigens ist der ölspendende Baum ökologisch gesehen außerordentlich aggressiv. Er verbreitet sich zur Zeit in den Everglades und drängt dort andere Arten zurück. Er läßt sich selbst durch Fällen nicht stoppen – die Stümpfe treiben einfach wieder aus.

Orangenöle
(*Citrus aurantium* und *C. sinensis*)
Aus Orangen sind gleich verschiedene ätherische Öle erhältlich, die sich nach der verwendeten Apfelsinensorte leicht im Duft unterscheiden. Normales Orangenöl (*C. aurantium*) und Bitterorangenöl (*C. aurantium*) unterscheiden sich lediglich durch ihre Herkunft. Normales Orangenöl kommt z. B. aus Florida, Bitterorangenöl hingegen aus Spanien. Blutorangenöl hat eine mit den anderen beiden Orangensorten sehr verwandte Stammpflanze, es handelt sich um *C. sinensis*. Auf die besondere reinigende Wirkung von Orangenöl sind wir auf *Seite 37* näher eingegangen.

Palmarosaöl
(*Cymbopogon martinii*)
Das angenehm riechende Palmarosaöl wirkt gegen Viren und ist nicht toxisch. Es eignet sich gut zum Beduften von Kosmetika – auch in größeren Mengen –, denn es ist sehr preisgünstig.

Petitgrainöl mandariniert
(*Citrus reticulata ssp. reticulata*)
Dieses spezielle Mandarinenöl stammt aus den Blättern des Mandarinen-

baums. Die beruhigende Wirkung des Öls übersteigt die des normalen Mandarinenöls, dafür ist der Duft eher zurückhaltend und erinnert an Mandarinenkerne. Der Zusatz von Petitgrainöl in beruhigenden Duftmischungen verstärkt deren Wirkung.

Pfefferminzöl (*Mentha x piperita*)
Der frische Geruch von Pfefferminzöl bereichert viele Duftmischungen. Insbesondere sind es Menthol und Menthon, die anregend und stärkend wirken. Außerdem soll es die Regeneration der Leber unterstützen und gegen einen nervösen Dickdarm wirken. In Mundwässern und Zahnpasten sorgt es für frischen Atem.

Rosenöl (*Rosa damascena*)
Echtes Rosenöl duftet phantastisch und wirkt stärkend auf das Nervensystem. Leider ist es extrem teuer. Für die Beduftung von Kosmetika kann auf das sehr viel preisgünstigere naturidentische Rosenöl ausgewichen werden. Es enthält ca. 27 % naturreine Inhaltsstoffe, der Rest ist künstlich nachgebaut.

Rosmarinöl
(*Rosmarinus officinalis*)
Dieses wohlriechende Öl hat je nach Herkunftsland unterschiedliche Wirkmuster. Rosmarinöl aus Spanien und Kroatien hilft bei Muskelverspannungen und Erschöpfungen, regt aber auch die Gallebildung an. Nordafrikanischer Rosmarin wirkt besonders gut gegen

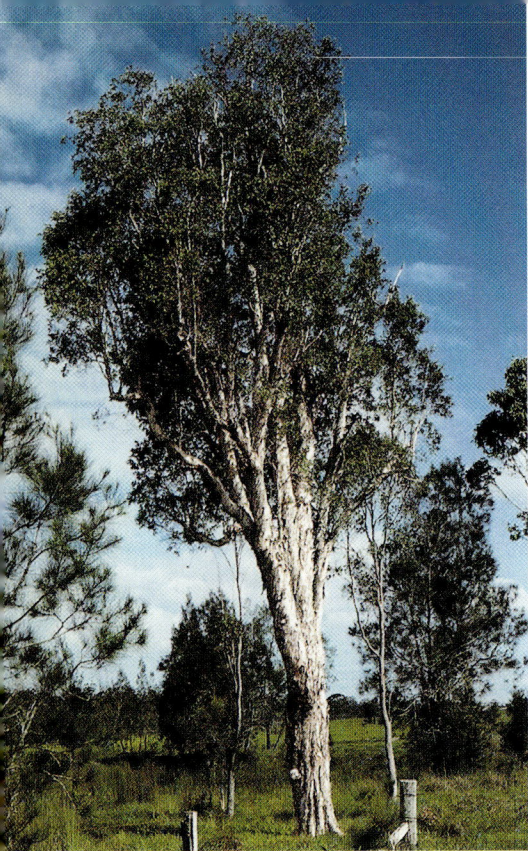

Abb. 49: Der Teebaum kann vier bis sechs Meter hoch und bis zu vier Meter breit werden.

Katarrhen und Bronchialinfekte, Öl aus Korsika ist besonders für die Anfangsbehandlung von Erkältungen geeignet. Achten Sie beim Kauf eines Öls also unbedingt auf den Ursprungsort.

Salbeiöl (*Salvia officinalis*)

Bis zu 70 % des Salbeiöls bestehen aus Thujon. Es wirkt gegen viele Erkältungserreger, u.a. auch gegen Viren, und ist

daher ideal zur Behandlung des Hals- und Rachenbereichs.

Strohblumenöl (*Helichrysum italicum*)

Strohblumenöl ist ein ideales Mittel gegen weiche Muskelverletzungen und kleine Hautwunden, die z. B. durch Insektenstiche hervorgerufen wurden. Strohblumenöl sollte bei einem Malheur so schnell wie möglich verwendet werden, so kann es unter Umständen sogar das Entstehen von blauen Flecken verhindern. Strohblumenöl wirkt stark entzündungshemmend und beruhigend, ist allerdings leider nicht ganz billig.

Teebaumöl (*Melaleuca alternifolia*)

Kaum ein anderes ätherisches Öl hat so vielfältige Anwendungsmöglichkeiten wie dieser aus Australien stammende Tausendsassa. Da wir dem Teebaumöl sogar eine eigene Sendung und ein Buch „Tausendsassa Teebaumöl – Tips und Rezepte für die Hausapotheke" gewidmet haben, wollen wir auch an dieser Stelle auf seine Herkunft und Wirkung etwas ausführlicher eingehen.

Der Teebaum – kein Baum zum Aufbrühen

Mit seinem botanischen Namen heißt der Teebaum *Melaleuca alternifolia*. Mit Tee hat er zwar den Namen gemein, doch hat die Pflanze überhaupt nichts mit dem tropischen Teestrauch zu tun, aus dessen Blättern wir unseren schwarzen bzw. grünen Tee zubereiten.

Der wissenschaftliche Name kommt aus dem Griechischen: *melas* bedeutet schwarz und *leucos* heißt weiß. Einige von den insgesamt ca. 215 verschiedenen Arten haben nämlich dunkle Stämme und helle Äste und sind so zum Namensgeber für die gesamte Gattung geworden. Die *Melaleuca*-Arten gehören zu den *Myrtaceae* (Myrtengewächse), zu denen auch die Eukalyptusbäume zählen.

Das Teebaumöl hat bei den Aborigines eine lange Tradition. Sie zerreiben die Blätter des Teebaums in den Händen oder zerdrücken sie in Gefäßen und atmen die freiwerdenden Öldämpfe ein. Eine andere Anwendung besteht darin, die Blätter auf erhitzte Steine oder in heiße Asche zu legen und dann die Dämpfe zu inhalieren.

Mittlerweile ist Teebaumöl nicht nur auf dem australischen Kontinent, sondern auch in der westlichen Welt bekannt und verbreitet. Um den enormen Bedarf zu stillen, wird der Teebaum auf Plantagen gezogen und im Schnitt einmal im Jahr geerntet. Dann sind die Bäumchen 1,5 bis 2 Meter hoch. Bei der Ernte kann man die Bäume völlig abschneiden, denn aufgrund ihrer tiefen Wurzeln und der großen Regenerationsfähigkeit treiben sie immer wieder neu aus. Die Zweige und Blätter werden zerkleinert, kommen in einen großen Behälter und werden mit Wasserdampf erhitzt. Hierbei platzen die kleinen „Säckchen", in denen das Öl enthalten ist, auf, und das Gemisch aus Wasserdampf und Öl wird destilliert. Aus dem Destilliergerät fließen Wasser und Öl. Da Öl leichter ist als Wasser, schwimmt es obenauf und kann problemlos vom Wasser getrennt werden. Zur Gewinnung von zehn Litern Öl benötigt man etwa 1500 Bäume, das entspricht einer Anbaufläche von 500 m². Dieser Aufwand macht verständlich, warum Teebaumöl nicht billig sein kann.

Teebaumöl und seine Eigenschaften

Reines Teebaumöl hat eine klare bis leicht gelbe Farbe und einen frischen, würzigen Geruch. Die subjektive Beurteilung ist unterschiedlich, für manch sensible Nase riecht es unangenehm, allerdings ist es ausgerechnet die geruchsintensive Komponente, genauer gesagt das Terpinen-4-ol, das hauptsächlich für die vielen positiven Eigenschaften des Öls verantwortlich ist. Die Zusammensetzung des Teebaumöls kann von Plantage zu Plantage sehr unterschiedlich sein, selbst wenn diese nur einige Kilometer auseinanderliegen. Aber auch bei ein- und derselben Plantage ist das Öl verschieden, denn die Zusammensetzung hängt von der Temperatur und vom Regen ab. Nach diesen Kriterien richtet sich auch, ob schon nach acht Monaten oder erst nach eineinhalb Jahren geerntet werden kann. Selbst die Zeit, die zwischen Ernte und Destillation vergeht, verändert die Ölzusammensetzung, und auch die Destillationsdauer spielt eine Rolle.

Teebaumöl ist stark lipophil, d. h. in Fett löslich und löst Fette auf. Auf dieser Eigenschaft beruht ein Teil der starken antibakteriellen Wirkung und vor allem die außerordentlich gute Penetrationsfähigkeit des Öls in die Haut und in das darunterliegende Gewebe. Das reine Teebaumöl enthält keinerlei Fremdstoffe, auch kein Konservierungsmittel, da es sich selbst haltbar macht. Auch wenn die Fläschchen mit einem Verfallsdatum gekennzeichnet sind, hält sich das Öl wesentlich länger. Es kann sich theoretisch durch UV-Strahlen und Sauerstoff verändern und sollte daher lichtgeschützt aufbewahrt werden. Vorratsfässer werden aus diesem Grund entweder möglichst luftfrei verschlossen, oder die normale Luft wird durch Stickstoff ersetzt. Aus der Literatur ist bekannt, daß Teebaumöl problemlos zehn Jahre ohne chemische Veränderung übersteht. Trotzdem sollten angebrochene Fläschchen nicht gerade in der prallen Sonne oder auf der Heizung aufbewahrt werden.

Soforthilfe mit Teebaumöl

Teebaumöl gehört unserer Meinung nach in jede Haus- oder Reiseapotheke. Neben den vielen Rezepten, die wir mit Teebaumöl entwickelt haben, kann auch das reine Öl für kleinere Wehwehchen verwendet werden. Bestehende Pickel und kleine Wunden betupft man am besten zwei- bis dreimal täglich mit dem unverdünnten Öl . Hier wirkt Teebaumöl sogar schneller als andere

Abb. 50: Die schmalen Blätter des Teebaums erinnern ein wenig an die der Nadelbäume.

übliche lokal wirkende Arzneien. Dies kommt durch seinen entzündungshemmenden Effekt und durch die direkte antibakterielle Wirkung, die sich beim guten Eindringen in die Haut entfaltet, zustande. Teebaumöl ist ein gutes Mittel gegen Pickel und Mitesser und wird deshalb von uns in vielen Kosmetikrezepten verwendet (siehe *Seite 125*).

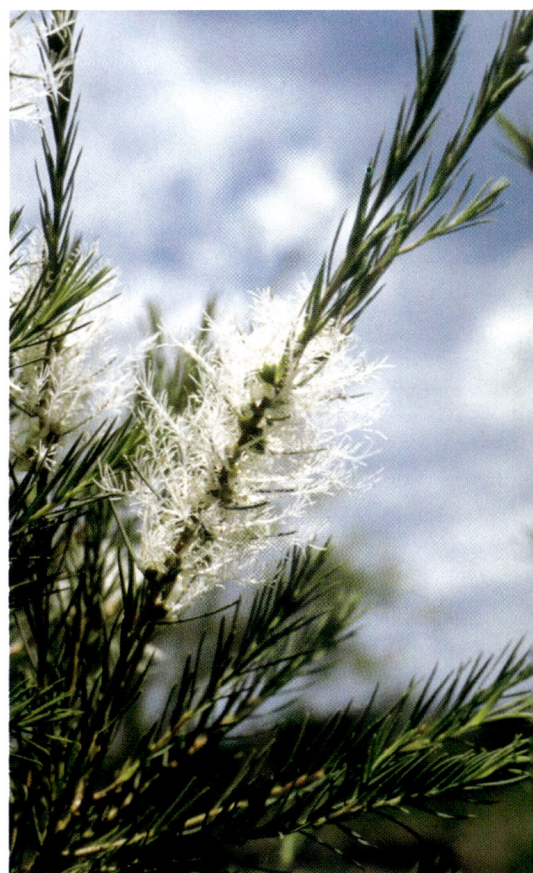

Thymianöl (*Thymus vulgaris*)

Thymianöl stammt aus der Thymianpflanze und zeigt deren charakteristischen Geruch. Das Öl hat ein extrem breites Wirkungsspektrum bei infektiösen Erkrankungen und wirkt antimikrobiell. Besonders hochwertig ist das Thymianöl vom Typ „geraniol". Es ist ausgesprochen mild bei einer extrem starken, breitgefächerten Wirkung gegen Bakterien, Viren und Pilze. Es hilft ideal bei Bronchitis und viralen Darminfektionen.

Wacholderbeerenöl (*Juniperus communis*)

Wie die Beeren selbst zeigt auch ihr Öl eine harntreibende Wirkung. Da das Nierengewebe dabei gereizt wird, sollte Wacholderöl nicht länger als zwei Wochen verwendet werden. Wacholderbeerenöl ist durchblutungsfördernd.

Zimtrindenöl (*Cinnamomum ceylanicum*)

Dieses Öl zeigt den typischen Geruch des Zimtgewürzes. Zimtrindenöl wirkt antiseptisch und hemmt Fäulnis- und Zersetzungsprozesse im Darm, außerdem regt es die Durchblutung an.

Zirbelkiefernöl (*Pinus cembra*)

Das ätherische Öl der in den Alpen vorkommenden Zirbelkiefer riecht angenehm. Es wirkt wie die anderen Nadelöle antiseptisch, durchblutungsfördernd und nimmt einen günstigen Einfluß auf Erkältungskrankheiten.

Zitronenöl (*Citrus limon*)

Das Öl mit dem frischen Duft stammt aus Zitronen und regt die Leber an. Es eignet sich besonders zur Raumbeduftung und wirkt desinfizierend.

Zypressenöl (*Cupressus sempervirens*)

Zypressenöl hemmt beginnende Erkältungskrankheiten im Hals-, Nasen- und Rachenraum. Oft kann sogar eine „im Anmarsch" befindliche Grippe gestoppt werden. Außerdem reguliert es Stoffwechselfunktionen und hilft bei Verstopfungen und Völlegefühl.

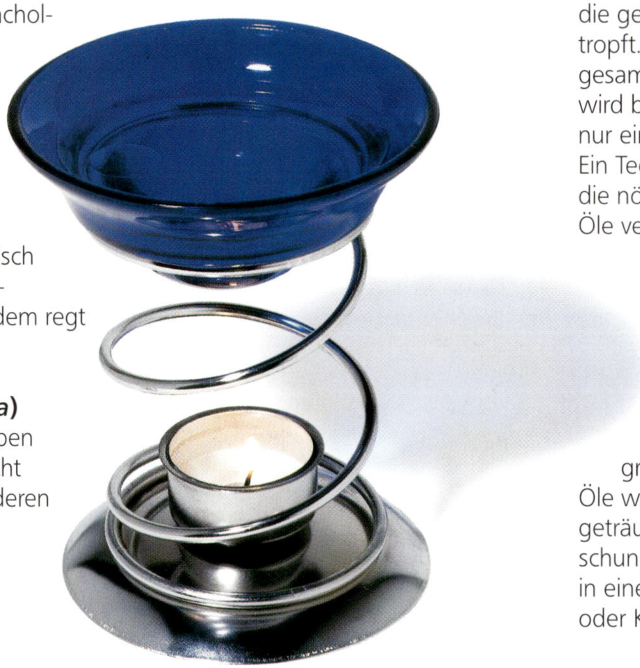

Abb. 51: Mit Hilfe einer Duftlampe können Sie die ätherischen Öle im ganzen Raum verteilen.

Gute Laune mit dem richtigen Raumduft

Duftlampen, Duftsteine und Co. – zarte Düfte in der Luft

Prinzipiell ist eine Fülle von Anwendungsmöglichkeiten der ätherischen Öle denkbar. Sehr bekannt sind Duftlampen oder Duftsteine, die die Öle in milder Konzentration den Raum beduften lassen und so z. B. unsere Stimmung positiv beeinflussen können.

Duftlampen

Bei der Duftlampe wird das Becken mit warmem Wasser gefüllt, dazu werden die gewünschten ätherischen Öle getropft. Da sich eine Dosierung von insgesamt nur wenigen Tropfen empfiehlt, wird bei einer Ölmischung pro Öl oft nur ein einzelner Tropfen verwendet. Ein Teelicht unter dem Becken sorgt für die nötige Hitze, so daß die ätherischen Öle verduften können.

Duftstein

Der Duftstein ist eine poröse Scherbe, z. B. Blumentopf, oder eine im Handel erhältliche kleine Figur aus Ton oder anderem porösen Material mit großer Oberfläche. Die ätherischen Öle werden auch hier tropfenweise aufgeträufelt. Sie können auch eine Mischung aus getrockneten Pflanzenteilen in einer Schale beduften. Solche Blüten oder Kräutermischungen werden bereits fertig mit kommerziell zugesetztem Geruch angeboten. Nach einigen Wochen verliert sich ihr Aroma, dann können Sie die Trockenpflanzenteile mit eigenen Kreationen wiederbeleben.

Weitere Anwendungsmöglichkeiten der ätherischen Öle bestehen darin, diese direkt auf ein Kissen zu geben. In der kalten Jahreszeit kann außerdem der Luftbefeuchter an der Zentralheizung oder auf dem Ofen mit ätherischen Ölen versetzt werden. Obwohl ätherische Öle und Wasser nicht miteinander mischbar sind, kann auf einen brückenbildenden Emulgator verzichtet werden. Die Düfte sind wasserdampfflüchtig, d. h. sie werden beim Verdampfen des Wassers mit herausgetrieben.

Raumdüfte – auf die richtige Menge kommt es an

Hier zunächst einige Duftmischungen, die sich besonders für die Raumbeduftung eignen. Für die Anwendung in Duftlampen, Steinen etc. sollte ein Teil im Rezept jeweils einem Tropfen entsprechen. Die Öle werden einfach miteinander gemischt. Natürlich können die Mischungen auch „auf Vorrat" hergestellt werden, entscheidend ist lediglich, daß die Mengenverhältnisse untereinander gewahrt bleiben. Es empfielt sich dann, die Werte in Milliliter umzurechnen. Informationen und die Namen der Stammpflanzen zu den angegebenen Ölen finden Sie ab *Seite 76*.

Duftmischung „Guten Morgen"

3 Teile   Citronellaöl
2 Teile   Nelkenöl
3 Teile   Blutorangenöl
2 Teile   Rosenöl

Die Kreation muntert auf und ist insbesondere für den Tagesanfang geeignet. Statt echtem Rosenöl kann das naturidentische, sehr viel preisgünstigere Produkt verwendet werden.

Erfrischungsmischung

1 Teil   Bergamotteöl
1 Teil   Blutorangenöl
1 Teil   Zitronenöl
1 Teil   Zimtrindenöl

Belebend und erfrischend für den Tag.

Frischer Duft für Heizungsluft

1 Teil   Latschenkiefernöl
1 Teil   Palmarosaöl
1 Teil   Salbeiöl
3 Teile   Rosmarinöl
3 Teile   Zitronenöl

Neben der Luftbefeuchtung werden hier die Atemwege leicht unterstützt.

Ätherische Ölmischung zur Entspannung

2 Teile   Majoranöl
2 Teile   Wacholderbeerenöl
2 Teile   Petitgrain mandariniert
2 Teile   Fenchelöl
2 Teile   Lavendelöl

Die Mischung entspannt und wirkt entkrampfend. Die Wirkung von Fenchelöl finden Sie bei der Beschreibung der Fenchelfrüchte (siehe *Seite 108*).

Schlafmischungen

Die beruhigende Wirkung von ätherischen Ölen wie Melisse und Lavendel ist auch bei uns bereits länger bekannt; daß aber auch die ätherischen Öle aus Eisenkraut, Mandarine, Muskatellersalbei und Petitgrain entspannende und schlaffördernde Wirkungen zeigen, wissen hierzulande nur die wenigsten. Aus der indischen und chinesischen Medizin sind außerdem noch die indische Narde und das chinesische May Chang, das häufig auch nach seinem botanischen Namen als Litsea Cubeba bezeichnet wird, zu nennen. In diese Gruppe gehört außerdem die grüne Myrte.

Mischung „Süße Träume"

3 Teile   indisches Nardeöl
3 Teile   Lavendelöl
2 Teile   Melissenöl
2 Teile   Muskatellersalbeiöl

Ein aromatisch-harmonisierender Duft. Statt dem teuren Melissenöl kann das weitaus preisgünstigere Citronellaöl (*Melisse indicum*) verwendet werden.

Beruhigungsmischung HT

3 Teile Mandarinenöl
3 Teile Citronellaöl
2 Teile Eisenkrautöl
2 Teile Petitgrain mandariniert
2 Teile Römisches Kamillenöl

Eine angenehme leicht fruchtige Komposition.

Schlafmischung „Wolke"

2 Teile Eisenkrautöl
2 Teile May Changöl
2 Teile Mandarinenöl
2 Teile Lavendelöl
2 Teile grünes Myrtenöl

Bei dieser Mischung steht ein feinherb-fruchtiger Dufteindruck im Vordergrund, bei dem der elegante Geruch der grünen Myrte besonders gut zur Geltung kommt.

„Roter Mond"

1 Teil Lavendelöl
1 Teil May Changöl
1 Teil Petitgrain mandariniert
1 Teil Majoranöl
1 Teil Muskatellersalbeiöl

Eine aromatische, leicht herbe Mischung.

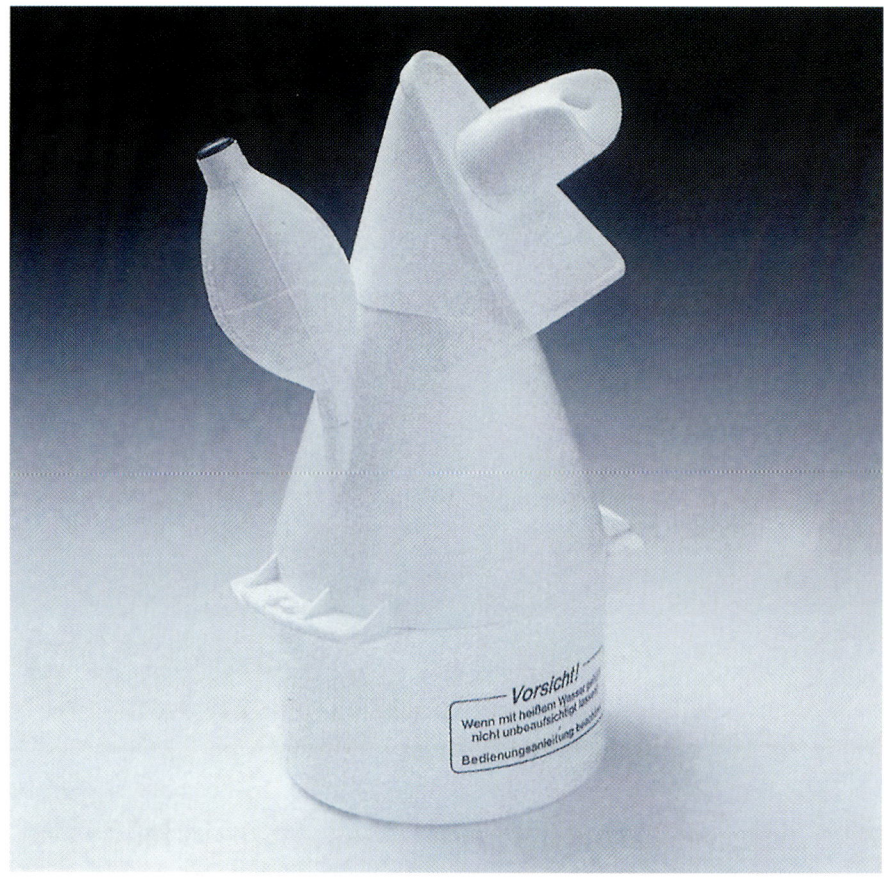

Abb. 52: Dieser einfache Inhalator aus der Apotheke macht das Inhalieren zum Kinderspiel.

Wir haben bewußt eine größere Auswahl von Rezepten präsentiert, denn so können Sie bei der Wahl eines Duftes immer Ihrem persönlichen Geschmack folgen. Das ist wichtig, denn schließlich werden Sie diesen Duft viele Stunden um sich haben.

Mit Düften gegen Schnupfen und andere Beschwerden

Ich, Jean Pütz, bin schon seit Jahren überzeugter Anhänger der Aromatherapie und bekomme meine kleinen

Wehwehchen mit den ätherischen Ölen äußerst gut in den Griff. Dabei bemühe ich mich auch immer, die Wirksamkeit der ätherischen Öle mit Wärme und Wasserdampf zu kombinieren. Das ist eigentlich nichts Neues, denn schon unsere Großeltern hatten dafür eine spezielle Methode. Ich erinnere mich mit Schrecken daran, daß meine Großmutter stets, wenn eins von uns Kindern krank war, einen heißen Sud aus Kamillenblüten, Salbei- und Pfefferminztee zubereitete. Das Ganze wurde dann in eine Schüssel gefüllt, anschließend kam ein Handtuch über den Kopf und die Dämpfe wurden eingeatmet. Ich selbst mußte diese scheußliche Prozedur häufig über mich ergehen lassen.

Die Nachteile, ja sogar gewisse Gefahren liegen auf der Hand. Es kann zu Reizungen der empfindlichen Augenschleimhäute bis hin zu Verbrühungen und Verbrennungen bei Unachtsamkeit kommen, insbesondere wenn Kinder sich dieser Prozedur aussetzen müssen. Deshalb rate ich dringend von dieser offenbar nicht auszurottenden Methode ab. Wesentlich weniger gefährlich sind spezielle Inhalatoren aus der Apotheke, denn dazu gehören passende Aufsätze mit speziellen Mundstücken für Mund und Nase oder beides. Aber auch hier können die Dämpfe beim Ausatmen immer noch in die Augen geraten. Aus diesem Grund kann ich mit meiner ausgesprochen empfindlichen Bindehaut auch diese Methode nicht anwenden. Doch Not

macht erfinderisch, und wir haben, wie Sie sehen werden, mittlerweile ungefährliche Methoden zur Inhalation ausgetüftelt.

Bevor Sie sich allerdings nun, hoffentlich bald ebenso begeistert wie ich, der Aromatherapie zuwenden, noch ein dringlicher Hinweis: Die Aromatherapie zeigt in der Regel sehr schnell positive Wirkungen. Spätestens nach 48 Stunden sollte eine deutliche Besserung festzustellen sein, andernfalls muß ärztlicher Rat eingeholt werden. Bewährt sich die Behandlung, kann sie bis zum Verschwinden der akuten Symptome fortgeführt werden, was nach ca. sechs bis neun Tagen der Fall ist.

Gezielt inhalieren

Natürlich werden bei der Verwendung von Duftlampen und ähnlichem ätherische Öle inhaliert. Allerdings handelt es sich dabei um sehr geringe Mengen. Bei Husten, Bronchitis, Nebenhöhlenentzündungen, Schnupfen, aber auch bei Schleimhautentzündungen stellt sich dagegen erst bei intensiver Inhalation schnell eine Linderung der akuten Beschwerden ein.

Die Pütz-Methode
Diese Methode ist so genial und einfach, daß sie zu Ehren des Erfinders „Pütz-Methode" getauft wurde. Dazu träufelt man ein bis zwei Tropfen eines Ölgemischs, z. B. das Schnupfenöl der Hobbythek (siehe *Seite 87*), auf die Mit-

te eines 5 x 5 Zentimeter großen Papiertaschentuchs und knüllt es so zusammen, daß das Öl innen eingeschlossen ist. Auf diese Weise wird verhindert, daß das ätherische Öl unmittelbar mit den empfindlichen Nasenschleimhäuten in Berührung kommt. Diese „Inhalationskügelchen" steckt man sich vor dem Einschlafen in die Nase. Während der Nacht atmet man dann die ätherischen Öle in konzentrierter Form ein. Wenn der Schnupfen schon fortgeschritten ist, empfiehlt sich diese Behandlung auch am Tage. Dann sollte das Kügelchen allerdings mehrmals am Tag, sobald es vollgesogen ist, durch ein frisches ersetzt werden.

Darüber hinaus gibt es in der Apotheke sehr preiswerte Inhalatoren zu kaufen, mit denen das Inhalieren zum Kinderspiel wird. Sie bestehen aus einem becherähnlichen Gefäß und einem aufgesetzten Trichter, den man an den Mund führen oder auf die Nase aufsetzen kann.

Inhalation mit heißem Dampf
Wie bereits erwähnt sind ätherische Öle wasserdampfflüchtig, d. h. sie verdunsten zusammen mit Wasserdampf. Diese Eigenschaft kann man sich auch bei der Inhalation zunutze machen. Der Dampf befeuchtet die Schleimhäute, zusammengeklebte Schleimsekrete und Krusten werden dadurch gelöst. Auch zähflüssiger Schleim, der dem Abtransport von Schadstoffen dient, wird verflüssigt und leichter ausgeschieden. Ver-

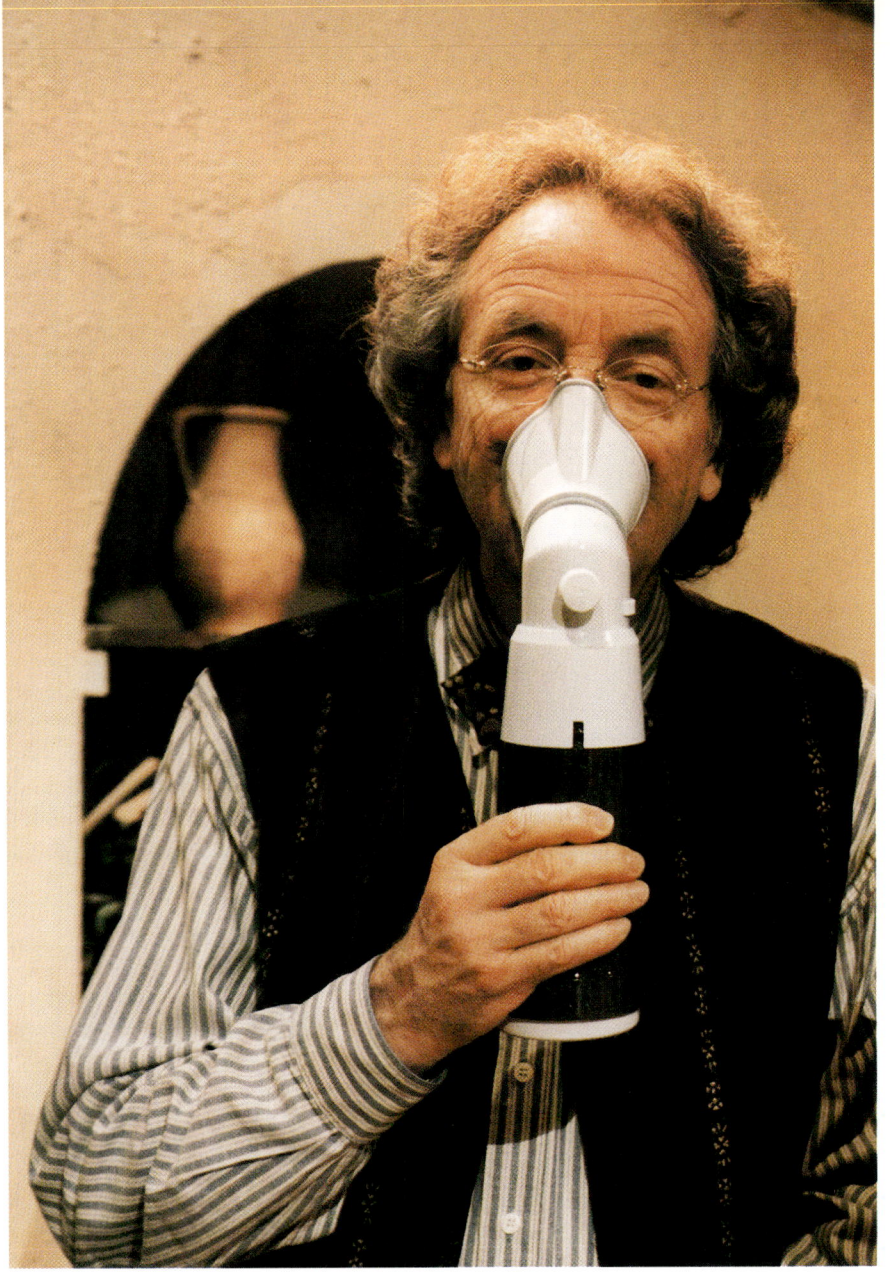

Abb. 53: Die biegsame Atemmaske des Heildampfinhalators paßt sich der Gesichtsform sehr gut an.

stärkt wird diese lösende Wirkung durch die richtigen ätherischen Öle bzw. eine Ölmischung. Die Öle haben nicht nur lokale Wirkung, sondern gelangen auch über die Schleimhäute von Nase, Mund und Bronchien leichter ins Körperinnere, entwickeln also eine Tiefenwirkung. Gerade bei Krankheiten, die leicht ins Chronische tendieren wie z. B. Nasennebenhöhlenentzündungen oder eine langwierige Bronchitis, ist das Zusammenspiel zwischen Heilwirkung und Wärme geradezu ideal. Außerdem entsteht, sofern die Wasserdampftemperatur gerade noch erträgliche 50 °C erreicht, ein für die außerordentlich temperaturempfindlichen Viren ungünstiges Milieu, sie sterben ab.

Der Heildampfinhalator
Der Heildampfinhalator besteht zum einen aus einem Gefäß in Form einer Thermosflasche. Dieses sorgt dafür, daß das eingefüllte Wasser fast zwei Stunden ausreichend heiß bleibt. Zum anderen besteht der Inhalator aus einem Aufsatz, in dem das Besondere verborgen liegt. Er bedingt die raffinierte Führung des Dampfes durch ein Mehrkammersystem und ermöglicht so eine Regulierung der Inhalationstemperatur, die automatisch auf höchstens 50 °C begrenzt wird. Dadurch ist der Anwender ausreichend gegen Verbrennungen des Mund- und Nasentrakts geschützt. Des weiteren kann die Temperatur durch die Öffnung seitlicher Klappen auf 30 bis 40 °C verringert werden. Wesentlich bei dieser neuartigen Auf-

satzkonstruktion ist auch ein spezielles Ventil, das dafür sorgt, daß beim Einatmen nur Luft aus dem Innenraum der Thermosflasche herausgesogen wird. Je nachdem, wieviel Frischluft zugeführt wird, stellt sich die entsprechende Inhalationstemperatur ein. Beim Ausatmen wird die Luft durch die Ventilklappe sofort nach außen geleitet, ohne daß sie wieder in den Innenraum der Thermosflasche gelangen kann. Dies ermöglicht ein ungestörtes tiefes Ein- und Ausatmen, wodurch die gewünschte Wirkung erhöht wird.

Ein in den Inhalationsraum ragender Docht, der mit ätherischen Ölen oder deren Mischung getränkt werden kann und an dem der heiße Wasserdampf entlangströmt, entläßt die Aromaöle nach und nach in den Luftstrom. Es besteht jedoch auch die Möglichkeit, die ätherischen Öle sofort in das heiße Wasser einzuträufeln – dann allerdings nie mehr als ein bis zwei Tropfen! Dies empfehlen wir aber nur für die erste Zeit einer Behandlung, später reichen dann die Abgaben des Dochts völlig aus.

Auf das Gerät läßt sich eine biegsame Atemmaske aufsetzen, die sich sehr gut der Gesichtsform anpaßt, d. h. Mund und Nase nach außen hin perfekt abschließt. So strömt die ausgeatmete Luft nur am Apparat aus und gerät nicht etwa in die Augen, die durch die ätherischen Dämpfe ja gereizt werden können. Für Kinder ist eine entsprechend kleinere Maske mit gleicher

Konstruktion erhältlich, die leicht gegen die Erwachsenenmaske ausgetauscht werden kann.

Das Thermosgefäß darf maximal bis zur Hälfte mit heißem Wasser gefüllt sein (das entspricht einer Menge von 1½ Tassen Wasser) und nur aufrecht benutzt werden, andernfalls könnte die Flüssigkeit auslaufen. **Achtung:** Beim Inhalieren sollte man allerdings nie vergessen, daß ein ätherisches Öl hoch konzentriert und damit auch die Wirkung wesentlich stärker ist als beim eigentlichen Kraut oder Tee. Deshalb sollten Sie grundsätzlich die in den Rezepten angegebenen Dosierungen beachten. Im Falle der Inhalation reichen meist zwei bis drei Tropfen einer Ölmischung auf 100 bis 150 Milliliter heißes Wasser.

Rezepte gegen Erkältungen

Die folgenden Mischungen können Sie in der oben beschriebenen Weise inhalieren.

Heilpflanzenöl HT

1 Teil	Lavendelöl
2 Teile	Pfefferminzöl
1 Teil	Teebaumöl
1 Teil	Thymianöl (Typ geraniol)

Das Heilpflanzenöl sollte mehrmals täglich inhaliert werden; aufgrund der wohltuenden Wirkung wird Ihnen das nicht schwerfallen.

Schnupfenöl HT

1 Teil	Eukalyptusöl
2 Teile	Pfefferminzöl
1 Teil	Salbeiöl
1 Teil	Teebaumöl

Mehrmals täglich bis zu fünfmal fünf Minuten inhalieren. Für die empfindliche Nase sollte das mildere Öl von *Eucalyptus radiata* verwendet werden.

Erkältungsöl

2 Teile	Fichtennadelöl
2 Teile	Pfefferminzöl
2 Teile	Rosmarinöl
2 Teile	Thymianöl (Typ geraniol)
2 Teile	Zypressenöl

Bei Bedarf mehrmals täglich inhalieren! Für das Rezept ist Rosmarinöl aus Nordafrika oder Korsika besonders geeignet.

Mundpflege

Natürlich können die Keime im oberen Rachenbereich auch durch Gurgelwasser erreicht werden. Da hier Wasser und nicht Wasserdampf verwendet wird, muß ein Emulgator (LV 41) die Brücke zwischen den wasserunlöslichen ätherischen Ölen und dem Wasser schlagen.

Gurgelwasser

1 Teil	Teebaumöl
1 Teil	Pfefferminzöl
1 Teil	Krauseminzeöl
1 Teil	Zypressenöl
1 Teil	LV 41

Zutaten vermischen und einige Tropfen davon auf ein halbes Glas lauwarmes Wasser geben. Mehrmals am Tag gurgeln.

Zur Vorbeugung von Infekten, aber auch zum Schutz vor Zahnkaries und Parodontose dient dieses erfrischende Mundwasser:

Mundwasser HT

1 TL	Teebaumöl	
1 TL	Pfefferminzöl	
1 TL	Krauseminzeöl	
1 TL	Thymianöl	
1 EL	Lavendelöl	
½ Meßl.	(1 ml) LV 41	

Einfach alle Zutaten in eine kleine Pipettenflasche geben und schütteln – fertig ist ein erfrischendes und vorbeugendes Mundwasser. Nach jedem Zähneputzen etwa vier bis fünf Tropfen auf ein halbes Glas Wasser träufeln und Mund damit spülen. Natürlich kann es auch in das Wasser der Munddusche getropft werden.

Neueste wissenschaftliche Untersuchungen belegen, daß neben den längst bekannten bakteriellen Verursachern (siehe *Seite 60*) auch der weit verbreitete Pilz *Candida albicans* für Kariesentstehung verantwortlich sein kann. An der Universität Gießen fanden im Zentrum für Zahn-, Mund- und Kieferheilkunde unter Leitung von Prof. Willi-Eckhard Wetzel dazu Versuche statt, in denen das Mundhöhlenmilieu im Labor imitiert wurde. Demnach ist der Pilz *Candida albicans* eindeutig in der Lage, Zahnbelag zu bilden und dadurch den pH-Bereich (Säuregrad) in der Mundhöhle unter den Wert von 5,7 abzusenken, d. h. die kritische Schwelle für die Kariesentstehung zu überschreiten. Da Teebaumöl nicht nur Bakterien, sondern auch Pilze in Schach hält, sind Sie mit dem Mundwasser HT (siehe *links*) und unserem Zahngel mit Niempulver hier fein raus.

Zahngel mit Niempulver

1 Tabl.	Lightsüß	
50 ml	dest. oder frisch abgekochtes Wasser	
1 Meßl.	Xanthan	
2 Meßl.	Betain	
2 Meßl.	Glycerin	
3 Tr.	Teebaumöl	
5 Tr.	Krauseminzeöl	
12 Tr.	Paraben K	
5 g	Niemrindenpulver	

Die Lightsüßtablette im Wasser auflösen, dann Xanthan sehr vorsichtig portionsweise auf die Wasseroberfläche aufstreuen und jeweils umrühren. Es entsteht ein appetitliches Gel, in das nun Betain, Glycerin und die ätherischen Öle eingerührt werden können. Das Zahngel wird mit Paraben konserviert. Zum Schluß das Niemrindenpulver zugeben. Da dieses oftmals noch kleine Faserstücke enthält, empfiehlt es sich, es zuvor durch ein feines Küchen- oder Teesieb zu geben oder vielleicht sogar mit dem Schlagwerk einer Elektromühle zu zerkleinern. Niemrinde wirkt gegen Zahnfleischentzündungen, hat eine heilungsfördernde Wirkung und beugt Karies vor. Füllen Sie die Zahnpasta in eine Tube, die Sie in den im Bezugsquellenverzeichnis genannten Läden erwerben können.

Unverdünnte Öle auf der Haut

Grundsätzlich ist es zwar möglich, geeignete ätherische Öle unverdünnt auf die Haut aufzutragen, da es sich jedoch um hochwirksame Stoffe handelt und die Öle außerdem oft noch sehr teuer sind, raten wir in der Regel zu einer verdünnten Anwendung. In speziellen Ausnahmen (siehe Teebaumöl *Seite 80*) oder schwierigen Notfällen spricht allerdings nichts dagegen, reines Kamillen- oder Lavendelöl auf eine frische Verbrennung geringen Grades aufzutragen. So wird der Schaden schnell begrenzt. Auch bei frischen Sportverletzungen darf unverdünntes Strohblumenöl verwendet werden, es lindert schnell den Schmerz.
Öle wie Nelken- oder Zimrindenöl rufen bei einigen empfindlichen Personen allerdings allergische Reaktionen hervor und wirken schon bei Konzentrationen von über 2 % hautreizend. Dies gilt auch für Thymian-, Oregano- oder Bohnenkrautöl. Aber auch andere Öle wie Lorbeer-, Niaouli- oder auch Citrus- und Nadelöle können unter Umständen zu Unverträglichkeiten führen. Deshalb empfehlen wir vor der Behandlung auf der Haut einen Allergietest:

Allergietest

Ob Ihre Haut allergisch auf die verwendeten ätherischen Öle reagiert, läßt sich am einfachsten durch einen Allergietest herausfinden. Dafür verreiben Sie einen Tropfen des Öls auf der sehr empfindlichen Innenfläche des Unterarms. Es ist auch möglich, mehrere Öle an verschiedenen Stellen gleichzeitig zu testen. Wenn es nicht anfängt zu brennen und auch keine allergische Rötung entsteht, dann können Sie die Rezepturen bedenkenlos auch auf Brust oder Rücken anwenden.

Eine weitere originelle Anwendung von ätherischen Ölen besteht darin, die Fußsohle oder die Schläfe mit einer sehr kleinen Menge, nach Möglichkeit einem Tropfen, der ätherischen Ölmischung oder des reinen Öls einzureiben. Für eine solche Anwendung eignen sich besonders gut unsere Duft- und Aroma-Mischungen zur Raumbeduftung, insbesondere die Schlafmischungen. **Achtung:** Einige ätherische Öle wie Pfefferminzöl können auch ohne Wasserdampf bei der augennahen Anwendung an der Schläfe die Bindehaut reizen.

Aromatherapie-Apotheke

Die Wirkstoffe der ätherischen Öle sind so klein und flüchtig, daß sie mit Leichtigkeit durch die Haut aufgenommen werden können. Manche Ölbestandteile erreichen die Blutbahn, andere bleiben

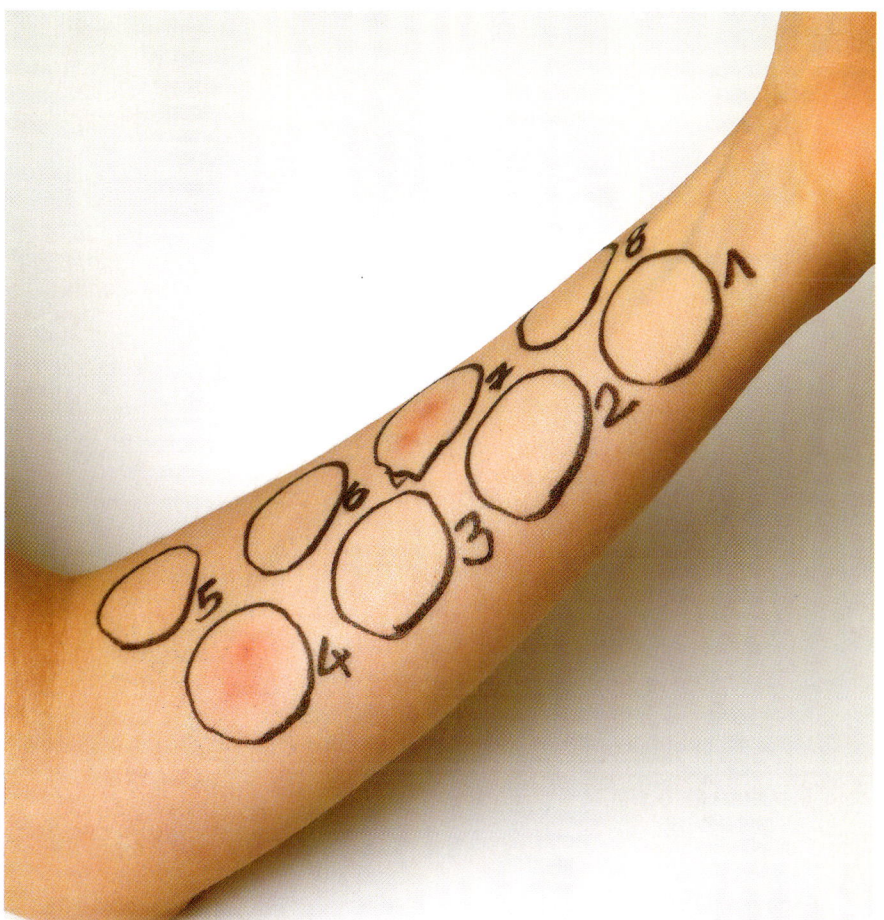

im Fettgewebe zurück. Für die gängigste und sicherste Methode, ein ätherisches Öl auf die Haut aufzutragen, ist das Verdünnen in einer Creme oder fetten Salben- bzw. Ölbasis notwendig. Geeignete ätherische Öle oder deren Mischung können dazu einfach mit fetten Ölen, z. B. Sonnenblumen-, Sesam-, Mandel-, Haselnuß- oder auch Olivenöl verdünnt werden. Es funktioniert aber

Abb. 54:   Wenn Sie beim Allergietest mehrere Substanzen zugleich testen wollen, sollten Sie die Stellen numerieren und sich die Nummern mit den entsprechenden Substanzen auf einem Zettel notieren.

auch mit unseren Cremes oder mit unserer Cremaba Basiscreme. Pro zehn Milliliter fettes Öl bzw. zehn Gramm Creme empfiehlt es sich, fünf bis sechs Tropfen ätherisches Öl zuzugeben. Für eine starke Wirkung können bis zu 20 Tropfen verwendet werden. Auf die besondere Wirkung der ätherischen Öle in Zäpfchen, die eine weitere Form der Anwendung der Aromatherapie darstellen, kommen wir gleich noch zu sprechen.

Im Prinzip können die von uns im folgenden beschriebenen Mischungen gegen Erkältungskrankheiten in der genannten Weise einfach in Öl oder Creme gerührt werden.
In vielen unserer Rezepte verwenden wir hochwertige kaltgepreßte Pflanzenöle wie Mandel-, Avocado-, Haselnuß- oder Olivenöl, die schnell ranzig werden können. Die Hobbythek hat deshalb einen natürlichen Zusatz initiiert, der dieses Ranzigwerden wirksam verhindert.

Antiranz
Antiranz verlängert die Haltbarkeit von Ölen um ca. sechs Monate. Es enthält in hoher Dosis die Vitamine C und E. Zusätzlich ist in Antiranz noch ein Speiseemulgator enthalten, der dafür sorgt, daß es sich gut im Öl löst. Die Vitamine in dem Mittel können freie Radikale (siehe *Seite 48*) einfangen und damit auch die Entstehung der zersetzenden Peroxide verhindern.
Wir empfehlen, jedes frisch gekaufte Öl mit Antiranz zu versetzen. Pro 100 Milliliter Öl sollen vier Tropfen, pro Liter 40

Tropfen Antiranz zugesetzt werden. Antiranz muß im Kühlschrank aufbewahrt werden.

Heilpflanzenbalsam

12 Tr.	Heilpflanzenöl HT (siehe *Seite 87*)
20 g	Cremaba

Heilpflanzenöl in Cremaba rühren und fertigen Balsam in einem gut schließenden Gläschen aufbewahren. Bei Atemwegsbeschwerden ein haselnußgroßes Stück zwei- bis dreimal täglich jeweils auf Rücken und Brust verreiben und mit warmer Kleidung oder einer Decke zudecken.

Erkältungscreme

12 Tr.	Erkältungsöl (siehe *Seite 87*)
20 g	Cremaba

Erkältungsmischung in die Creme rühren und in ein gut verschließbares Gefäß geben. Ein haselnußgroßes Stück jeweils zwei- bis dreimal täglich auf Rücken und Brust verreiben und mit warmer Kleidung oder einer Decke zudecken.

Mischung bei Bronchitis

5 Tr.	Muskatellersalbeiöl
5 Tr.	Latschenkiefernöl
10 ml	Mandelöl

Öle vermischen und die Mischung dreimal täglich auf Brustkorb und Rücken

verteilen. Neben der Wirkung durch die Haut wird hier auch ein Teil der Wirkstoffe eingeatmet, da etwas davon durch die Körperwärme auf der Haut verdunstet. Statt Latschenkiefernöl kann auch das ätherische Öl der Bergkiefer (*Pinus mugo terra*) verwendet werden.

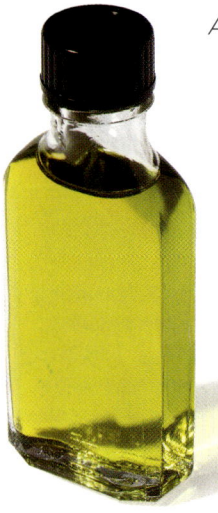

Abb. 55: Öl gegen Prellungen und Verstauchungen

Öl gegen Prellungen und Verstauchungen

15 Tr.	Petitgrain mandariniert
10 Tr.	Estragonöl
5 Tr.	Römisches Kamillenöl
15 Tr.	Muskatellersalbeiöl
5 Tr.	Strohblumenöl
10 Tr.	Lorbeeröl
30 ml	Avocadoöl
20 Tr.	D-Panthenol

Ätherische Öle nacheinander in das Avocadoöl tropfen, zum Schluß

D-Panthenol zusetzen, umrühren, fertig! Betroffene Stelle mehrmals am Tag einreiben. Der Zusatz des sehr teuren Strohblumenöls macht sich bezahlt, da dieses eine phantastische abschwellende Wirkung hat. Öl bei Bedarf mit zwei Tropfen Antiranz gegen das Ranzigwerden schützen. Statt Avocadoöl kann natürlich auch ein anderes fettes Öl verwendet werden.

Massageöl

1 ml	Geraniumöl
1 ml	Lemongrassöl
1 ml	Niaouliöl
20 Tr.	D-Panthenol
50 ml	Sonnenblumenöl

Zutaten einfach in das Sonnenblumenöl rühren, fertig. Es empfiehlt sich, das Sonnenblumenöl mit zwei Tropfen Antiranz gegen das Ranzigwerden zu schützen.
Gönnen Sie sich eine Massage mit diesem herrlich duftenden Massageöl, ein Erlebnis für Körper und Seele. Natürlich kann Sonnenblumenöl auch durch das exklusive Jojobaöl oder ein anderes fettes Öl ersetzt werden.

Abb. 56: Im folgenden Kapitel finden Sie jede Menge Rezepte, die dem Po zugute kommen, einem leider immer noch tabuisierten Körperteil.

Analpflege

Wir wissen – nicht zuletzt aus eigener leidvoller Erfahrung –, daß der Analbereich eine Fülle von Problemen verursachen kann, über die niemand so gerne spricht. Unser Hobbythekbuch „Darm und Po" war sicher u.a. deshalb so erfolgreich, weil es sich diesem leider immer noch tabuisierten Körperteil gewidmet hat. Wir haben eine Fülle von

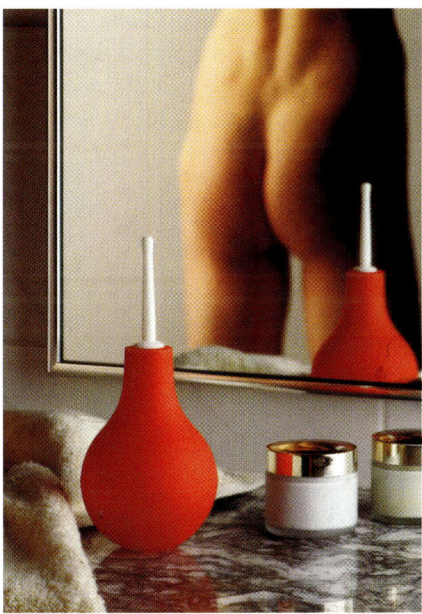

Rezepten entwickelt, die dem Po zugute kommen, fast alle enthalten ätherische Öle und basieren auf dem Wissen der Aromatherapie.

Die folgende Analsalbe können Sie nach dem Stuhlgang oder einfach zur Beruhigung der Analregion einsetzen. Das Kamillenöl verleiht der Creme eine zartblaue Farbe.

Analsalbe

5 Tr.	Deutsches Kamillenöl
10 Tr.	Niaouliöl
50 g	Cremaba

Rühren Sie die ätherischen Öle in die Basiscreme ein. Insbesondere Niaouliöl zeigt einen günstigen Einfluß auf Hämorrhoiden. Dennoch sollten diese natürlich auf jeden Fall von einem Arzt untersucht werden. Bei bestehendem Leiden kann die Creme aus der Tube durch einen speziellen Applikator auch in die Analöffnung eingeführt werden. Diese Applikatoren, die Sie auf die Tubenöffnung aufschrauben, erhalten Sie ebenfalls in den Läden, die die Hobbythekprodukte führen (siehe Bezugsquellen *Seite 138*).

Hämorrhoiden und andere Analleiden

Natürlich sollte es für uns selbstverständlich sein, daß wir uns den After nach dem Gang zur Toilette reinigen. Toilettenpapier reicht da in den meisten Fällen nicht aus. Der ausschließliche

Gebrauch kann sogar die Ursache für Analerkrankungen sein.

Unser Poausgang ist mit einem gut durchbluteten Gewebekissen abgedichtet. Genau wie bei anderen Blutgefäßen können auch an dieser Stelle Krampfadern entstehen, die Hämorrhoiden. Die Haut ist über den dann gedehnten Adern hauchdünn und wird durch harten Stuhl leicht eingerissen. Bereits feinste Haarrisse verursachen eine Blutung. Außerdem entstehen durch die vielen Erreger in den Kotresten kleinere Entzündungen, die Juckreiz verursachen und die Hämorrhoiden sogar noch verschlimmern können.

Wer unter Hämorrhoiden leidet, findet häufig Blutspuren auf dem Toilettenpapier. In der Regel ist das deutlich sichtbare Blut nicht so gefährlich wie das im Kot versteckte. Dies könnte nämlich ein Zeichen für Darmkrebs sein. Wenn Sie Blut auf dem Toilettenpapier entdecken, sollten Sie aber in jedem Fall einen Arzt aufsuchen. Er kann die Ursachen abklären und hat auch einen Test, mit dem man verstecktes Blut aufspüren kann. Menschen, die bereits das 45. Lebensjahr überschritten haben, ist in jedem Fall eine vorsorgliche Darmspiegelung empfohlen. Mit dieser Untersuchung kann ein entstehender Darmkrebs so rechtzeitig entdeckt werden, daß eine nahezu 100 %ige Heilungschance besteht.

Leichte Hämorrhoiden, Entzündungen und Analjucken lassen sich mit selbstge-machten Zäpfchen, die ätherische Öle enthalten, behandeln. Besonders geeignet sind hier Salbei-, Niaouli- und Kamillenöl. Diese wirken heilend und entzündungshemmend. Die Zäpfchen schmelzen im Anus und setzen die ätherischen Öle an Ort und Stelle frei.

Hämorrhoidenzäpfchen
(für 6 Zäpfchen)

12 g	Kakaobutter
18 Tr.	Niaouliöl
6 Tr.	Salbeiöl
3 Tr.	Deutsches Kamillenöl

Kakaobutter vorsichtig in einem Becherglas im Wasserbad schmelzen (Cremeschmelze). **Achtung:** Kakaobutter nicht überhitzen, denn bereits bei Temperaturen über 45 °C besteht die Gefahr, daß

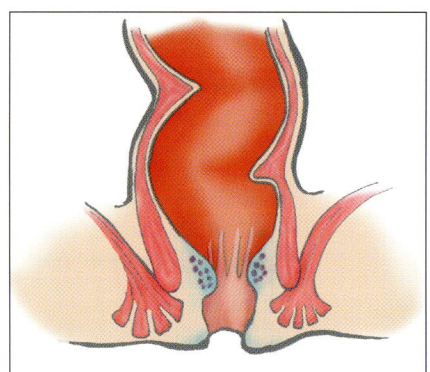

Grafik 5a: Zwei äußerst kräftige Schließmuskeln im After garantieren beim gesunden Menschen, daß wirklich nur zum gewollten Zeitpunkt Stuhl austritt.

das Fett beim Abkühlen nicht mehr fest wird. Deshalb die Temperatur mit einem Thermometer kontrollieren. Ätherische Öle in die ölig-cremige Masse rühren und diese dann in unsere Einmalzäpfchenformen gießen und mit dem beiliegenden Klebeband verschließen. Zäpfchen kühl, am besten im Kühlschrank, aufbewahren. Einmalzäpfchenformen bekommen Sie in den Läden, die traditionell unsere Produkte führen (siehe *Bezugsquellen*).

Vorbeugen gegen „Po-Malaisen"

Eine Devise der Hobbythek ist der Satz: „Vorbeugen ist besser als Heilen". Tatsächlich ist es möglich, durch gezielte Maßnahmen vielen Beschwerden im

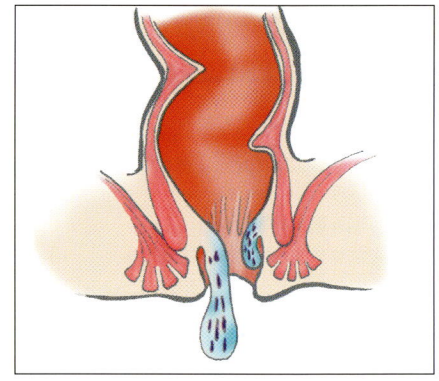

Grafik 5b: Schwellkörper am After dichten den Ausgang nach außen besonders gut ab. In diesem blutgefüllten Gewebekissen können sich Venenknoten entwickeln, die zu den gefürchteten Hämorrhoiden führen.

Analbereich vorzubeugen. Eine zentrale Rolle dabei spielt die Analreinigung, der wir deshalb an dieser Stelle unsere besondere Aufmerksamkeit schenken wollen.

Rundherum sauber – das Bidet

Viele Menschen glauben, daß das Bidet der Intimpflege der Frau dient. Das ist zweifellos so. Gleichzeitig ist es aber auch der ideale Ort für die Analwäsche.

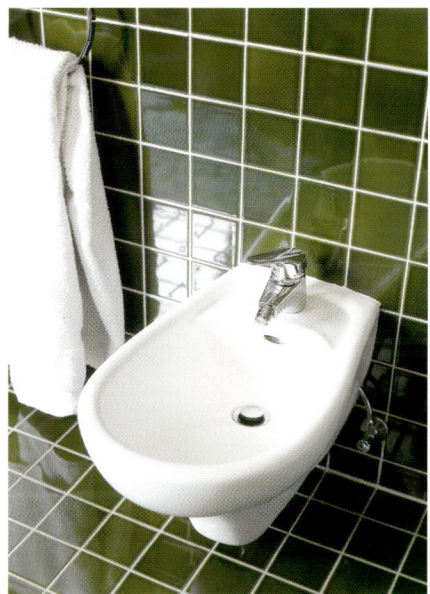

Abb. 57: Ein solches Bidet kann optimal zur Analpflege genutzt werden.

Es ist sehr zu bedauern, daß das Bidet immer mehr aus unseren Badezimmern verschwindet. In Frankreich sind sie noch viel häufiger in Gebrauch, da es dort lange Zeit eine Bauvorschrift gab, die besagte, daß Badezimmer beziehungsweise Toiletten damit verbindlich auszurüsten seien. Heute ist dies nicht mehr so. Obwohl unsere Toiletten und Badezimmer immer luxuriöser werden, wird heutzutage am Bidet gespart. Dabei ist es wohl die bequemste und praktischste Einrichtung für die Analwäsche. Wer zur Zeit also ein neues Badezimmer plant, der sollte vor der Investition für ein Bidet nicht zurückschrecken.

Für viele Menschen, die von Problemen im Analbereich betroffen sind, ist das herkömmliche Toilettenpapier auf keinen Fall das einzige Mittel der Wahl. Feuchtpapiere reinigen zwar besser, die richtige Wäsche des Analbereichs mit Wasser und einer milden Waschcreme ist aber in jedem Fall vorzuziehen. Wir haben deshalb speziell für den Analbereich eine eigene Waschcreme entwickelt.

Analwaschcreme

10 ml	Fluidlecithin Super oder Cm
40 ml	Facetensid
1 ml	Teebaumöl
0,5 ml	(25 Tr.) Salbeiöl
5 ml	Lavendelöl
60 ml	lauwarmes Wasser
2 ml	Zitronensaftkonzentrat oder Kalweg
3-4 ml	Rewoderm

Fluidlecithin in das Facetensid rühren, ätherische Öle zugeben und lauwarmes Leitungswasser zufügen. Mit Zitronen-saftkonzentrat oder Kalweg ansäuern und unseren Verdicker Rewoderm zufügen, bis die gewünschte Konsistenz erreicht ist. **Achtung:** Rewoderm benötigt zum Verdicken ca. eine Minute. Waschcreme in eine Pumpspenderflasche füllen.

Fluidlecithin Cm färbt die Creme bräunlich ein, bei Fluidlecithin Super ist sie dagegen hell, dafür ist diese Zutat auch teurer. Lecithin gibt der Creme eine gute Rückfettung. Facetensid entfernt auch wasserunlösliche Substanzen von Haut und After. Teebaumöl wirkt als leichtes Desinfektionsmittel und gleichzeitig heilend. Lavendelöl kann auf der empfindlichen Analhaut leicht brennen, empfindliche Menschen sollten es deshalb weglassen und statt dessen durch einige Tropfen Rosenöl ersetzen. Ihre Analpflege duftet dann ganz zart nach Rosen.

Feuchtes Toilettenpapier – schnelle Pflege für Eilige

Feuchte Toilettenpapiere scheinen auf den ersten Blick eine Alternative zur Analwäsche darzustellen. Die käuflichen Produkte enthalten allerdings viele Substanzen, die noch zusätzlich reizen können. Dazu zählen Konservierungsstoffe und etliche duftgebende Komponenten. Leider sind diese auf den Verpackungen keineswegs immer ausgewiesen. Mit einfachen Mitteln läßt sich jedoch feuchtes Toilettenpapier selber herstellen.

Konzentrat zur Herstellung von feuchtem Toilettenpapier

> 30 ml Facetensid
> 70 ml Glycerin
> 5 Tr. Melissenöl

Flüssigkeiten mischen. Dieses Konzentrat ist auch ohne Kühlung über viele Monate haltbar. Hier kann das teure echte Melissenöl durch preisgünstiges indisches Melissenöl, d. h. Citronellaöl (siehe *Seite 76*), ersetzt werden. Dieses Konzentrat im Verhältnis 1:5 (1 Teil plus 4 Teile, z. B. 20 Milliliter Konzentrat plus 80 Milliliter Wasser) verdünnen. Diese Flüssigkeit auf das zuvor zurechtgeschnittene Papier gießen. Gut geeignet ist reißfestes Papier von der Qualität „Duniwell Baby Clean & Care Baby-Waschlappen". Dieses Papier reißt auch im nassen Zustand kaum ein. Leider ist es verhältnismäßig teuer. Natürlich eignet sich jedes andere Papier gleicher Qualität genausogut. In einer Frischhaltebox oder einem gut schließenden Plastikgefäß kann ein kleiner Vorrat von ca. zehn fertigen Feuchttüchern aufbewahrt werden, die Sie auch gut für unterwegs mitnehmen können. Allerdings sei angemerkt, daß die Feuchttücher nicht so gründlich wirken wie die echte Analwäsche.

Harter Stuhl

Verletzungen der empfindlichen Analhaut kommen immer wieder durch harte Stuhlklumpen, wie sie insbesondere bei Verstopfung auftreten, zustande.

Hier kann auch die beste Analpflege allein nicht ausreichen. Zusätzlich sollten hier milde Abführzäpfchen verwendet werden, die ein leichtes Herausgleiten des Kots ermöglichen.

Seifenzäpfchen à la Hobbythek
(für 6 Zäpfchen)

> 12 g Kakaobutter
> 1 g Facetensid

Kakaobutter vorsichtig in einem Becherglas im Wasserbad schmelzen (Cremeschmelze) **Achtung:** Kakaobutter nicht überhitzen, denn bereits bei Temperatu-

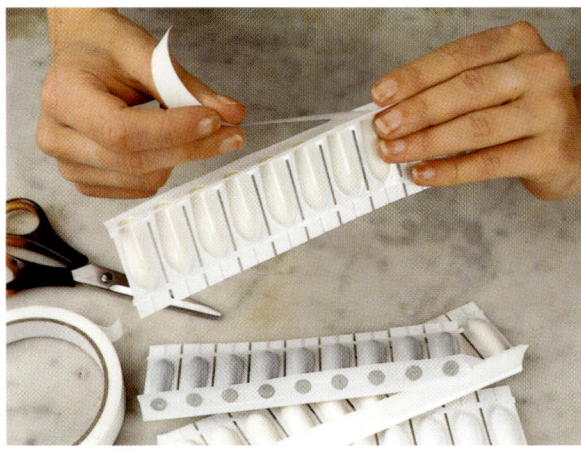

Abb. 58: Zäpfchenmasse einfach in die Formen gießen, den oberen Zäpfchenrand mit einem Messer glattstreichen, zum Schluß die Formen mit dem dazugehörigen Klebeband verschließen und kühl aufbewahren.

ren über 45 °C besteht die Gefahr, daß das Fett beim Abkühlen nicht mehr fest wird. Deshalb die Temperatur mit einem Thermometer kontrollieren. Facetensid vorsichtig in die geschmolzene Kakaobutter geben, verrühren und die Masse in Einmalzäpfchenformen gießen. Verschließen Sie diese nach dem Erkalten mit einem Klebeband. Fertig! Zäpfchen am besten im Kühlschrank aufbewahren.

Die Zäpfchenmasse benötigt etwas Zeit, um den harten Stuhlpfropfen aufzuweichen. Erwarten Sie deshalb keine prompte Wirkung, sondern lassen Sie dem Vorgang etwas Zeit. Nach ca. einer halben Stunde kann es dann zu einer sanften Entleerung kommen. Falls ein Zäpfchen nicht die gewünschte Wirkung zeigt, können bis zu drei pro Tag genommen werden.

Wir wollen an dieser Stelle jedoch auch einen Verbrauchertip für die Leute geben, die ihre Zäpfchen nicht selber herstellen wollen. Ein Arzt hat mich, Jean Pütz, darauf aufmerksam gemacht, daß auch Kohlensäure harte Pfropfen weich machen kann. Ich habe es ausprobiert und muß sagen, ich bin total begeistert. Die Zäpfchen heißen Lecicarbon (oder Optipurgan, je nach Hersteller) und enthalten die Wirkstoffe Lecithin, Natriumhydrogencarbonat, also Natron, und

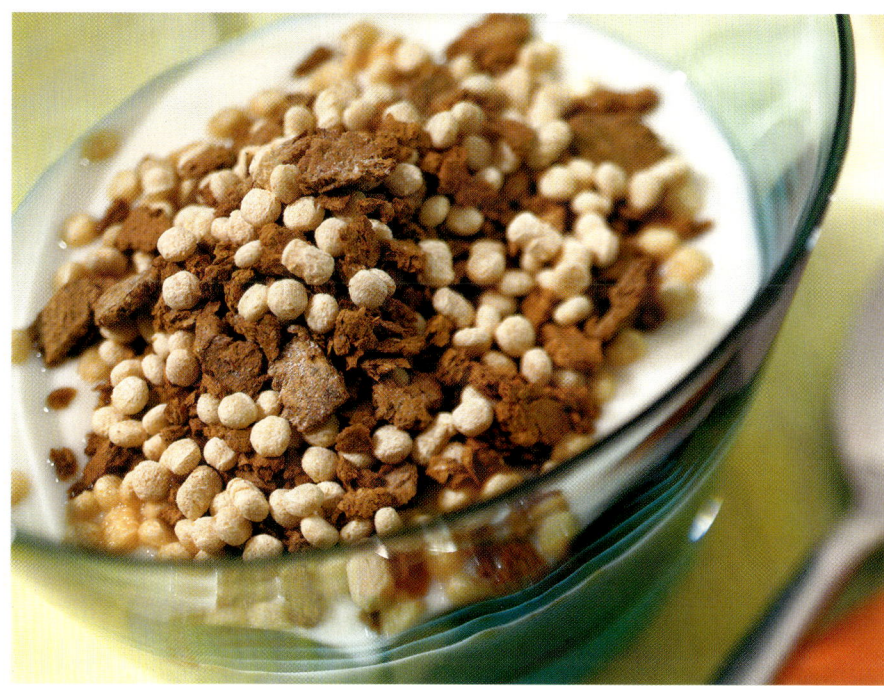

,Abb. 59:   Leichtes Joghurtmüsli

Natriumdihydrogenphosphat. Lecithin glättet den Darm, und die beiden anderen Substanzen bilden im Darm Kohlensäure, also in Wasser gelöste Kohlendioxid-Bläschen, die sich nach dem Einführen des Zäpfchens im Enddarm langsam feinperlig verbreiten. Das CO_2 aktiviert die Darmbewegung und löst ohne Reizerscheinungen und Krämpfe den Entleerungsreflex des Darms innerhalb von 15 bis 30 Minuten aus und weicht den Stuhl dabei auf.
Nach Auskunft der Firmen sollen keinerlei Nebenwirkungen erfolgen, und – so habe ich es jedenfalls empfunden – nach spätestens 30 Minuten geht alles wie geschmiert.

Darmpflege von innen

Wir hatten bereits erwähnt (siehe *Seite 10*), daß die Darmflora für die Verdauung und somit das körperliche Wohlbefinden sowie unser Immunsystem eine zentrale Rolle spielt. Diese Darmflora kann unter anderem durch die probiotischen Joghurts positiv beeinflußt werden. Probiotisch heißt soviel wie „für das Leben". Die Kulturen in den angesprochenen Joghurts stärken das Darmmilieu und unterstützen die Abwehrkräfte. Die Hobbythek wäre nicht das, was sie ist, wenn wir uns blind auf Fertigjoghurts verlassen würden. Nach intensivem Suchen entdeckten wir bei einer dänischen Firma tatsächlich eine eigene probiotische Joghurtkultur. Wir konnten sogar unter verschiedenen Kombinationen und Geschmacksvarianten wählen und haben es uns nicht leichtgemacht. Unsere Wahl fiel auf eine Kultur, die relativ lange braucht, um aus der Milch Joghurt zu machen. Erst nach 14 Stunden ist der Joghurt fertig, dafür schmeckt er aber besonders gut. Er ist nicht zu sauer und hat eine sehr lockere, cremige Beschaffenheit. Wir haben unsere Kultur LaBiDa getauft, und zwar aus folgendem Grund: „La" und „Bi" stehen für die beiden wichtigen probiotischen Keime, die in dieser Joghurtkultur enthalten sind. Dabei handelt es sich zunächst um Bakterien der Art *Lactobacillus acidophilus*, daher das „La". Das „Bi" in LaBiDa steht für *Bifidobacterium lactis*, das ist der zweite wichtige Keim. Die Abkürzung „Da" weist auf den Darm hin, denn dem kommen schließlich die probiotischen Joghurtkulturen zugute. Neben diesen beiden gesundheitlich relevanten Keimen enthält LaBiDa noch einen technischen Keim, der dafür sorgt, daß der Joghurt fest wird und gut schmeckt. Es ist *Streptococcus thermophilus*, also ein wärmeliebender Keim.

Der LaBiDa-Joghurt

Entscheidend für die einfache Herstellung unseres Joghurts ist, daß zimmerwarme H-Milch verwendet wird.

> 1 l zimmerwarme H-Milch
> 1 Msp. LaBiDa-Kultur
> evtl. 2 EL Magermilchpulver
> evtl. 2-3 EL Gummar HT

Zunächst etwa ein Drittel der Milch in den Joghurtautomaten gießen, dann kommt eine Messerspitze unserer LaBiDa-Kultur dazu und das Ganze mit dem Schneebesen verrühren. Auf die gleiche Art und Weise können Sie jetzt noch zwei Löffel Magermilchpulver zugeben, das festigt den Joghurt. Wenn Sie sich etwas besonders Gutes tun wollen, setzen Sie auch noch zwei bis drei Eßlöffel von unserem löslichen Ballaststoff Gummar (siehe *Seite 16*) hinzu. Der macht den Joghurt dann doppelt so gesund. Auch hier wieder alles mit dem Schneebesen verquirlen. Natürlich schmeckt der Joghurt auch ohne Magermilch- und Gummarpulver. Jetzt nur noch die restliche Milch dazugeben, nochmals umrühren und dann ab in den Joghurtautomaten.

Übrigens gibt es seit einiger Zeit sogenannte Quajoautomaten. Diese sind von ihrer Temperaturwahl als auch von der Zeiteinstellung sowohl für die Joghurt- als auch für die Quark-, Käse- und Kefirherstellung geeignet. Bisher waren hier entweder zwei Maschinen, nämlich einmal ein Joghurtautomat und zum anderen eine Quarkmaschine, notwendig, oder der Joghurtautomat mußte mit einem vorgeschalteten Widerstand heruntergedrosselt werden.

Unabhängig davon, für welches Modell Sie sich entscheiden, ist der Joghurt nach einer Zeit von 14 Stunden, also beispielsweise über Nacht, fertig.

Leichtes Joghurtmüsli

> 125 g LaBiDa-Joghurt
> (siehe *links*)
> 1 EL Oligofruct HT
> 1 EL Apfelsüße HT
> 1 geh. EL Apfelflocken HT
> 1 geh. EL Hafercrispies HT
> 1 TL Frusip's Apfel-Zimt

Joghurt mit Oligofruct und Apfelsüße verrühren, Apfelflocken und Hafercrispies unterheben und Frusip's einrühren. Dieses leichte Müsli unterstützt sowohl mit seinen Ballaststoffen als auch mit seinen probiotischen Bakterien die Vorgänge im Darm.

KeFiDa für Kefir à la Hobbythek

Da wir in unserem Buch eine Reihe von Rezepten mit Kefir präsentiert haben, wollen wir an dieser Stelle unsere Kefirkultur mit dem Namen KeFiDa, vorstellen. Für unseren Kefir haben wir unsere probiotische LaBiDa-Kultur (siehe *Seite 95*) mit einem Hefepilz kombiniert. Der damit fermentierte Kefir schmeckt hervorragend. Hier das Grundrezept:

> 1 Msp. KeFiDa-Kultur
> 1 l zimmerwarme H-Milch

KeFiDa in die zimmerwarme Milch in der Quarkmaschine geben und bei 28 bis 30 °C ca. zwölf Stunden fermentieren.

Viele Variationen und Rezepte mit Kefir finden Sie in unserem Hobbythekbuch „Joghurt, Quark & Käse".

Sauer macht lustig – probiotisches Sauerkraut

Wenn wir an dieser Stelle unsere Quarkkultur ProBiDa vorstellen, ohne Sie gleichzeitig in die Geheimnisse der Quarkherstellung einzuweihen – die haben wir in unserem Hobbythekbuch „Joghurt, Quark und Käse" ausführlich behandelt –, so hat dies einen ganz konkreten Grund. Unsere ProBiDa-Kultur eignet sich nämlich nicht nur zur Herstellung von Quark und Käse, sondern ist auch dazu geeignet, köstliches sauer eingelegtes Gemüse zu produzieren. Dieses überraschende Ergebnis ist, zumindest wenn man sich die Kultur und die Vorgänge beim Einlegen von Sauergemüse einmal etwas genauer anschaut, durchaus logisch.

Selbstgemachtes Sauerkraut für die Gesundheit

Sauergemüse – Konservieren mit Tradition

Während wir heute praktisch jedes Gemüse aus der Konservendose oder aus der Tiefkühltruhe kaufen können, waren unsere Vorfahren darauf angewiesen, Gemüse durch Säuerung haltbar zu machen. In der Vergangenheit spielte diese Form der Konservierung eine sehr wichtige Rolle. Als der berühmte Weltumsegler Kapitän James Cook auf Entdeckungsreisen ging, er-

krankte seine Mannschaft nur deshalb nicht an der gefürchteten Vitamin-C-Mangelerkrankung Skorbut, weil jeder an Bord täglich Sauerkraut essen mußte. Bis zu 60 Fässer des sauren Gemüses segelten mit auf dem Schiff, und in jedem Liter des sauren Safts steckten 250 Milligramm Vitamin C. Nur mit diesem Trick war es damals möglich, Vitamin C über Monate hinweg haltbar zu machen. Dennoch war die Mannschaft über diese Maßnahme trotz der gesundheitlichen Erfolge nicht erfreut, denn das Sauerkraut soll für sie schrecklich geschmeckt haben. Das gilt für unser selbstgemachtes Sauerkraut sicher nicht, denn aufgrund der verwendeten Kulturen hat es ein überaus vollmundi-

ges, aromatisch-saures Aroma. Außerdem verzichten wir auf den hohen Salzgehalt zur Konservierung, da wir unter extrem sauberen Bedingungen arbeiten und die Gläser gut verschließen. Für die Aufbewahrung in den groben Fässern, die damals mit auf Fahrt gingen, war der hohe Salzgehalt jedoch sicher die Voraussetzung für die Haltbarkeit des Inhalts.

Munteres Treiben im Krautfaß

Essig und seine natürliche Säure ist eines der frühesten Konservierungsmittel. Natürlich ist es möglich, Gemüse allein in Essig einzulegen. Viele Bakterien oder Pilze ertragen das saure Essigmilieu nicht und sterben ab. So sind saure Gurken oftmals einfach in Essig und Gewürze eingelegt und werden in dieser würzigen Lake verkauft. Der Erfolg der Spreewaldgurken gegenüber den handelsüblichen Gurken besteht vermutlich darin, daß hier neben dem Essig und den Gewürzen auch noch besondere Milchsäurebakterien und ihre Stoffwechselprodukte für den guten Geschmack sorgen. Diese Milchsäurebakterien leben auf der Oberfläche der Gurken, vermehren sich nach dem Einlegen und sorgen dann für den typisch milden Geschmack und die Trübung der Lake.
Im Prinzip brauchen auch bei der Sauerkrautherstellung keine Kulturen zugesetzt werden, da Milchsäurebakterien praktisch auf allen Gemüsen, einschließlich Kohl, leben. Allerdings würden wir

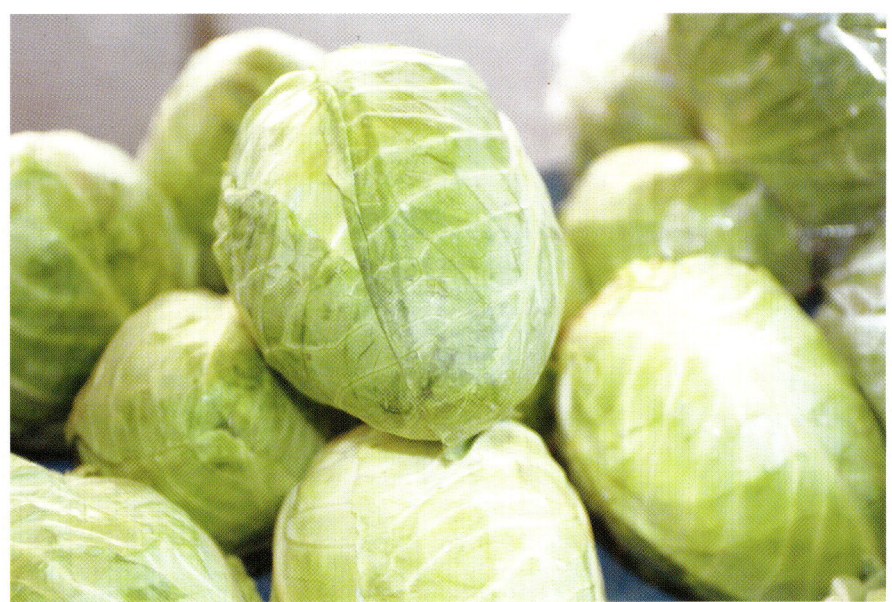

Abb. 60: Sauerkraut wird aus Weißkohl hergestellt.

die Vorgänge im Krautfaß dann weitgehend dem Zufall überlassen, denn welche Kulturen genau dort anzutreffen sind, ist nicht vorauszusagen. Eine besonders gute Qualität beim Sauergemüse wird deshalb durch den Zusatz ausgewählter Mikroorganismen erzielt.

Vom Zucker zur Milchsäure

Bakterien, die zum Sauerwerden von Gemüse verwendet werden, müssen Milchsäure produzieren können. Ausgangssubstanzen für diese Umsetzung sind verschiedene Zuckerarten, die auch in Gemüse enthalten sind. Dazu zählen natürlich der Milchzucker, also Lactose, Glucose oder Traubenzucker, Fructose oder Fruchtzucker und Saccharose, das ist Rüben- oder Haushaltszucker. Diese Zuckerarten sind sozusagen das Grundnahrungsmittel der Milchsäurebakterien. Außerdem kann Stärke die notwendige Energie für die Milchsäurebakterien liefern. Die Bakterien bauen diese Zucker zu Milchsäure und weiteren aromagebenden Verbindungen sowie Kohlen-

dioxid ab, die dem Gemüse erst den richtigen Geschmack geben.

Wichtig ist, daß dieser Prozeß der Milchsäuregärung möglichst schnell in Gang kommt, damit Fäulnisbakterien keine Chance erhalten, sich zu vermehren. Entscheidend für einen guten Start ist hier der Säuregrad oder pH-Wert im Gemüseansatz; ideal ist ein pH-Wert von 3,8 bis 3,6, ein schwächerer Säuregrad ermöglicht hingegen auch das Wachstum von unerwünschten Keimen, ein zu intensiver hingegen behindert die Milchsäurebakterien bei ihrer Arbeit. Es empfiehlt sich deshalb, dem Ansatz zu Beginn etwas Essig und etwas Zucker als schnelle Nahrung für die Kultur mit auf den Weg zu geben.

ProBiDa – auf die richtige Kultur kommt es an

ProBiDa besteht aus zwei sogenannten mesophilen Bakterien *Lactococcus lactis* und *Leuconostoc cremoris.* Diese Mikroorganismen sind allerdings nicht probio-

tisch und können es auch gar nicht sein. Der Grund dafür liegt in ihrer Herkunft: In der Natur sorgen sie dafür, daß Früchte oder Gemüse so verrotten, daß sie von Tieren besser verdaut werden können. Sie sind ein wichtiger Bestandteil des Kreislaufs der Natur. Deshalb benötigen sie auch gemäßigte Temperaturen zwischen 15 und 30 °C, daher auch ihr Name. Probiotische Keime stammen dagegen aus dem Darm eines gesunden Menschen und können dort gemäß ihrer Herkunft auch bei den dort herrschenden höheren Temperaturen leben und sich vermehren.

Da die Hobbythek aber gerne Neuland betritt, sind wir der Frage nachgegangen, ob die probiotischen Bakterien vielleicht auch bei den geringeren, den mesophilen Keimen liegenden Temperaturen der Sauergemüseherstellung, aber auch der Quarkherstellung überleben und sich vermehren können. Wir haben unserer ProBiDa-Kultur deshalb neben den mesophilen Keimen noch die probiotische LaBiDa-Kultur im Verhältnis 1:1 zugesetzt. Nun mußten wir nur noch herausfinden, ob diese sich auch bei niedrigeren Temperaturen vermehrt.

Probiotisches Sauerkraut – der Beweis
In einem mikrobiologischen Labor ließen wir die Keimzahl der probiotischen Bakterien im Sauerkrautsaft nach drei Wochen Fermentationszeit bestimmen. Um sicher zu gehen, wurden gleich zwei Proben untersucht, deren

Probe (1 Gramm)	Anzahl von *Lactobacillus acidophilus*	Anzahl von *Bifidobacterium lactis*
LaBiDa-Joghurt	$1,2 \times 10^8$	2×10^5
ProBiDa-Quark	$1,1 \times 10^7$	$2,2 \times 10^6$
Sauerkrautsaft mit ProBiDa-Kultur	8×10^7	9×10^7

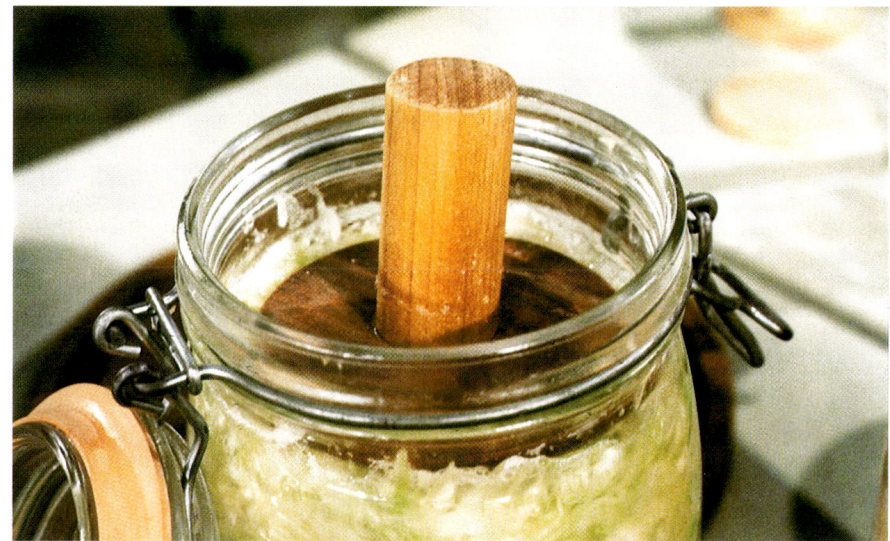

Abb. 61: So kommt der Abstandhalter der Hobbythek ins Glas, der Deckel drückt ihn hinunter.

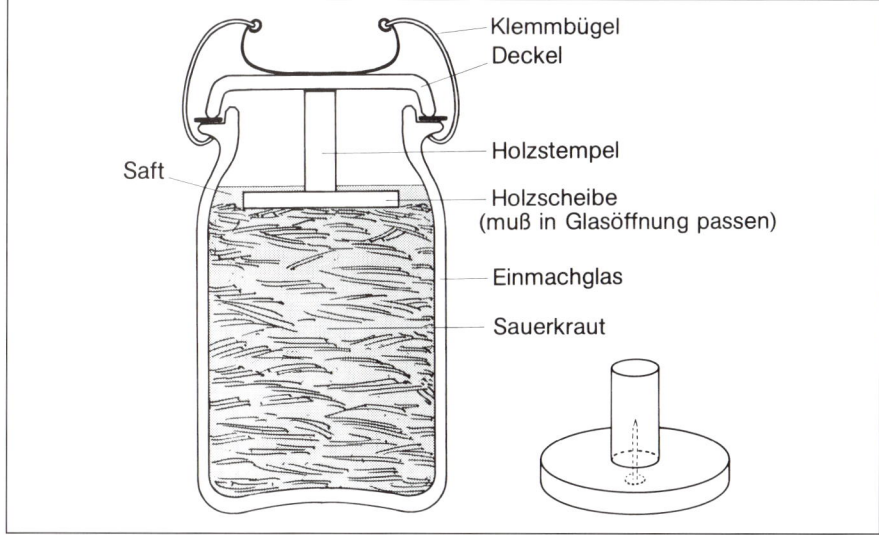

Klemmbügel
Deckel

Holzstempel

Holzscheibe
(muß in Glasöffnung passen)

Einmachglas

Sauerkraut

Saft

Grafik 6: Die Abstandhalter sind ganz einfach herzustellen.

Ergebnisse dicht beieinander lagen. Wir meinen, sie können sich sehen lassen.

Tatsächlich haben sich die probiotischen Bakterien sehr deutlich vermehrt. Insbesondere die Bifidobakterien sind im Sauerkrautsaft sogar noch stärker vertreten als im LaBiDa-Joghurt und ProBiDa-Quark. Die Anzahl von *Lactobacillus acidophilus* liegt zwar niedriger als im Joghurt, dennoch ist es auch hier zu einer deutlichen Vermehrung gekommen. Wir können also mit Recht bei unseren Rezepten von probiotischem Sauerkraut und Quark sprechen. Da die Bedingungen bei den anderen Sauergemüsen ähnlich sind, darf auch hier davon ausgegangen werden, daß es sich bei diesen ebenfalls um probiotische Spezialitäten handelt.

Das richtige Equipment

Obwohl ein hölzernes Faß für die Sauerkrautherstellung Tradition hat, raten wir an dieser Stelle zu Einmachgläsern, denn diese lassen sich gut reinigen und mit kochendem Wasser nahezu sterilisieren. Da wir aus geschmacklichen Gründen den Salzgehalt so niedrig wie möglich wählen wollen, müssen im Gegenzug alle Geräte, die bei der Sauergemüseherstellung verwendet werden, sehr sauber sein. Dies gilt auch für den Abstandhalter, der dafür sorgt, daß das Gemüse im Glas gut zusammengedrückt wird (siehe *links*).

Es empfiehlt sich außerdem, beim Arbeiten saubere Gummihandschuhe, am besten Einmalhandschuhe, zu tragen. Dennoch ist auch in der sauberten Küche ein wirklich steriles Arbeiten nicht möglich, bei aller Vorsicht könnte es dennoch zu Pilzbildungen im Glas kommen. Wenn es sich um eine weiße Schimmelschicht (Hefe) handelt,

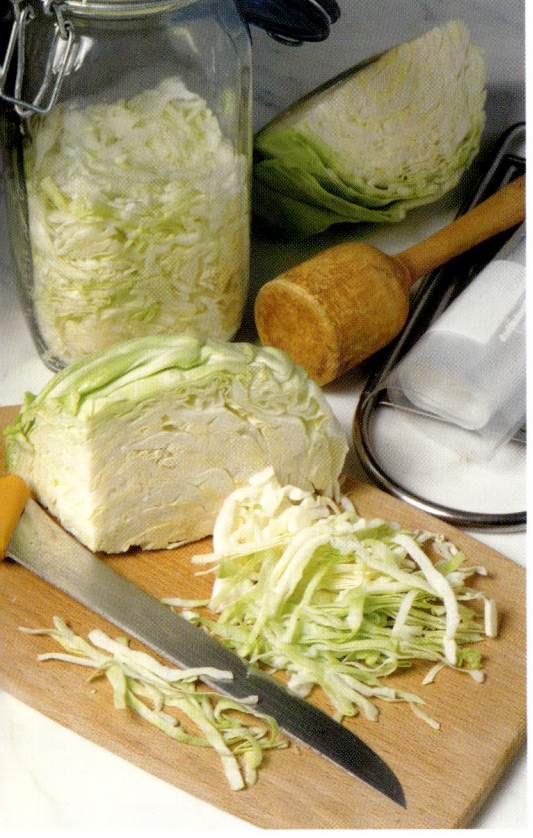

so sieht dies zwar unappetitlich aus, schadet dem Gemüse oder gar unserer Gesundheit aber nicht. Schlimmstenfalls kann ein leicht muffiger Geschmack entstehen. Bei der industriellen Herstellung von sauren Gemüsen geht man sogar von einer Hefeschicht aus, die bis zu 5 % des Gesamtgewichts ausmachen kann; sie wird „Abraum" genannt. Sie können die Schicht entfernen und das Gemüse trotzdem essen.

Falls die Schicht jedoch nicht weiß, sondern grünlich oder bläulich erscheint, handelt es sich um schädlichen Schimmel, verwerfen Sie den Ansatz dann bitte auf jeden Fall.

Ein Stempel fürs Gemüse
Wir hatten Ihnen seinerzeit einen hölzernen Abstandhalter präsentiert, der diese Aufgabe sehr gut erfüllt. Es empfiehlt sich, gleich mehrere Stempel herzustellen: Sägen Sie aus Rundholz (Besenstiel oder ähnliches) die Stempel zurecht. Sie müssen bei 0,7-Liter-Gläsern fünf Zentimeter lang sein, bei 1-Liter-Gläsern sechs Zentimeter und bei noch größeren Gläsern sieben bis acht Zentimeter. Dann schneiden Sie mit einer Laubsäge aus etwa fünf Millimeter dicken Holzbrettchen (kein Sperrholz) runde Scheiben zurecht, die auch im gequollenen Zustand noch durch die Öffnung des Glases passen müssen. Mit einem nichtrostenden Nagel (Nirosta) werden die Scheiben nun an die Stempel genagelt. Vor dem Gebrauch muß der fertige Stempel 15 bis 30 Minuten

in einer 15 %igen Salzlösung, die zusätzlich 5 % Essig enthält, abgekocht werden, damit er steril ist.

Unabhängig davon, welches Gemüse Sie einlegen, müssen Sie folgendermaßen verfahren: Nachdem das Gemüse in das Glas gefüllt wurde, wird der Stempel auf das im Glas befindliche Gemüse gedrückt, dann wird das Gefäß mit dem dazugehörigen Deckel geschlossen. Durch den Gärprozeß entsteht so viel Brühe, daß diese nach einiger Zeit nicht mehr völlig ins Glas paßt. Deshalb sollte das Gefäß am besten in eine Schale gestellt werden, die die überlaufende Fermentationslake auffängt. Außerdem läßt man bei dem Einmachglas das Einmachgummi weg, da dies ebenfalls den Abfluß behindern würde.

Obwohl die Hobbythek seit jeher auf das Selbermachen setzt, wissen wir auch, daß viele Menschen einen allzugroßen Aufwand scheuen. Der selbstgemachte Stempel zum Pressen unseres Sauergemüses ist eine feine Sache, erfordert jedoch Zeit für die Fertigung und auch ein gewisses handwerkliches Geschick. Damit wir Sie nicht zum Basteln zwingen, bemühen wir uns, daß in den Läden, die traditionell unsere Produkte führen (Bezugsquellen siehe *Seite 138*), ein solcher Stempel (für 1½- bis 2-Liter-Einmachgläser) angeboten wird. Er besteht aus einem hitzebeständigen Kunststoff, der selbstverständlich für den Lebensmittelbereich zugelassen ist und der sich hervorragend reinigen und desinfizieren läßt.

Abb. 62: Die äußeren welken Blätter vom Weißkohl entfernen, den Kohl vierteln und den Strunk entfernen. Die Weißkohlstücke raspeln und gut wässern.

Rezepte für
leckeres Sauergemüse

Probiotisches Sauerkraut
(für ein 2-Liter-Glas)

1	Weißkohl (ca. 2 kg)
20 g	Salz (entspricht 1 %)
1 TL	(5 g) Zucker
50 ml	Wasser
1 Msp.	ProBiDa-Kultur

Die äußeren welken Blätter vom Weißkohl entfernen, dann den Kohl vierteln
und den Strunk entfernen. Die Weißkohlstücke raspeln und in einem Eimer
15 bis 20 Minuten wässern. Dann das
Wasser abgießen, Salz einarbeiten und
10 bis 15 Minuten durchziehen lassen.
Den Zucker in 50 Milliliter Wasser lösen,
dann die Messerspitze der ProBiDa-Kultur dazugeben und etwa 20 Minuten
stehenlassen und umrühren. In das aus-
gekochte 2-Liter-Einmachgefäß den
Weißkohl schichtweise stampfen. Dazu
eignet sich besonders gut ein kleiner
Holzstampfer oder ein Holzlöffel. Schon
jetzt tritt Zellflüssigkeit aus. Zusätzlich
wird auf die einzelnen Schichten tropfenweise die in der Zuckerlösung an-
gerührte probiotische Kultur hinzugegeben. Jetzt das Gefäß mit dem
Stempel verschließen. Das Glas wird
nun am besten in den Keller gestellt, als
günstig hat sich eine Temperatur von ca.
15 °C erwiesen, halbdunkle bis dunkle
Lichtverhältnisse sind ideal. Nach ca.
drei Wochen schmeckt das Sauerkraut

bereits herrlich aromatisch-sauer,
zunächst ist es noch bißfest, mit zuneh-
mender Fermentationszeit wird es
immer weicher. Es empfiehlt sich, das
Sauerkraut roh zu essen, da hier die
ProBiDa-Bakterien lebendig bleiben.
Gekocht geht dieser Effekt verloren,
dennoch schmeckt es nach wie vor
auch in gegarter Form hervorragend.

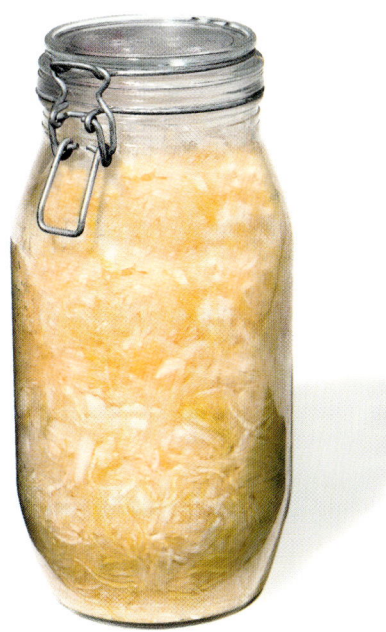

*Abb. 63:   Machen Sie aus Ihrem Sau-
erkraut doch einmal einen Rohkostsalat,
so bleiben auch die probiotischen
Bakterien erhalten.*

Sauerkrautsalat „Hawaii"
(für 4 Personen)

400-500 g	Sauerkraut (siehe *links*)
2	Äpfel
1	Möhre
100 g	Weintrauben
2 EL	Zitronensaft

Das Sauerkraut auflockern. Die Äpfel
würfeln, die Möhre grob raspeln, die
Weintrauben halbieren, entkernen und
alles mit dem Zitronensaft beträufeln.
Zusammen mit dem Sauerkraut in einer
Schüssel vermischen.

Für die Marinade:

10 g	Oligofruct HT
1-2 EL	Frusip's Orange
5 EL	Olivenöl
	Salz, Pfeffer
evtl. 2-3 EL	Kürbiskerne

Oligofruct mit Frusip's, Öl, Salz und Pfeffer verrühren und über den Salat geben.
Alles gut vermengen und zum Schluß
die Kürbiskerne darüberstreuen.

Viele Gemüse und Obstsorten enthalten
gesundheitsgefährdende Rückstände
auf den Schalen, die allein mit Wasser
kaum zu entfernen sind. Damit Gemüse
und Obst unbesorgt mit Schale verzehrt
werden können, haben wir ein Obst-
und Gemüsewaschmittel entwickelt,
das solche Schadstoffe gründlich
entfernt.

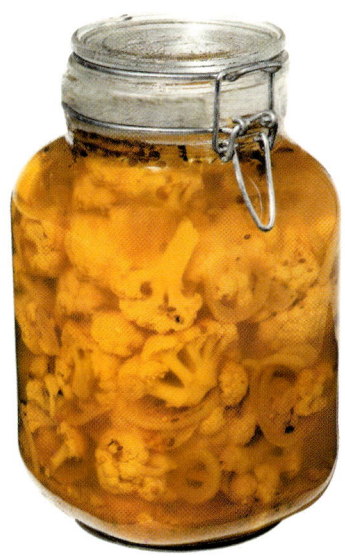

GeO-Wash für „blitzblankes" Gemüse

Der Name GeO-Wash leitet sich von der Bezeichnung Gemüse- und Obst-Waschmittel ab. Hauptbestandteil ist eine fettlösende Substanz, ein sogenanntes Tensid, das natürlich für Lebensmittel zugelassen ist und sogar in Zahnpasten verwendet wird. Zur Desinfektion haben wir Weingeist, das ist 90 %iger Ethylalkohol, zugegeben, und für den guten Duft sorgen ein paar Tropfen Zitronenöl. Außerdem haben wir auch an die geplagten Spülhände gedacht und deshalb zur leichten Rückfettung etwas Lecithin verwendet. Dem nach Möglichkeit lauwarmen Spülwasser werden ein bis zwei Spritzer GeO-Wash zugesetzt. Darin Gemüse bzw. Obst abwaschen, mit klarem Wasser nachspülen, fertig.

Asiatischer Blumenkohl à la Hobbythek
(für ein 2-Liter-Glas)

1	Blumenkohl (ca. 1,5 kg)
150 g	Zwiebel
12	Knoblauchzehen
1 EL	Salz
1 TL	Kurkuma
15 ml	Weißweinessig
4 EL	Zucker
5	Nelken
10	schwarze Pfefferkörner
5	Wacholderbeeren
1 TL	Koriandersamen
1-2 Msp.	ProBiDa-Kultur

Den Blumenkohl in seine einzelnen Röschen zerteilen. Die Zwiebeln in dünne Ringe schneiden und die Knoblauchzehen abziehen. Ca. 1,5 Liter Wasser in einem großen Topf mit Salz und Kurkuma zum Kochen bringen. Den Blumenkohl fünf bis zehn Minuten darin blanchieren und vorsichtig herausnehmen. Den Sud etwas einköcheln lassen, dann Essig, Zucker, Zwiebeln, Knoblauchzehen, Nelken, Pfefferkörner, Wacholderbeeren und Koriandersamen dazugeben und fünf Minuten kochen lassen. Den Sud auf mindestens 40 °C abkühlen lassen und die ein bis zwei Messerspitzen ProBiDa zusetzen. Es empfiehlt sich hier, die ProBiDa-Kultur etwas großzügiger zu bemessen, da auch die blanchierten Blumenkohlstücke noch relativ hart und dick sind und die Fermentation deshalb etwas schwerfälliger abläuft.

In einem 2-Liter-Einmachglas den Blumenkohl und Sud schichtweise einfüllen, bis das Glas voll ist. Über der letzten Schicht Blumenkohl sollte noch ein Zentimeter Sud stehen. Jetzt das Gefäß wie bereits bei der Sauerkrautzubereitung beschrieben verschließen, in eine Schale setzen und in den Keller oder einen anderen kühlen Raum stellen. Nach fünf bis sechs Wochen haben Sie eine tolle Blumenkohlspezialität, die sich insbesondere als Beilage oder als Partysnack eignet.

Schnelles Kimchi
(Für ein 2-Liter-Glas)

1	Chinakohl (ca. 2,5 kg)
2 Stangen	Porree
10	Knoblauchzehen
40 g	Ingwer
60 g	Paprikapulver
40 g	Zucker
	Salz

Chinakohl in ca. 3 x 3 Zentimeter große Würfel schneiden, waschen und in einer 15 %igen Salzlake (pro Liter Wasser 150 Gramm Salz zufügen) für 45 Minuten wässern. Der Kohl wird dann zweimal mit frischem Wasser gewaschen und muß danach für 30 Minuten ruhen.

Porreestangen in dünne Scheiben schneiden und gründlich vom Sand befreien. Die Knoblauchzehen abziehen und in dünne Scheiben schneiden. Dann alle Zutaten in eine große Schüssel geben, gründlich vermischen und in ein gut verschließbares Gefäß füllen. Bei Raumtemperatur ist das Kimchi schon nach drei Tagen fertig. Zu Brot servieren oder als Beilage am Büffet.

Abb. 65: Italienische Paprikaschoten

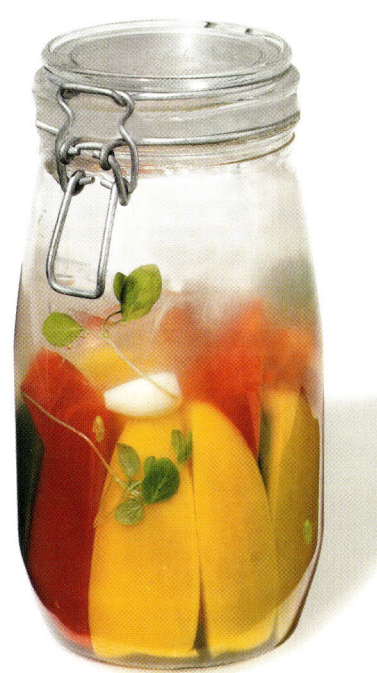

Italienische Paprikaschoten
(für ein 1,5-Liter-Glas)

3	Paprikaschoten
2	Knoblauchzehen
3	Zweiglein Thymian
1 Msp.	ProBiDa-Kultur
10 g	Zucker
1 l	Wasser
10 g	Salz
10 ml	Weißweinessig

Paprikaschoten waschen, achteln und in ein Einmachglas füllen. Die beiden Knoblauchzehen abziehen und mit dem Thymian auf die Paprikaschoten legen. ProBiDa-Kultur und Zucker in ca. 200 Milliliter Wasser lösen und ins Glas geben, dann die restlichen 800 Milliliter Wasser mit dem Salz und Weißweinessig versetzen und auf die Paprikaschoten gießen. Das Glas wie bei der Sauerkrautzubereitung beschrieben verschließen und aufbewahren. Nach drei bis vier Wochen können die Paprikaschoten gegessen werden. Diese Spezialität ist eine wunderbare Antipasti, paßt als Beilage zu Nudel- und Fleischgerichten und rundet zudem nahezu jedes Büffet ab.

Saure Möhrchen
(für ein 1,5-Liter-Glas)

1,5 kg	Möhren
1 Msp.	ProBiDa-Kultur
20 g	Zucker
1 l	Wasser
15 g	Salz
10 ml	Apfelessig

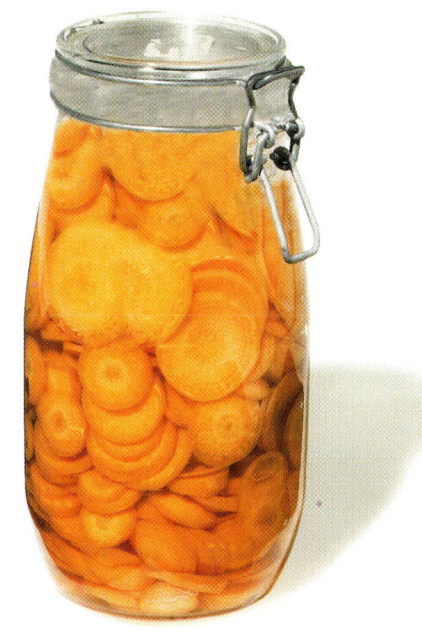

Abb. 66: Saure Möhrchen

Möhren schälen, in dünne Scheiben schneiden und in ein Einmachglas füllen. ProBiDa-Kultur und Zucker in ca. 200 Milliliter Wasser lösen und auf die Möhren geben, dann restliche 800 Milliliter Wasser mit Salz und Apfelessig versetzen und dazugeben. Das Glas wie bei der Sauerkrautherstellung beschrieben verschließen und aufbewahren. Nach vier Wochen können die Möhren gegessen werden. Sie schmecken besonders gut als Beilage zu Fleisch und Fisch.

Saure Gurken „Sauertopf"
(für ein 1,5-Liter-Glas)

6	Gurken (ca. 18 cm)
30 g	Salz
20 ml	Weinessig
40 g	Zucker
100 g	Senfkörner (gewaschen in einem Mullbeutel)
250 g	Schalotten in Scheiben
125 g	weiße Pfefferkörner
1-2 Msp.	ProBiDa-Kultur Meerrettich, Dill nach Geschmack
1 l	Wasser

Gurken in das Einmachglas geben, besonders dicke zuvor mit einem Zahnstocher anpiksen. Alle Zutaten in das Wasser rühren und die Gurken mit der Flüssigkeit begießen, bis sie bedeckt sind. Zum Wenden der Gurken nie die bloßen Hände benutzen, sondern immer ein Besteck, andernfalls könnten unerwünschte Keime ins Glas gelangen. Da die Gurken sehr groß und fest sind, empfiehlt es sich, hier die Salzmenge zu erhöhen, da es sonst leichter zu Schimmelbefall kommen könnte. Auch die ProBiDa-Menge ist hier für eine effektive Fermentation der dicken Gurken etwas großzügiger berechnet.
Das Glas wie bei der Sauerkrautherstellung beschrieben verschließen und verwahren. Mindestens drei bis vier Wochen ziehen lassen, fertig. Eine tolle Beilage zu Fleisch und Nudelgerichten, aber auch ein originelles Mitbringsel für eine Sommerparty.

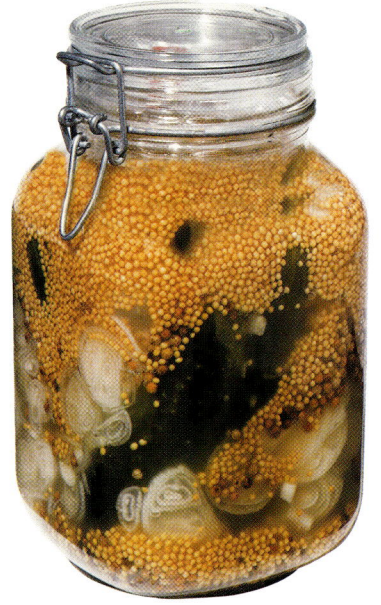

Abb. 67:   Saure Gurken „Sauertopf"

Würziger Brokkoli
(für ein 1,5-Liter-Glas)

1	kleiner Brokkoli (ca. 200 g)
1,5 l	Wasser
15 g	Salz
15 ml	Weißweinessig
10 g	Zucker
5	Nelken
10	schwarze Pfefferkörner
5	Wacholderbeeren
1 TL	Koriandersamen
1 – 2 Msp.	ProBiDa-Kultur

Den Brokkoli in seine einzelnen Röschen zerteilen. Ca. 1,5 Liter Wasser in einem großen Topf mit dem Salz zum Kochen bringen und Brokkoli fünf Minuten darin blanchieren. Brokkoli vorsichtig herausnehmen und Sud etwas einkochen lassen, dann Weißweinessig, Zucker und die Gewürze dazugeben und fünf Minuten kochen lassen. Sud auf mindestens 40 °C abkühlen lassen und mit ein bis zwei Messerspitzen ProBiDa versetzen. Brokkoli und Sud schichtweise in das Einmachglas füllen, bis das Glas voll ist. Über der letzten Schicht Brokkoli muß noch ein Zentimeter Sud stehen. Das Glas wie bei der Sauerkrautherstellung beschrieben verschließen und verwahren. Schon nach drei Wochen können Sie den Brokkoli genießen. Er paßt wunderbar zu Nudelgerichten und schmeckt köstlich als Antipasti und als Beilage zu Fleischgerichten.

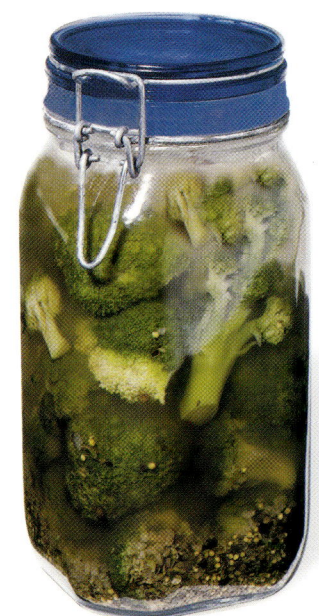

Abb. 68:   Würziger Brokkoli

Schnibbelbohnen à la Karl
(für ein 1,5-Liter-Glas)

1,5 kg	Stangenbohnen
10 g	Zucker
15 g	Salz
10 ml	Weißweinessig
1 l	Wasser
1 Msp.	ProBiDa-Kultur

Die Stangenbohnen waschen und in 0,5 Zentimeter dicke Stücke „schnibbeln". Zucker, Salz und Weißweinessig in Wasser lösen, Bohnen darin fünf Minuten blanchieren und danach auf mindestens 40 °C abkühlen lassen. Erst dann ProBi-Da-Kultur zugeben. Die Bohnen im Glas schichten und den Sud darübergießen. Das Glas wie bei der Sauerkrautzubereitung beschrieben verschließen und aufbewahren. Nach drei Wochen können die Bohnen gegessen werden. Sie eignen sich ideal als Beilage zu deftigen Gerichten.

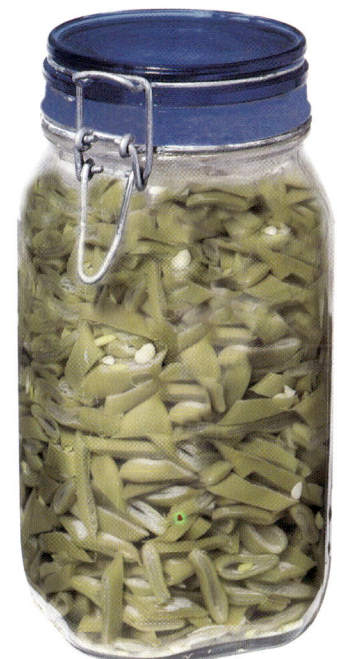

Abb. 69:   Schnibbelbohnen à la Karl

Deftiger Bohnentopf mit „Musik"
(für 4 – 6 Personen)

25 g	Butter
250 g	Zwiebeln
500 g	Kartoffeln
500 g	saure Bohnen
6	Mettwürstchen
¾ l	Gemüsebrühe
50 g	Speck
	Salz
	schwarz-weißer Pfeffer aus der Mühle
1 Prise	Majoran (frisch oder getrocknet)
1 TL	Zucker
1 Schuß	Weißweinessig
3 EL	Soßenbinder oder Mehl

Butter in einen Topf geben. Die in Scheiben geschnittenen Zwiebeln und Kartoffeln darin andünsten. Saure Bohnen und die Mettwürste hinzugeben. Mit der Gemüsebrühe auffüllen und köcheln lassen, bis alles gar ist. Den Speck würfeln, kroß ausbraten und mit dem ausgelassenen Fett zu den Bohnen geben. Alles gut durchrühren und mit Salz, Pfeffer, Majoran, Zucker und Weißweinessig abschmecken. Bei Bedarf mit Soßenbinder oder Mehl andicken. Guten Appetit. Dieser Bohnentopf eignet sich besonders für kalte Tage, da er dem Körper wohlige Wärme spendet.

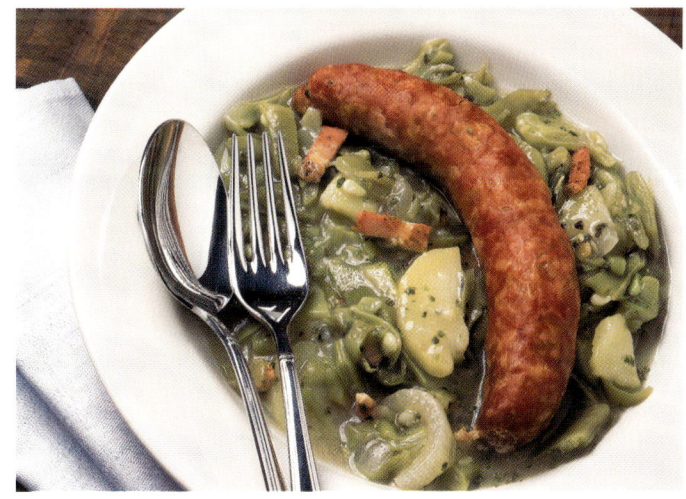

Abb. 70:
Deftiger Bohnentopf mit „Musik"

Winter

Winter, kalte Jahreszeit,
es frieren Seen und Sümpfe.
Wer von der Rente was gespart,
gibt's aus für warme Strümpfe.

Heute sind die Wohnungen gut geheizt
und die Wege durch den Schnee nur
kurz, so daß warme Strümpfe eher im
Freizeitbedarf und bei Menschen, die im
Freien arbeiten, eine wichtige Rolle spielen. Beliebte Wärmespender sind dagegen Tees, egal ob schwarz, grün, aus
Früchten oder Kräutern: Tees sind voll
im Trend. Über die Vorzüge des grünen
Tees haben wir sehr ausführlich in unserem Buch „Lebenselixiere aus Fernost –
Grüner Tee, Ginseng, Ingwer, Algen" in
der Reihe „Länger leben, besser leben"
berichtet. In diesem Buch wollen wir
deshalb Kräutermischungen für spezielle Beschwerden, aber auch ungewöhnliche Mischungen nur für den Genuß vorstellen.

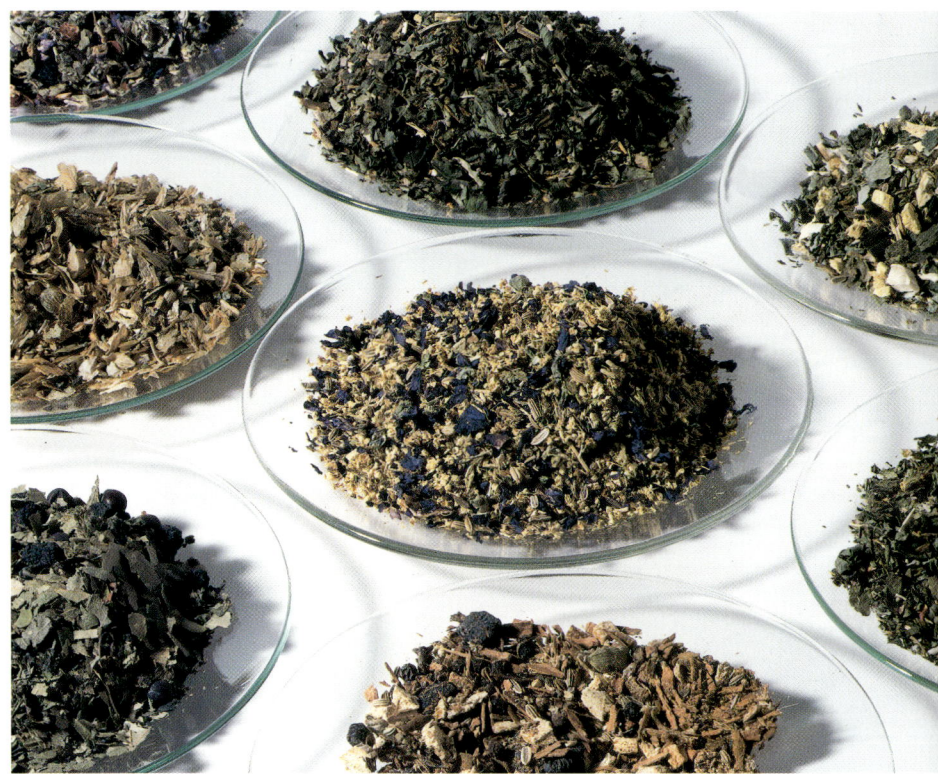

Abb. 71:   Mit verschiedenen Teemischungen können Sie ganz unterschiedliche
Wirkungen erzielen.

Tees – die wohltuenden Wärmespender

Zunächst möchten wir die wichtigsten Teedrogen vorstellen. Einige dieser getrockneten Kräuter, Samen, Blätter oder Wurzeln gibt es in den Läden, die traditionell unsere Produkte führen (siehe *Bezugsquellenverzeichnis*). Allerdings werden Sie dort eher fertige Teemischungen finden, lose Teedrogen gibt es dagegen in Apotheken (mit den Rauschmitteldrogen haben die Teedrogen natürlich nichts zu tun!). Dort können Sie sich jede noch so kleine Menge abpacken lassen. Da dies dem Personal besonders viel Arbeit macht und die entsprechende Droge zuvor vielleicht noch extra vom Großhändler in größerer Abpackung bestellt werden muß, versuchen manche, ihre Kunden bei solchen Wünschen abzuwimmeln. Das sollte Sie nicht entmutigen, bestehen Sie auf der Bestellung oder suchen Sie sich eine kooperativere Apotheke aus.

Tees selber mischen – ein paar Tips vorweg

Teemischungen, aber auch einzelne Teedrogen sollten nach Möglichkeit in dunklen und gut, am besten luftdicht schließenden Gefäßen aufbewahrt wer-

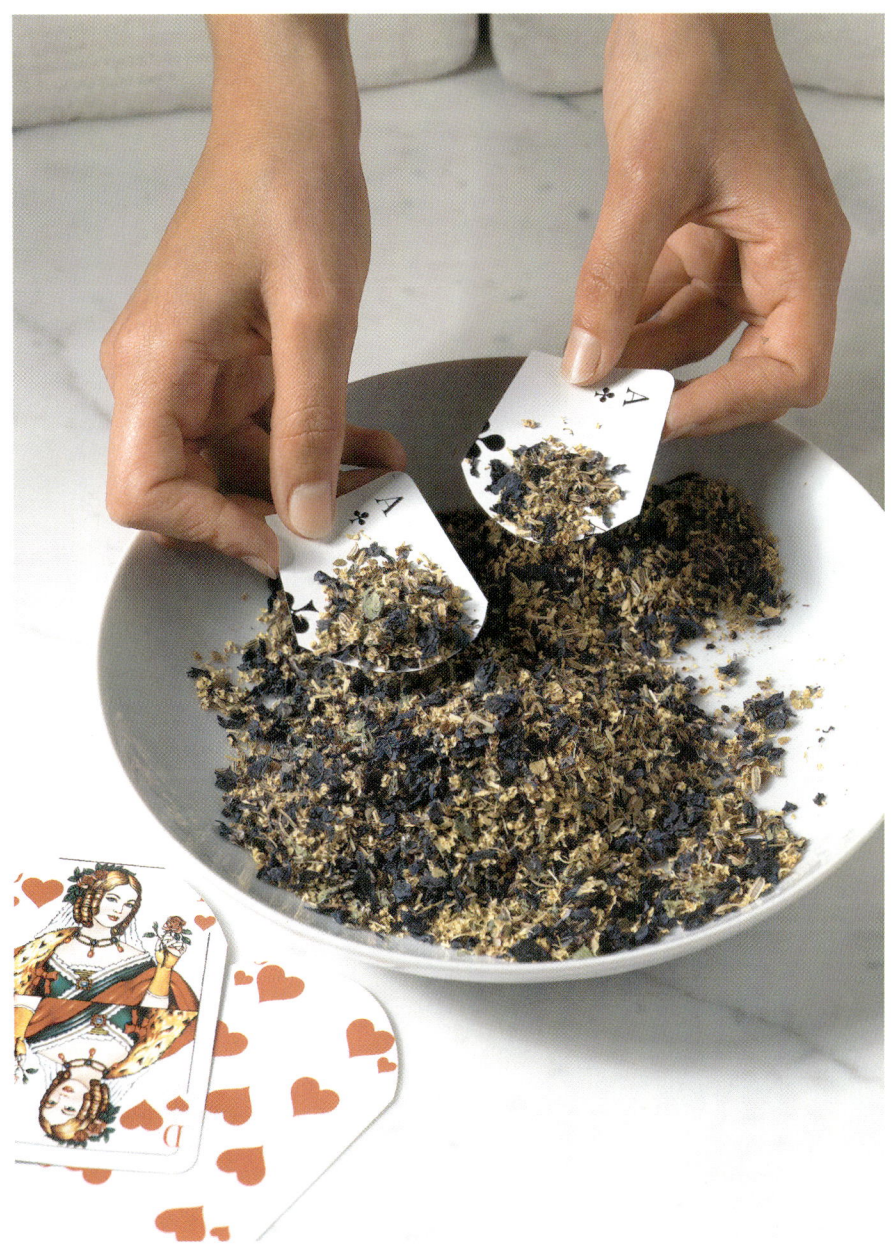

Abb. 72: Mit zwei derart zugeschnittenen Spielkarten können Sie die Teedrogen professionell mischen.

den. So hält sich der Tee länger frisch, und die ätherischen Öle in den einzelnen Pflanzen können nicht verdunsten. Beim Mischen empfiehlt es sich, die empfindlichen Teedrogen vorsichtig mit zwei Eßlöffeln in einer Schüssel zu vermengen. Professioneller ist jedoch der Einsatz von Spielkartenblättern, bei denen die schmale Seite eines Kartenblatts halbrund abgeschnitten wird. Vielleicht besitzen Sie ja ein Kartenspiel, das Sie für diese Zwecke nutzen können. Getrocknete Früchte und Samen, z. B. Fenchelsamen, sollten vor dem Mischen im Mörser etwas angestoßen werden, dann verbreitet sich das Aroma besonders gut im Tee.

Die Teedrogen

Anis (*Pimpinella anisum*)

Die kleinen Anisfrüchte haben ein starkes Aroma, da sie mindestens 2 % ätherisches Öl enthalten. Anis wirkt leicht entkrampfend, auswurffördernd bei Erkältungen und antibakteriell. Die Heimat des Anis ist wahrscheinlich das östliche Mittelmeer, heute wird er in vielen Teilen der Erde kultiviert. Die weißen Blütendolden erinnern an Fenchel, mit dem er auch verwandt ist.

Bärentraube (*Arctostaphylos uva-ursi*)

Die Bärentraube wurde erst spät in Mittel- und Südeuropa als Arzneipflanze entdeckt. Verwendet werden die immergrünen, ledrigen Blätter des niederliegenden Strauchs. Die Hauptwirkstoffe sind sekundäre Pflanzenstoffe wie Flavonoide, Gerbstoffe und Hydrochinon-

derivate. Letztere wirken speziell im alkalischen Harn (pH 8) antibakteriell. Bärentraubenblättertee ist ein ideales Mittel bei Harnwegsinfekten.

Baldrian (*Valeriana officinalis*)

Die getrocknete längsrunzelige Wurzel hat einen extrem unangenehmen, kotartigen Geruch, der durch das ätherische Baldrianöl verursacht wird. Baldrian wirkt beruhigend und fördert die Schlafbereitschaft. Wegen seiner guten Wirkung, aber auch seines schlechten Geschmacks wird er in vielen Fertigpräparaten in Kapsel- oder ähnlicher Verarbeitungsform angeboten.

Birke (*Betula pendula*)

Von der allseits bekannten Birke werden die Blätter für die Teegewinnung verwendet. Hauptinhaltsstoffe sind Flavonoide, Gerbstoffe und ätherisches Öl. Birkenblätter wirken leicht harntreibend bzw. entwässernd und sind deshalb eine ideale Ergänzung in Blasen- und Nierentees. Sie können außerdem zur unterstützenden Behandlung rheumatischer Beschwerden eingesetzt werden.

Brennessel (*Urtica dioica*)

Von dem allseits bekannten „Unkraut" werden sowohl die Blätter als auch die Wurzeln als Teebestandteile verwendet. Brennesselblättertee eignet sich hervorragend zum Durchspülen des harnableitenden Systems bei entzündlichen Erkrankungen. Der Tee hat sowohl vorbeugende als auch therapeutische Effekte.

Brombeere (*Rubus fruticosus*)

Für den Kräutertee eignen sich besonders gut die getrockneten Blätter des stacheligen, weitverbreiteten Strauchs. Die leicht aromatischen Blätter wirken aufgrund ihrer Gerbstoffe etwas zusammenziehend auf die Schleimhäute. Sie unterstützen deshalb auch die Wirkung von „Antidurchfallmitteln" und haben einen günstigen Einfluß auf die Mund- und Rachenschleimhaut.

Eibisch (*Althaea officinalis*)

Es ist vor allen Dingen die Eibischwurzel, die zu Heilzwecken verwendet wird. Die geschälte Wurzel wirkt in Teezubereitungen bei Erkältungen reizlindernd. Insbesondere bei trockenem Reizhusten entfaltet Eibischwurzel eine schützende Wirkung auf die Schleimhäute.

Fenchel (*Foeniculum vulgare*)

Die Fenchelfrüchte sehen den Anisfrüchten sehr ähnlich, sind aber ein wenig größer. Ihr Hauptwirkstoff ist das ätherische Öl, von dem sie über 2 % enthalten können. Fenchel hat sowohl auf die Atemwege als auch auf den Darm einen günstigen Einfluß. Er ist bei Atemwegserkrankungen auswurffördernd und leicht entkrampfend, hilft gegen Blähungen und wirkt auf die Haut reizmildernd und desinfizierend.

Frauenmantel (*Alchemilla vulgaris*)

Die getrockneten Blätter sehen aus wie kleine Pelerinen oder Mäntel – daher vermutlich der Name – und werden während der Blütezeit der Pflanzen geernet. Auch hier sind es in erster Linie Gerbstoffe, die eine zusammenziehende Wirkung auf die Schleimhäute zeigen und so einen günstigen Einfluß auf Durchfallerkrankungen nehmen.

Hibiskus (*Hibiscus sabdariffa*)
Die intensiv roten Blüten enthalten bis zu 30 % Pflanzensäure und schmecken sehr aromatisch und erfrischend. Ein idealer Zusatz für viele Kräutertees.

Himbeere (*Rubus idaeus*)
Ähnlich wie bei der Brombeere können auch bei der Himbeere die getrockneten Blätter für Tees genutzt werden. Himbeerblätter geben dem Tee einen leicht herben bis bitteren, aber angenehmen Geschmack. Sie enthalten Flavonoide und Gerbstoffe, wobei letztere eine zusammenziehende Wirkung auf die Darm- und Mundschleimhäute haben. Himbeerblätter werden aus diesem Grund bei Erkrankungen des Magen-Darm-Trakts und der Atemwege eingesetzt.

Holunder (*Sambucus nigra*)
Beim Holunder werden die getrockneten Blüten für Tees verwendet. Die auch als Fliedertee bezeichnete Droge wirkt schweißtreibend und leicht entwässernd.

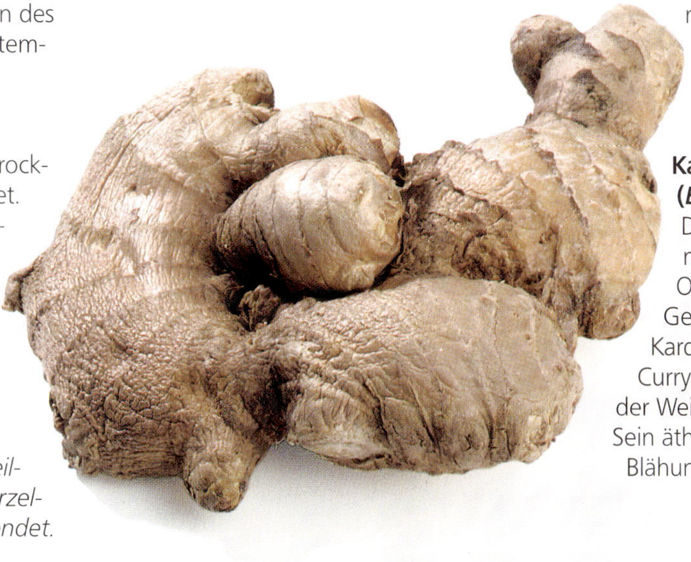

Abb. 73: Als Gewürz- und Heilpflanze wird der geschälte Wurzelstock der Ingwerpflanze verwendet.

Hopfen (*Humulus lupulus*)
Die beruhigende Wirkung der Hopfenzapfen ist weit bekannt und sorgt sicherlich auch für die Beliebtheit des Biers. Genauer gesagt sind es die Bitterstoffe und das ätherische Öl, die den Schlaf fördern und Unruhe sowie Angstzuständen entgegenwirken. Seine beruhigende Wirkung entfaltet Hopfen auch äußerlich. So wirkt er aufgrund seiner Phytohormone (Pflanzenhormone) tonisierend, durchblutungsfördernd und entzündungshemmend und beruhigt die nervöse und überreizte Haut und Kopfhaut.

Ingwer (*Zingiber officinale*)
Ingwer stammt ursprünglich aus dem Pazifikraum, heute wird er aber praktisch überall in den Tropen kultiviert. Als Gewürz und Heilmittel verwendet man den geschälten Wurzelstock, der scharfschmeckende Stoffe und ätherisches Öl

enthält. Ingwer regt den Appetit an, wirkt gegen Reiseübelkeit und soll eine aphrodisierende Wirkung haben. In unserem Hobbythekbuch „Lebenselixiere aus Fernost" haben wir diesem bedeutenden Wurzelstock ein großes Kapitel mit eigenem Rezeptteil gewidmet.

Johanniskraut (*Hypericum perforatum*)
Obwohl dieses Kraut zu den traditionellen Heilpflanzen zählt, werden immer wieder neue Wirkungen entdeckt. So haben Ärzte der Universitäts-Hautklinik Freiburg gerade nachgewiesen, daß Johanniskraut beim Kampf gegen multiresistente Bakterien helfen kann. Schon lange werden die gelb-goldenen Blüten der Pflanze zur Behandlung von Hautverletzungen, Verbrennungen und Neuralgien verwendet, seit einigen Jahren sind sie auch Bestandteil von Antidepressiva. **Achtung:** Johanniskraut macht die Haut lichtempfindlich, es kann bei Einnahme schneller zu einem Sonnenbrand kommen.

Kardamom (*Elettaria cardamomum*)
Die Kardamomsamen (Kardamomen) sind insbesondere im Orient ein häufig verwendetes Gewürz im Kaffee oder Tee. Kardamom findet sich auch im Curry. Bei uns wird es vor allem in der Weihnachtsbäckerei eingesetzt. Sein ätherisches Öl wirkt gegen Blähungen.

Kümmel (*Carum carvi*)

Es sind die Kümmelfrüchte, die sowohl als Gewürz als auch als Arznei wirksam werden können. In erster Linie ist es das ätherische Öl (oft über 3 %), das eine günstige Wirkung auf den Magen-Darm-Trakt zeigt. Kümmel wirkt gegen Blähungen und Völlegefühl, er fördert die Speichel- und Magensaftsekretion und wirkt leicht entkrampfend sowie antimikrobiell.

Löwenzahn (*Taraxacum officinale*)

Sowohl die Wurzel als auch die oberen Pflanzenteile, also das Kraut, werden gemeinsam für Teezubereitungen verwendet. Aufgrund der Bitterstoffe im Löwenzahn wirkt dieser appetitanregend, galletreibend und leicht entwässernd.

Lungenkraut (*Pulmonaria officinalis*)

Die oberirdischen Pflanzenteile des Lungenkrauts enthalten Schleimstoffe und Flavonoide. Die Schleimstoffe bewirken eine Reizlinderung bei Husten und Bronchitis und sind zudem auswurffördernd.

Malve (*Malva sylvestris*)

Die violetten Malvenblüten verleihen jedem Tee ein appetitliches Aussehen. Die Schleimstoffe in den Blüten wirken zudem lindernd bei Reizhusten.

Melisse (*Melissa officinalis*)

Die Blätter haben einen angenehmen frischen, zitronenartigen Geruch – daher rührt auch der andere deutsche Name Zitronenmelisse –, der in erster Linie auf das Melissenöl zurückgeht. Melisse wirkt beruhigend und hat einen virustatischen Effekt, kann also Viren in ihrer Vermehrung behindern. Äußerlich angewendet hemmt sie Irritationen und Reizungen der Haut.

Odermennig (*Agrimonia eupatoria*)

Verwendet werden die oberirdischen Teile der Pflanze, inklusive der hübschen gelben Blüten. Die darin enthaltenen Gerbstoffe und Flavonoide haben eine zusammenziehende Wirkung auf die Schleimhäute und eignen sich deshalb zur Behandlung akuter Durchfallerkrankungen.

Süßholz (*Glycyrrhiza glabra*)

Für Tees und andere Zubereitungen werden sowohl die getrockneten Wurzeln als auch die Wurzelstöcke (Rhizome) verwendet. Süßholz verleiht jedem Tee einen kräftig süßen Geschmack und ist auch für die süße Komponente im echten Lakritz verantwortlich. Die Süßkraft ist 50mal stärker als beim Zucker und wird durch das Glykosid Glycyrrhizin erzielt. Saponine sorgen für eine auswurffördernde Wirkung, so daß Süßholz insbesondere in Hustentees eingesetzt wird.

Tausendgüldenkraut (*Centaurium erythraea*)

Vom Tausendgüldenkraut werden die oberirdischen blühenden Teile für den Tee genutzt. Sie enthalten Bitterstoffe, die sowohl die Magensaftsekretion als auch den Gallenfluß anregen. Tausendgüldenkraut ist zudem appetitanregend.

Thymian (*Thymus vulgaris*)

Das Thymiankraut ist nicht nur ein schmackhaftes Gewürz, sondern ein äußerst wirksames Mittel bei Erkältungen. Insbesondere das ätherische Öl (siehe *Seite 82*) sorgt für eine Sekretionssteigerung in den Bronchien und damit für einen schnelleren Abtransport des Schleims. Thymian wirkt außerdem antibakteriell und leicht entkrampfend.

Vanille (*Vanilla planifolia*)

Anders als beim synthetischen Vanillearoma bestimmen hier außer dem Stoff Vanillin weitere 35 Bestandteile des ätherischen Öls das Duftbouquet. Vanille wird als Gewürz auf der Insel Réunion, in Mexiko, Indonesien, Madagaskar, auf den Komoren und in Uganda angebaut.

Wacholder (*Juniperus communis*)

Wacholderbeeren haben als Gewürz beim Sauerkraut eine lange Tradition. Dort, wie auch in Tees, wirken sie stark harntreibend und sollten deshalb nicht ständig konsumiert werden.

Wermut (*Artemisia absinthium*)

Der lateinische Name dürfte dem einen oder anderen bekannt sein, denn der Absinth steht für billigen Fusel, den die sogenannten „Wermutbrüder" in Unmengen zu sich nahmen. Wermutschnäpse werden heute wegen der giftigen Wirkung des Absinthöls in fast allen Kulturstaaten nicht mehr vertrieben. Der „Genuß" von Wermuttee ist dagegen ungefährlich, denn eine Überdosierung ist wegen des extrem bitteren Geschmacks dieses Krautes wohl ausgeschlossen. Wermut lockt die Verdauungssäfte und kann insbesondere nach fetten Speisen sehr hilfreich sein.

Genußreiche Tees für kalte und für warme Tage

Vitamintee à la Hobbythek

10 getr.	Hagebuttenschalen
10 g	getr. Aroniabeeren
evtl. 10 g	getr. schwarze Johannisbeeren
4 g	Malvenblüten
20 g	Brombeerblätter
20 g	Himbeerblätter
10 g	Hibiskusblüten

Hagebuttenschalen, Aroniafrüchte und eventuell schwarze Johannisbeeren in einem Mörser anstoßen. Dann alle Zutaten mit zwei Eßlöffeln oder zwei Kartenblättern (siehe *Seite 107 f.*) vorsichtig in einer Schüssel vermengen.

Übergießen Sie zweieinhalb Eßlöffel (acht bis zehn Gramm) Tee mit einem halben Liter kochenden Wasser und lassen Sie ihn 10 bis 15 Minuten ziehen. Der Tee schmeckt sehr fruchtig nach Herbstbeeren. Aufgrund seines hohen Gerbstoffgehaltes ist der Tee auch bei Durchfallerkrankungen hilfreich.

Gewürztee à la Hobbythek

3 g	getr. Ingwerwurzel
1	Zimtstange
1 TL	Kardamom
1 TL	Gewürznelken
½ TL	schwarze Pfefferkörner
2 g	getr. Aroniabeeren

Alles Zutaten in einen Mörser geben und gemeinsam zerstoßen. Einen Teelöffel (zwei Gramm) auf 200 Milliliter leicht köchelndes Wasser geben und 15 bis 20 Minuten weiterköcheln lassen. Der Gewürztee ist sehr aromatisch und leicht schweißtreibend. Er eignet sich besonders für kalte Winterabende, da er nicht anregend wirkt, sondern lediglich wohlig entspannt. Der Tee schmeckt besonders gut, wenn die Früchte frisch gestoßen wurden, deshalb empfiehlt es sich, immer nur kleine Mengen vorrätig zu halten.

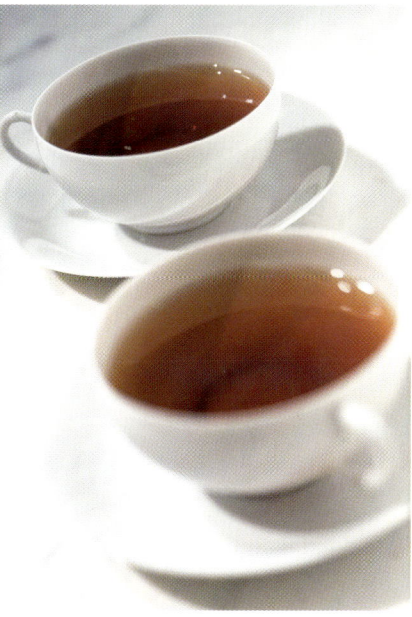

Abb. 74: Gewürztee à la Hobbythek

Süßer Yogi

3 g getr.	Ingwerwurzel
1	Zimtstange
1 TL	Kardamom
1 TL	Gewürznelken
½ TL	schwarze Pfefferkörner
10 g	Kakaobohnen
	oder
1 TL	Kakaopulver
½	Vanillestange

Alle Zutaten in einen Mörser geben und zerstoßen. Einen gehäuften Teelöffel auf 200 Milliliter köchelndes Wasser geben und 15 bis 20 Minuten weiterköcheln lassen, dann 200 Milliliter Milch hinzugeben, kurz aufkochen und abseihen. Bei Bedarf mit Honig, Zucker oder Ballastsüße HT süßen. Statt Kakao kann dieses interessante Getränk auch mit einem Eßlöffel frisch gestoßener Kaffeebohnen zubereitet werden. Dann hat unser Yogi leicht aufmunternde Eigenschaften, andernfalls ist er ein guter Schlaftrunk.

Tees mit „Wirkung"

Schlummertee

20 g	Baldrianwurzel
10 g	Melissenblätter
10 g	Passionsblumenkraut
10 g	Johanniskraut
10 g	Hopfenblüten
evtl. einige Spritzer Frusip's Maracuja	

Alle Teedrogen miteinander mischen. Einen gestrichenen Eßlöffel der Teemischung in einer größeren Tasse mit heißem Wasser aufgießen und ca. zehn Minuten ziehen lassen, dann abseihen. Passionsblumenkraut (*Passiflora incarnata*) unterstützt hervorragend die Wirkung der schlaffördernden Teebestandteile. Mit Frusip's Maracuja abschmecken und eventuell mit Süßstoff oder Honig süßen.

Vorsicht: Die Zucker des Honigs verursachen ebenfalls Karies. Wenn Sie Honig verwenden, müssen Sie nach dem Schlummertrunk noch die Zähne putzen. Geben Sie ein bis zwei Teelöffel auf eine Tasse Tee und lassen Sie ihn fünf bis zehn Minuten ziehen.

Baldrian hat eine starke beruhigende Wirkung, doch zeichnet ihn gleichzeitig ein extrem unangenehmer Geruch aus, der besonders bei der getrockneten Baldrianwurzel auffällt. Verwahren Sie diese deshalb immer in fest schließenden Gläsern oder Büchsen. In Tees ist der Geschmacksanteil des Baldrians nicht ganz so aufdringlich, dennoch kann er für manche Menschen unangenehm bleiben. Versuchen Sie, den Baldriangeschmack mit einigen Spritzern Frusip's zu überdecken. Wir meinen, daß der Tee so im wahrsten Sinne des Wortes genießbar wird; für empfindliche Nasen bieten wir eine Variante:

Variation: Nehmen Sie statt der Baldrianwurzel einfach einen Tropfen unserer Beruhigungsmischung HT von *Seite 84*. Dazu zunächst die Teedrogen vorsichtig in einer Schüssel mischen, dann den Tropfen der Ölmischung zusetzen und gut vermischen. Tee in eine Dose füllen und mindestens eine halbe Stunde bis zur Anwendung warten.

Wenn Sie abends die Mühe des Teekochens umgehen wollen, dann empfehlen wir Ihnen unsere Tinktur. Diese wird durch den Alkohol (Ethanol) konserviert.

Beruhigungstinktur

3 g	Schlummertee à la Hobbythek (siehe *links*)
30 ml	Ethanol (70 %)

Schlummertee in eine dunkle Flasche mit weitem Hals füllen und mit 70 %igem Ethanol übergießen. Dieser kann bereits fertig gemischt in der Apotheke gekauft werden. Tinktur zehn Tage unter gelegentlichem Rühren bzw. vorsichtigem Schütteln stehenlassen, dann durch einen Haushaltstrichter mit Kaffeefilter abgießen. Einen Eßlöffel der Tinktur in ein halbes Glas lauwarmes Wasser geben, mit Frusip's Maracuja, Honig oder Lightsüß abschmecken.

Brusttee

10 g	Eibischwurzel
10 g	Süßholz
10 g	Thymiankraut
10 g	Lungenkraut
10 g	Fenchelfrüchte
1 Tr.	Fenchelöl oder Heilpflanzenöl HT (siehe *Seite 87*)

Zutaten für den Brusttee in einer Schüssel vorsichtig vermischen und Fenchel- bzw. Heilpflanzenöl auftropfen. Tee nochmals gut mischen, in ein Vorratsgefäß füllen und vor dem ersten Gebrauch eine halbe Stunde ziehen lassen. Der Tee hat einen äußerst angenehmen Geschmack und kann zusätzlich noch mit Honig, Zucker oder Lightsüß gesüßt werden. Er lindert Atemwegserkrankungen und mildert Beschwerden im Brustbereich. Besonders schonend ist die Zubereitung mit kaltem Wasser. Geben Sie ein bis zwei Teelöffel auf eine Tasse, lassen Sie den Tee in einem Topf kurz aufkochen, dann sollte er fünf bis zehn Minuten ziehen.

Verdauungstee

10 g	Anisfrüchte
10 g	Fenchelfrüchte
10 g	Kümmelfrüchte
	oder
1 Tr.	Kümmelöl
10 g	Malvenblüten
20 g	Holunderblüten
10 g	Süßholzwurzel

Anis-, Fenchel- und eventuell Kümmelfrüchte im Mörser kurz anstoßen, dann mit den anderen Zutaten vermischen. Falls Kümmelöl verwendet wird, dieses auf den gemischten Tee geben und nochmals vorsichtig vermengen. Tee in ein Vorratsgefäß füllen und – falls Kümmelöl benutzt wurde – eine halbe Stunde bis zur ersten Verwendung warten. Auf eine Tasse werden ein bis zwei gehäufte Teelöffel verwendet. Mit kochendem Wasser übergießen und fünf bis zehn Minuten ziehen lassen, abseihen und in kleinen Schlucken trinken. Der Tee unterstützt milde die Verdauung und beugt Blähungen vor. Anders als viele andere Verdauungstees führt er natürlich nicht in eine

Abhängigkeit. Der Tee kann mit Ballastsüße verfeinert werden.

Leber-Galle-Tee

15 g	Pfefferminzblätter
5 g	Wermutkraut
10 g	Tausendgüldenkraut
10 g	Löwenzahnkraut und -wurzel
3 Tr.	Lavendelöl

Zutaten in einer Schüssel vorsichtig vermischen und Lavendelöl zusetzen. Erneut mischen und in ein Vorratsgefäß füllen. Eine halbe Stunde bis zur ersten Anwendung warten. Der sehr bittere Tee lockt die Verdauungssäfte, insbesondere die Gallenflüssigkeit, und unterstützt so den Verdauungsprozeß. Auf eine Tasse werden ein bis zwei gehäufte Teelöffel gegeben, mit kochendem Wasser übergießen und fünf bis zehn Minuten ziehen lassen, abseihen und in kleinen Schlucken trinken. Tee bei Bedarf mit Ballastsüße, Zucker oder Lightsüß süßen und eventuell mit einem Spritzer Frusip's, z. B. Aronia, verfeinern.

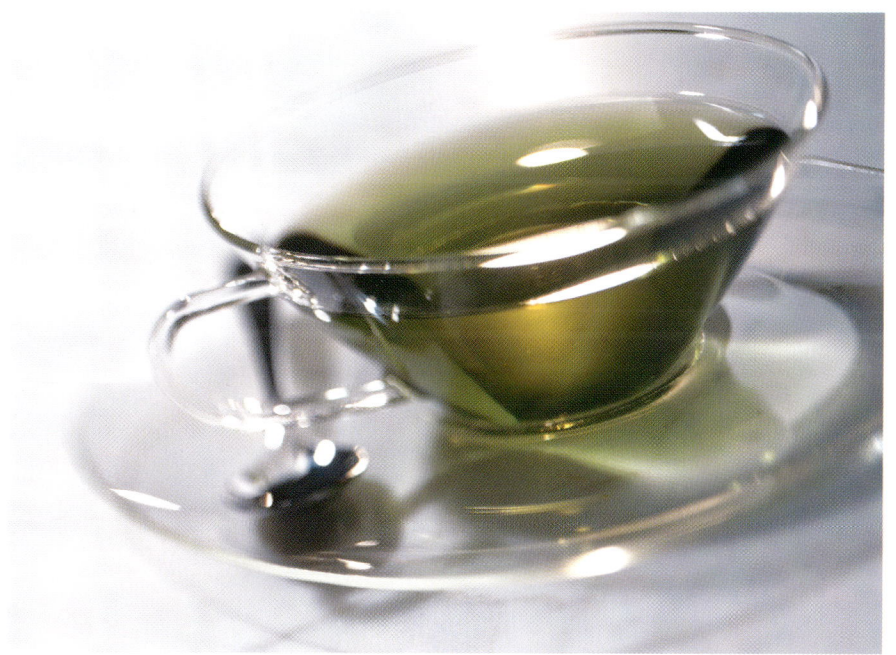

Abb. 75: Verdauungstee

Nierentee

½ TL	Wacholderbeeren
	oder
1 Tr.	Wacholderbeerenöl
10 g	Brennesselblätter
10 g	grüner Tee
10 g	getr. Aroniabeeren
10 g	Bärentraubenblätter
20 g	Birkenblätter

Falls Wacholderbeeren verwendet werden, diese zunächst in einem Mörser leicht anstoßen, dann mit den anderen Teedrogen in einer Schüssel vermengen. Falls Sie Wacholderbeerenöl vorziehen, dieses nun auf den Tee geben und vorsichtig durchmischen. Tee in ein Vorratsgefäß füllen und – falls Wacholderbeerenöl benutzt wurde – eine halbe Stunde bis zur ersten Verwendung warten. Auf eine Tasse ein bis zwei gehäufte Teelöffel geben, mit kochendem Wasser übergießen und fünf bis zehn Minuten ziehen lassen. Abseihen und in kleinen Schlucken trinken. Der Tee ist stark harntreibend und spült so die Nieren. Er sollte allerdings nur bei akuten Beschwerden eingesetzt werden, da er auf Dauer die Nieren zu stark reizt.

Tee bei Durchfall

10 g	Frauenmantel
10 g	Odermennig
10 g	Brombeerblätter
10 g	schwarzer Tee

Teebestandteile vorsichtig in einer Schüssel vermengen und in ein lichtundurchlässiges Gefäß füllen. Auf eine Tasse ein bis zwei gehäufte Teelöffel geben, mit kochendem Wasser übergießen und fünf bis zehn Minuten ziehen lassen. Abseihen und in kleinen Schlucken trinken. Wer die anregende Wirkung des schwarzen Tees vermeiden will, kann diesen im Rezept durch zehn Gramm Himbeerblätter ersetzen. Die Gerbstoffe der Drogen ziehen die Darmschleimhäute leicht zusammen und stärken sie so.

Kosmetik, Kosmetik …

Eines der erfolgreichsten Themen der Hobbythek ist die selbstgemachte Kosmetik. Wir waren damals die ersten, die sich an dieses Thema heranwagten, nicht zuletzt, um unabhängig von den großen Konzernen und ihrer Politik zu werden. Unser Ziel waren damals wie heute erstklassige und professionelle Cremes, Seifen, Shampoos usw. zu erschwinglichen Preisen. Um mit den modernen Produkten der Industrie Schritt zu halten, waren und sind für uns gründliche Recherchen notwendig. Schließlich müssen wir ebenfalls über die neuesten Entwicklungen im Bereich dieser Rohstoffe informiert sein.

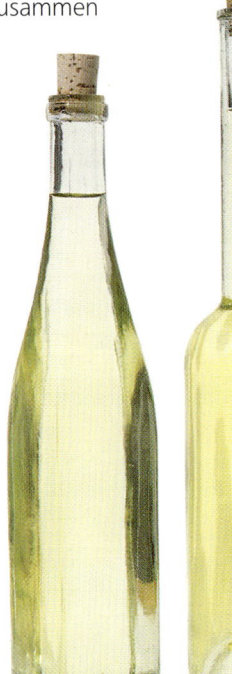
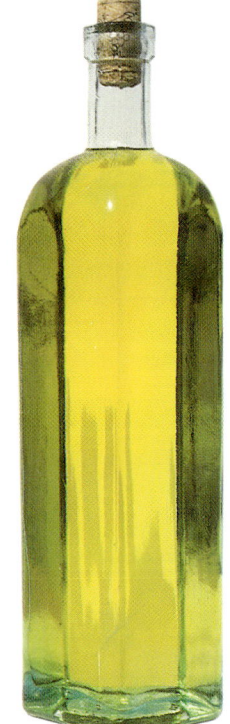

Abb. 76: Fette Öle sind die Grundlage für eine Reihe von Kosmetika.

Neben der Qualität und der Hautverträglichkeit der Substanzen interessierten uns auch immer deren mögliche Auswirkungen auf unsere Umwelt, denn gerade Seifen und Shampoos gelangen in großen Mengen ins Abwasser. Hier ist es sehr wichtig, daß die Grundsubstanzen, aber auch die Pflegestoffe die Umwelt nicht belasten. Wir haben unser Kosmetikprogramm ständig auf dem laufenden gehalten und den Markt und seine Rohstoffe genau beobachtet. Unser neues Hobbythek-buch „Rund ums Haar" spiegelt den aktuellen Stand unserer Rohstoffe und deren Bewertung bezogen auf die Haarkosmetik wider.

In diesem Buch aber wollen wir uns ganz allgemein der Kosmetik widmen und Ihnen neue Rezepte für die Gesichts- und Körperpflege präsentieren. Natürlich haben wir auch hier die neuesten Erkenntnisse berücksichtigt. Doch zuvor möchten wir Ihnen die wichtigen Kosmetikrohstoffe einzeln vorstellen:

Die Kosmetikrohstoffe der Hobbythek

Emulgatoren und Tenside

Betain

Betain wird aus Kokosfett gewonnen, ist also pflanzlichen Ursprungs. Der Name erinnert allerdings an eine ganz andere Pflanze: die Rübe, lateinisch „Beta". Das kommt daher, daß der Chemiker C. Scheibler bereits vor 100 Jahren einen ähnlichen Stoff in der Zuckerrübe nach-

gewiesen hat. Betain ist vollständig biologisch abbaubar und ersetzt das früher von uns verwendete Glycintensid P.

Emulsan

Emulsan ist ein äußerst milder Emulgator, der aus einem Zucker- und einem Pflanzenfettanteil besteht. Genauer gesagt handelt es sich beim Zucker um herkömmlichen Traubenzucker, beim Fettanteil um die Fettsäuren Palmitin und Stearin. Emulsan wirkt in Cremes nicht nur äußerst sanft, sondern hat überdies anscheinend kein allergieauslösendes Potential. Schon mit 10 % Emulsan in der Fettphase läßt sich eine stabile Wasser-in-Öl-Creme herstellen. Emulsan läßt sich jedoch etwas schwieriger verarbeiten als Tegomuls (siehe *Seite 116*).

Facetensid HT

Bei diesem Tensid handelt es sich um das mildeste Tensid, das die Hobbythek bisher ausfindig machen konnte. Seine Hautverträglichkeit ist außerordentlich gut, es reizt die empfindlichen Schleimhäute der Augen selbst im konzentrierten Zustand nicht. Wir haben es aus diesem Grunde auch Facetensid, d. h. Gesichtstensid, genannt.
Für seine Mildheit ist sicherlich auch der pH-Wert zwischen 6 und 6,5 verantwortlich, der in etwa dem pH-Wert unserer Haut entspricht. Für die Fachleute unter Ihnen: Facetensid gehört zur Gruppe der milden Sulfosuccinate, und zwar ist es ein Citronensäurealkylpolyglykolester-Sulfosuccinat. Für die weniger chemisch Gebildeten ist vielleicht interessant, daß es weitgehend auf

natürlichen Rohstoffen wie Zitronensäure und natürlichen Fettalkoholen basiert und ökologisch gut abbaubar ist. Facetensid bildet einen feinen cremigen Schaum und betätigt sich im Shampoo zusätzlich als Emulgator, d. h. es sorgt dafür, daß sich die einzelnen Bestandteile gut miteinander mischen. Unser Facetensid ersetzt das früher von uns verwendete Collagentensid P.

LV 41

Das ist der bewährte Lösungsvermittler der Hobbythek, hergestellt aus entgiftetem Rizinusöl. LV 41 bewirkt, daß sich ätherische Öle gleichmäßig im Wasser verteilen und nicht wie Fettaugen obenauf schwimmen. Es ist ein nicht allergener Stoff, der u. a. als Zusatz für Medikamente und Mundwasser zugelassen ist. LV41 ist gut haut- und schleimhautverträglich und enthält keine Konservierungsstoffe. LV 41 sollte kühl aufbewahrt und nach dem Öffnen nicht länger als drei Monate gelagert werden.

Mulsifan

Mulsifan ist ein milder Emulgator auf Pflanzenbasis. Für die chemisch Interessierten: Es handelt sich um einen Fettalkoholpolyglykolether. Dieser flüssige Emulgator eignet sich allerdings nur für Badezusätze.

Rewoderm HT

Genauer gesagt handelt es sich um Rewoderm LI S 80, bei dem der zuvor verwendete Rindertalg durch pflanzliches Palm- und Kokosöl ersetzt wurde. Das neue pflanzliche Rewoderm ist ein sehr schonendes nichtionisches Tensid und Verdickungsmittel, das gleichzeitig auch Rückfettungseigenschaften besitzt. Es ist außerordentlich hautverträglich und läßt sich sehr gut mit anderen Tensiden kombinieren. Bei Verträglichkeitstests wurde es in die mildeste Kategorie eingestuft, d. h. als „nicht irritierend". Im Gegensatz zum alten Rewoderm HT läßt es sich schon bei einer Temperatur von 30 °C optimal verarbeiten und muß nicht mehr auf 50 °C erhitzt werden.

Sanfteen

Sanfteen ist ein sehr sanftes Zucker-tensid. Wir haben es vor allem in den Rezepturen verwendet, in denen es ganz besonders auf die Milde ankommt. Sanfteen ist in der Lage, die Hautverträglichkeit von Shampoos und Seifen noch einmal zu verbessern. Das heißt ihre Reizwirkung, die in unseren Rezepturen ja ohnehin schon sehr gering ist, wird durch 2 bis 3 % Sanfteen noch einmal um das Fünf- bis Sechsfache reduziert. Und es kommt noch besser: Sanfteen ist nicht nur sanft zur Haut, sondern auch umweltfreundlich. Es wird im Wasser sehr schnell in natürliche Fettsäuren (Kokos) und Saccharose – das ist ganz normaler Haushaltszucker – abgebaut, die die Gewässer nicht belasten. Chemisch nennt man ein solches Tensid Saccharoseester.

Tegomuls

Das grobe Pulver wird auch im Lebensmittelbereich eingesetzt. Es handelt sich um ein chemisch leicht verändertes Tierfett, das schon bei 50 bis 55 °C schmilzt. Tegomuls hinterläßt auf der Haut einen matten Glanz und ist deshalb besonders für Tagescremes und Lotionen geeignet.

Gel- und Cremegrundlagen

Avocadoöl

Dieses Öl wird fast nie ranzig, da es sehr viel natürliches Vitamin E enthält. Wegen seiner stark hautpflegenden Eigenschaften wird es in der Kosmetik viel verwendet.

Bienenwachs

Bienenwachs ist ein Naturprodukt aus den Waben der Bienen. Es gibt ihn in ungebleichter (gelb) und in gebleichter Form (weiß). Bienenwachs stabilisiert Wasser-in-Fett-Emulsionen und gibt vor allem Cremes eine gute Konsistenz.

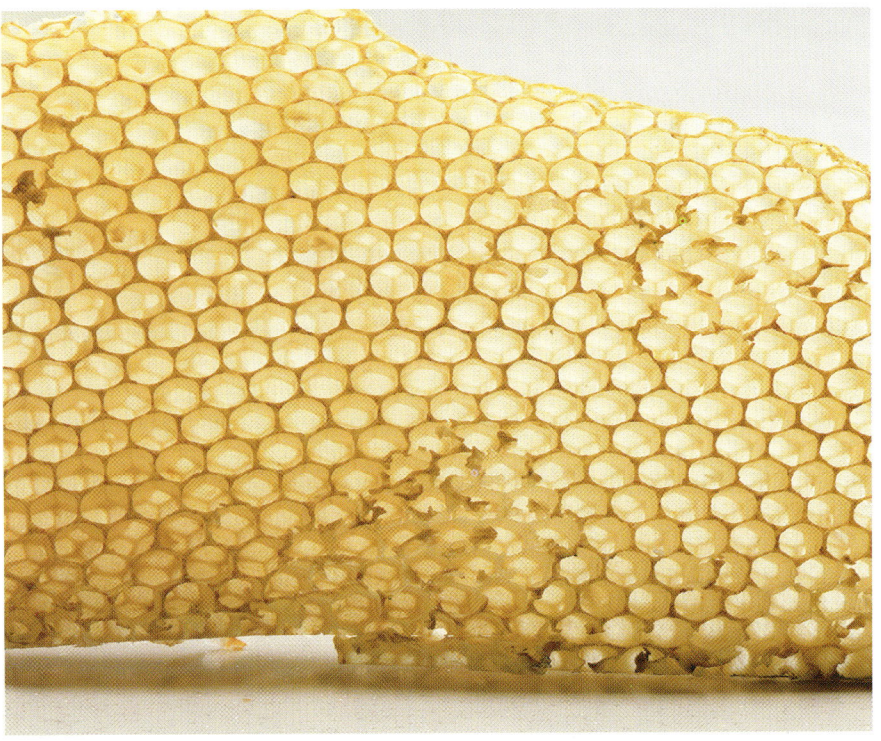

Abb. 77: Das Wachs der Bienenwabe ist ein hervorragender und zugleich duftender Konsistenzgeber.

Cetylalkohol

Cetylalkohol ist ein fester Alkohol und gehört zur Gruppe der Fettalkohole, die eine lange Kohlenstoffkette und die typische Alkoholstruktur besitzen. Durch seine Kohlenstoffkette hat er ein fettiges Ende, sein Alkoholanteil ist dagegen wasserliebend. Aus diesem Grund hat er leicht emulgierende Eigenschaften, stützt also Fett-in-Wasser-Gemische. Er wirkt als naturidentischer Konsistenzgeber zur Stabilisierung der Produkte.

Cremaba

Cremaba ist die Basiscreme der Hobbythek, die sehr leicht zu verarbeiten ist und sich hervorragend mit Wasser mischen läßt. Deshalb kann man mit Cremaba auch sehr leicht eine Lotion (siehe *Seite 129*) herstellen. Die Rohstoffe in unserer Cremaba stammen aus Sheabutter, Oliven- und Palmkernöl sowie aus wertvollen Lecithinen. Wirkstoffe lassen sich bis zu 10 % einfach kalt in die Cremebasis rühren.

Glycerin

Glycerin ist eine ölig wirkende Flüssigkeit, die allerdings gut wasserlöslich ist, da es sich um einen Alkohol, genauer gesagt um einen dreiwertigen Alkohol, handelt. Glycerin bindet Wasser und verhindert so ein schnelles Austrocknen.

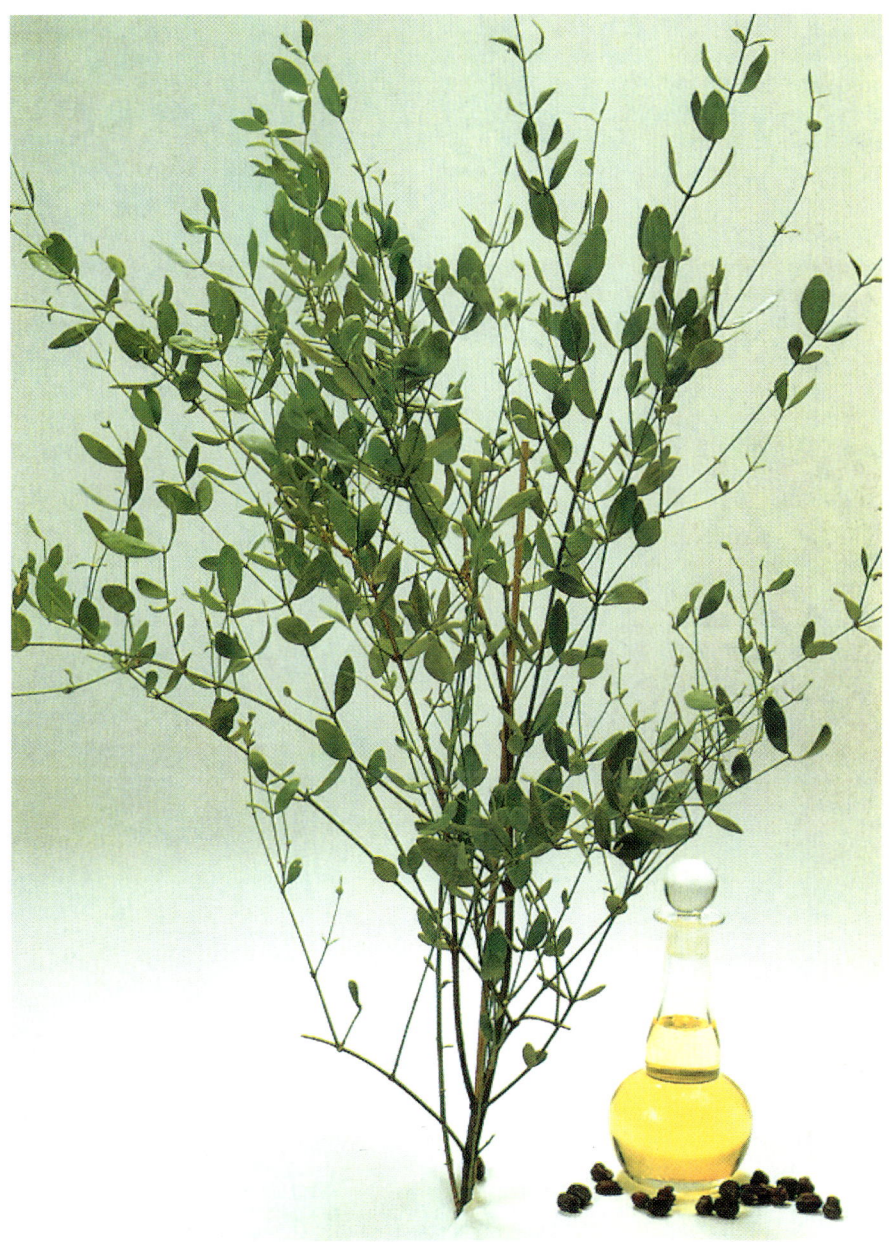

Abb. 78:   Für die Kosmetik das Öl höchster Qualität: Jojobaöl, hier mit einem jungen Jojobabaum und den Früchten, aus denen das Öl gepreßt wird.

Haselnußöl

Haselnußöl wird aus Haselnüssen gewonnen und zeigt ein schwaches Nußaroma. Es ist ein besonders leichtes Öl, das sich gut verteilen läßt und relativ schnell in die Haut einzieht.

Jojobaöl

Jojobaöl ist streng genommen kein fettes Öl, sondern ein flüssiges Wachs. Sein chemischer Aufbau zeigt Ähnlichkeit mit Walratöl, deshalb kann es dieses gut ersetzen und ist ein Grund mehr, die Wale nicht mehr zu jagen. Es stammt aus den nußartigen Samen des Jojobastrauchs mit dem botanischen Namen *Simmondsia chinensis*. Jojobaöl macht Haut und Haar geschmeidig und ist ein hochwertiges Kosmetiköl. Es sollte lichtgeschützt aufbewahrt werden.

Abb. 80: Sheabutter wird aus der Nuß des Sheanußbaumes gewonnen.

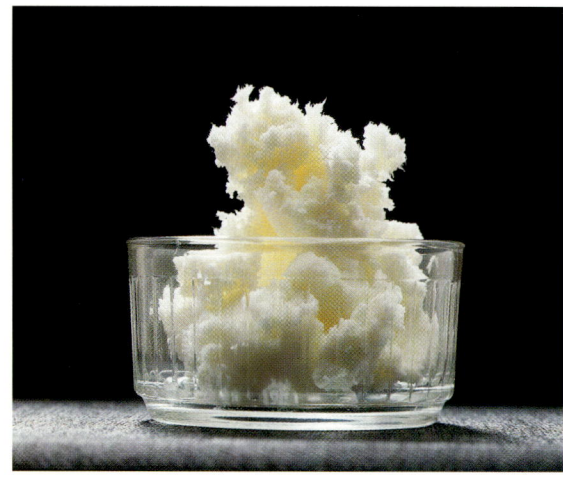

Abb. 79: Mandelöl gehört zu den klassischen Kosmetikölen.

Macadamianußöl

Dieses Öl wird aus den Früchten eines in den Tropen wachsenden Nußbaums gewonnen. Es enthält – für natürliche Öle eine Besonderheit – bis zu 25 % die ungesättigte Palmitoleinfettsäure. Das Öl hat stark hautpflegende Eigenschaften, riecht allerdings etwas nach Keksen.

Mandelöl

Mandelöl gehört zu den klassischen Kosmetikölen, ist sehr mild und ziemlich stabil gegen das Ranzigwerden. Es wird aus süßen Mandeln gewonnen.

Olivenöl

Olivenöl ist nicht nur in der Küche eine Delikatesse, sondern hat auch gute hautpflegende Eigenschaften. Wegen seines Eigengeruchs wird es allerdings von manchen Menschen in der Kosmetik abgelehnt.

Sheabutter

Sheabutter stammt aus Afrika und wird dort aus der Nuß des Sheanußbaumes *Butyrospermum parkii*
Kotschy gewonnen. Dieses Fett wird von den Afrikanern teilweise als Nahrungsmittel und bereits seit langer Zeit zur Körperpflege verwendet. Sheabutter enthält u. a. eine Art Harz, das Zimtsäureester beinhaltet. Dies gilt als Grund für die besondere Hautfreundlichkeit dieses Rohstoffs, der zugleich desinfizierend und heilend wirkt. Sheabutter ist also ein idealer Zusatz für Cremes und andere Hautpflegeprodukte und sorgt für deren weiche Beschaffenheit.

Sonnenblumenöl

Ein preisgünstiges fettes Öl, das insbesondere für Badezusätze sehr gut geeignet ist. Sonnenblumenöl ist nahezu geruchsneutral.

Weizenkeimöl

Weizenkeimöl ist ein sehr vitaminreiches Öl. Es wird, wie der Name verrät, aus Weizenkeimen gewonnen und hat stark pflegende Eigenschaften. Leider ist es nicht sonderlich haltbar, die Haltbarkeit kann aber mit unserem Antiranz (siehe *Seite 90*) verlängert werden.

Xanthan

Xanthan ist ein natürliches Verdickungsmittel, das schon in geringen Konzentrationen eine gelartige Konsistenz ermöglicht. Es gehört in die Gruppe der Kohlenhydrate und wird von Mikroorganismen mit dem Namen *Xanthomonas campestis* produziert. Die Hobbythek verwendet Xanthan sowohl in Kosmetikrezepten als auch in der Ernährung.

Wirk- und Pflegestoffe

Algenöl
Algenöl hat stark hautpflegende Eigenschaften und ist grün gefärbt. Es handelt sich um einen öligen Auszug (meist Sojaöl) aus der Alge *Fucus vesiculosus*. Algenöl verleiht der Haut Spannkraft und Geschmeidigkeit.

Aloe-vera-Gel
Aloe-vera-Gel ist keineswegs ein Gel, sondern eine klare Flüssigkeit und stammt aus einer agavenähnlichen Wüstenpflanze, die schon bei den Indianern als Wund- und Heilmittel genutzt wurde. Heute ist wissenschaftlich bewiesen, daß Aloe vera tatsächlich eine antimikrobielle Wirkung zeigt, die Bildung neuer Hautzellen anregt und so wundheilend wirkt. Aloe vera ist ein ideales Mittel bei Akne, außerdem spendet sie hervorragend Feuchtigkeit für die Haut. Neben Aloe-vera-Gel gibt es noch die 10fach konzentrierte Form Aloe-vera-10fach.

alpha-Bisabolol
alpha-Bisabolol ist der öllösliche Hauptwirkstoff aus der Kamille. Bisabolol wirkt entzündungshemmend und heilend. Da es besser verträglich ist als Auszüge der gesamten Kamille, kann es auch bei bereits bestehenden Hautirritationen gezielt eingesetzt werden.

Allantoin
Allantoin kommt in der Natur in der Beinwellwurzel vor. Es soll der Haut ein gesundes und zartes Aussehen verleihen und wird unter anderem von der Industrie in Aknecremes eingesetzt.

Borretschöl
Dieses Öl sollte wegen seines extrem hohen Preises nur in kleinen Mengen verwendet werden. Es enthält mit ca.

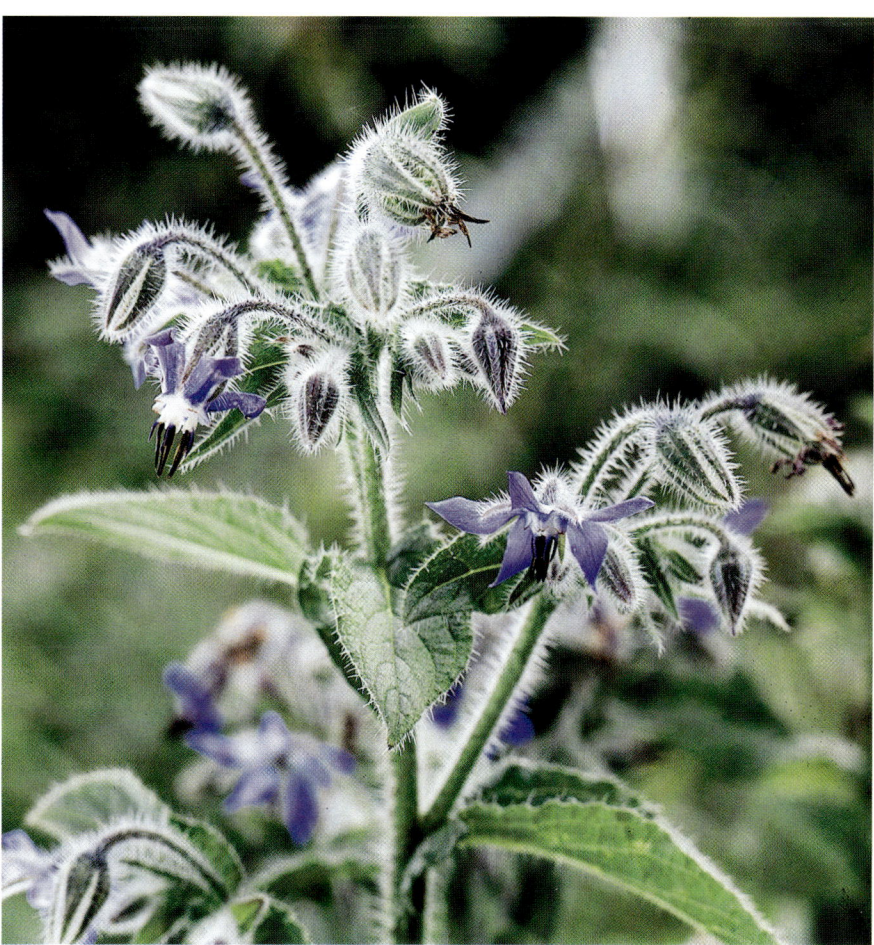

Abb. 81:   Das Öl der Borretschpflanze enthält Gamma-Linolensäure.

20 bis 25 % extrem viel Gamma-Linolensäure und wirkt sich deshalb günstig bei Hautproblemen aus. Das Öl ist licht-, luft- und wärmeempfindlich.

Calendulaextrakt

Dieser Extrakt wird auch als Ringelblumenextrakt bezeichnet. Die Inhaltsstoffe der Pflanze wirken sich auf schlecht heilende Wunden und Akne günstig aus. Bei gereizter, empfindlicher oder schuppiger Haut hat es einen stark glättenden Einfluß. Calendulaextrakt ist ideal bei rauhen, aufgesprungenen Händen (siehe *Seite 129*).

Distelöl

Distelöl wird auch als Saflaröl bezeichnet und ist ein äußerst wertvolles Öl. Es enthält außerordentlich viele ungesättigte Fettsäuren. Der Anteil an Linolsäure liegt zwischen 75 bis 80 %.

D-Panthenol

D-Panthenol ist ein hautpflegendes Provitamin, und zwar eine Vorstufe des Vitamins B_5. Dieses Vitamin ist besser bekannt unter dem Namen Pantothensäure. D-Panthenol wirkt heilend und gibt der Haut Feuchtigkeit. Pures D-Panthenol ist zähflüssig, wir verwenden es zur besseren Verarbeitung deshalb 75 % in destilliertem Wasser gelöst, zur Stabilisierung ist noch eine kleine Menge Milchzucker zugesetzt, Konservierungsstoffe sind nicht enthalten. D-Panthenol wird in dieser Verarbeitung fertig angeboten.

Elastin P

Ausgangsprodukt für unser Elastinpulver P ist Weizenkleber, das sogenannte Gluten, dessen lange Proteinketten mit Hilfe von Enzymen in kleine Aminosäureeinheiten aufgespalten werden. Man nennt diesen Vorgang Hydrolyse. Elastinpulver ist also ein sogenanntes Weizenhydrolysat und damit pflanzlichen Ursprungs. Es ist in der Lage, Wasser zu binden, d. h. es erhöht die Feuchtigkeit in der Haut. Die Substanz ist vollständig biologisch abbaubar und ökologisch absolut unbedenklich.

Fluidlecithin Super und Cm

Beides sind Lecithine – natürliche Stoffe also -, die aus Sojaöl gewonnen werden. Fluidlecithin Super enthält zusätzlich noch Distelöl, damit es ausreichend flüssig ist. Fluidlecithin Super ist teurer, weil es das wertvolle Cholinphospholipid (PC) dank einer besonders schonenden Herstellung in höherem Anteil enthält als Fluidlecithin Cm. Kosmetik, die mit Fluidlecithin Super hergestellt wird, sieht aufgrund der hellen Eigenfarbe dieses Stoffs hübscher aus.
Für unsere Kosmetikrezepturen reicht aber das billigere Fluidlecithin Cm aus, das eine gelblich-braune Farbe hat. Beide Lecithine wirken nicht nur rückfettend, sondern betätigen sich außerdem als Emulgatoren.

Hamameliswasser

Hamamelis (Zaubernuß) wirkt entzündungshemmend, zusammenziehend und fördert den Heilungsprozeß. Es beruhigt außerdem die gereizte und irritierte Haut.

Harnstoff

Harnstoff ist tatsächlich, wie der Name sagt, im Harn enthalten. Es handelt sich um ein weißes, völlig geruchloses Pulver, das vielseitig in der Kosmetik und Hautmedizin eingesetzt wird. Harnstoff bindet die Feuchtigkeit der Hornhaut und wirkt wundheilend, entzündungshemmend und desinfizierend. In kosmetischen Mitteln wird er bis zu 5 % verwendet, in höheren Konzentrationen benutzen ihn Hautärzte wegen seiner dann hornhautschälenden Wirkung z. B. bei Schuppenflechte.

Kamillenextrakt

Die Deutsche Kamille (*Matricaria recutita*) enthält als Hauptwirkstoffe Bisabolol und das für die blaue Farbe verantwortliche Chamazulen. Beide Verbindungen wirken antiirritierend und desinfizierend und eignen sich damit hervorragend zur Behandlung von entzündeter sowie trockener und rissiger Haut. Außerdem enthält Kamille noch zwei weitere Inhaltsstoffe: die gelben Farbstoffe Apigenin und Luteolinglykosid. Diese bewirken übrigens in Shampoos eine Aufhellung von blonden Haaren. Siehe dazu auch die Rezepte in unserem Hobbythekbuch „Rund ums Haar".

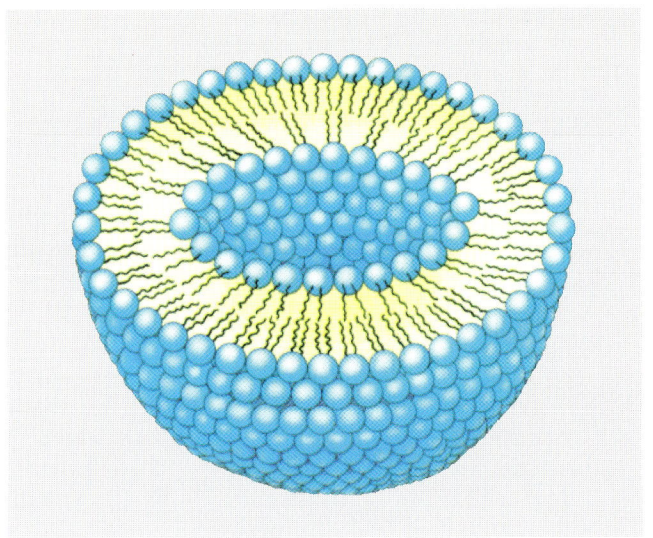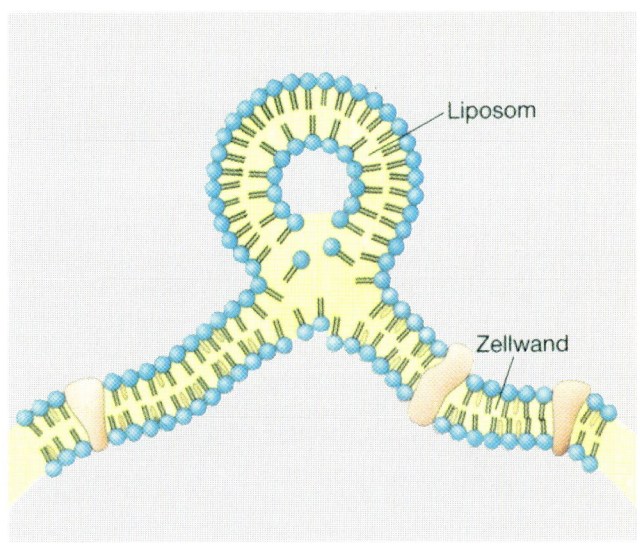

Grafik 7: Liposomkugel (links), die sich aufgrund des gleichen Aufbaus mit der Membran unserer Hautzellen vereinigen kann (rechts).

Kosmetisches Basiswasser HT

Alkohol oder Weingeist ist in der Bundesrepublik besteuert, egal ob wir ihn trinken oder für die kosmetische Anwendung nutzen. Um dieser Steuer zumindest im Kosmetikbereich zu entgehen, haben wir zu einem Trick gegriffen: Wir haben unseren 95 %igen Weingeist leicht parfümiert (1 % Duftzusatz) und mit D-Panthenol (0,5 %) (siehe *Seite 120*) versetzt. Damit entspricht er nicht mehr den Voraussetzungen für Trinkalkohol (davon würden wir auch dringend abraten!), sondern kann bereits in dieser Form als fertiges Gesichtswasser verwendet werden. Alternativ können Sie auch Isopropylalkohol (Isopropanol) benutzen. Dieser Alkohol kann ohnehin nicht getrunken werden und unterliegt somit auch keiner Steuer. Er hat allerdings einen relativ starken und unangenehmen Eigengeruch, außerdem enthält er kein pflegendes D-Panthenol, dieses sollte dann 0,5 % zusätzlich ins Rezept gegeben werden.

Lipodermin-Konzentrat HT

Hierbei handelt es sich um eine hochkonzentrierte Lösung aus Liposomen, die so dicht gepackt sind, daß ein Gel entsteht. Liposomen sind Hohlkügelchen, die innen und außen wasserfreundlich sind und deren Kugelhaut aus Lecithin besteht. Lecithine sind sogenannte Phospholipide – die wichtigsten Bausteine der Natur, denn sie bilden vor allen Dingen die Grundsubstanz der Zellmembranen. Die Membranen dieser Liposomen bestehen aus dem hochwertigsten Lecithin überhaupt, dem Phosphatidyl-Cholin, aus dem auch die Membranen der menschlichen Hautzellen überwiegend bestehen. Deshalb können sich die Liposomen mit der Zellmembran verbinden, diese passieren und so auch ins Innere der Zelle gelangen und dort wirken.

Meristemextrakt

Ein Meristem ist ein sich teilendes Pflanzengewebe. Es findet sich an der Wurzelspitze und an den Sprossen von Pflanzen. Meristemextrakt wirkt entzündungshemmend, heilend und kann sogar aggressive Sauerstoffradikale binden. Außerdem soll er antiallergisch wirken – allergischer Juckreiz wird gelindert. Unser Meristemextrakt stammt aus den Schößlingen von Eichen.

Nachtkerzenöl

Nachtkerzenöl ist ein gelblich-grünes Öl und duftet nach einem schweren Blumenbouquet. Es besitzt sehr viel Gamma-Linolensäure und ähnelt dem Borretschöl (siehe *Seite 119*).

Niemsamen, Niemblätter und Niemöl

Beim tropischen Niembaum (*Azadirachta indica*) kann man sich sowohl die Blätter als auch die Samen mit dem darin enthaltenen fetten Öl nutzbar machen. Beide wirken als natürliches und völlig giftfreies Ungezieferbekämpfungsmittel und sind deshalb hervorragend für Ungeziefershampoos geeignet (siehe *Seite 47*). Darüber hinaus haben sie pflegende Eigenschaften: Die Blätter wirken un-

ter anderem juckreizhemmend, das Öl pflegt und lindert Ekzeme und entzündliche Prozesse. Wir haben dafür gesorgt, daß es bereits einen fertigen alkoholischen Niemblätterextrakt gibt. Unsere Niemtinktur können Sie aber auch selber herstellen (siehe *Seite 45*).

Der Niembaum gilt in seiner Heimat Burma und Indien als Dorfapotheke und wird dort seit Jahrtausenden in der Medizin und Kosmetik verwendet. Ausführliche Informationen finden sich in unserem Buch „Wunderbaum Niem".

Nuratin P

Wie das Elastinpulver ist auch unser Nuratin P ein Weizenhydrolysat, also pflanzlichen Ursprungs. Es ersetzt die früher verwendeten Substanzen Keratin HT und Nutrilan. Beide wurden aus tierischen Produkten, u. a. vom Rind, gewonnen. Schon wegen der BSE-Problematik haben wir uns bereits vor Jahren nach pflanzlichen Alternativen umgesehen. Nuratin P hat ähnliche Eigenschaften wie das Elastinpulver, ist allerdings flüssig. Nuratin P ist mit Paraben vorkonserviert.

Vitamin-E-Acetat und Vitamin-E-Natürlich

Vitamin E hat eine durchblutungsfördernde Eigenschaft und wirkt positiv auf die Zellerneuerung. In der Natur schützt es die Zellen und ihre empfindlichen Aufbaustoffe vor dem Angriff von aggressivem Sauerstoff. In Lebensmitteln, insbesondere in Pflanzenölen, verhindert Vitamin E das Ranzigwerden. Auch in unserem Körper entstehen durch Oxi-

dationsprozesse die gefürchteten freien Radikale (siehe *Seite 48*). Vitamin E stellt sich diesen entgegen. Auf Haut und Kopfhaut wirkt es glättend und steigert insbesondere das Feuchthaltevermögen der Hornhaut, außerdem ist es entzündungshemmend.

Vitamin E, auch alpha-Tocopherol genannt, gibt es sowohl in natürlicher Form als auch als Vitamin-E-Acetat. Für den Lebensmittelbereich bevorzugen wir natürliches Vitamin E, in der Kosmetik hat sich dagegen Vitamin-E-Acetat (also eine Vitamin-E-Verbindung mit einem Salz der Essigsäure) durchgesetzt, da Vitamin-E-Acetat stabiler und hautverträglicher als natürliches Vitamin E ist.

Konservierungsstoffe

Paraben K

Paraben K ist eine Mischung aus Methylparaben und Propylparaben. Methylparaben wirkt gegen Bakterien und Propylparaben zusätzlich noch gegen Pilze, beide Substanzen ergänzen sich in ihrer Wirkung. Außerdem enthält unser Paraben K noch den antimikrobiellen Duftstoff Benzylalkohol sowie Farnesol, ein Wirkstoff, der auch im ätherischen Öl vieler Pflanzen enthalten ist und das Bakterienwachstum hemmt. Unser Paraben K ist ein mildes Konservierungsmittel, das sogar in Lebensmitteln eingesetzt wird. Bei einem Zusatz von zehn Tropfen Paraben K auf 100 Milliliter hält die Konservierung drei Monate lang, bei 20 Tropfen auf 100 Milliliter sind es fünf bis sechs Monate. Eine weitere

Erhöhung der Konzentration verlängert die Haltbarkeit nicht mehr.
Parabene gehören zu den ältesten Konservierungsstoffen der Kosmetik. Sie werden bereits seit den zwanziger Jahren verwendet und haben sich in ihrer

Hautverträglichkeit entsprechend lange bewährt. Dennoch reagieren manche Menschen allergisch darauf. Deshalb sollten Sie vor der Verwendung einen einfachen Allergietest machen (siehe *Seite 89*).

Abb. 82: Zur Realisierung unserer Rezepte sollten Sie sich die hier abgebildete Grundausstattung anschaffen.

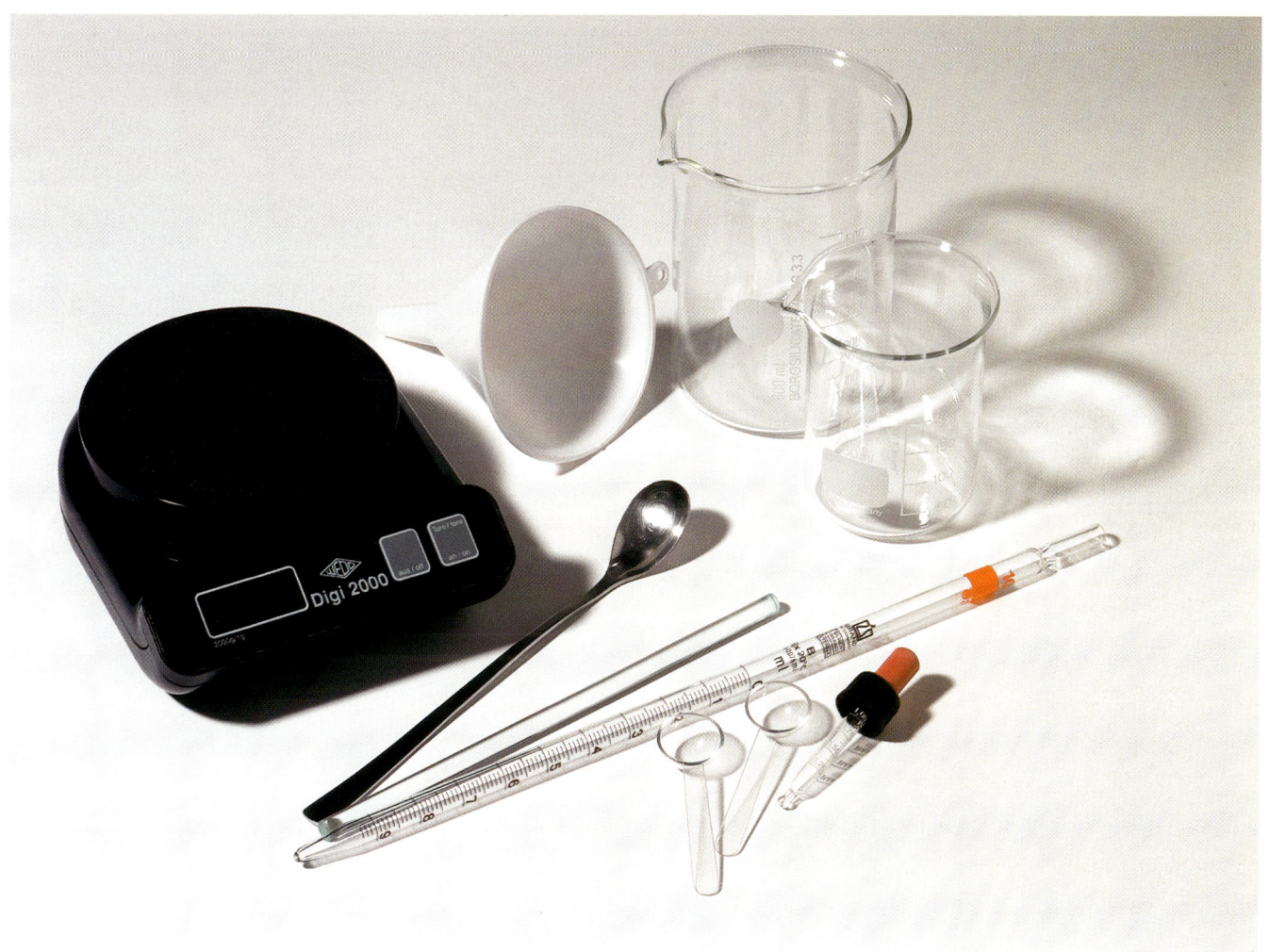

Ausstattung und Tips

Bevor Sie jetzt an die Realisierung unserer Rezepte gehen, ist es ratsam, sich folgende Grundausstattung anzuschaffen: Zum Rühren von Cremes und Lotionen eignen sich feuerfeste Bechergläser. Sie sollten sich zwei Bechergläser à 250 Milliliter oder 500 Milliliter zulegen, dazu einen Glasstab und/oder einen langen Löffel sowie unseren Hobbythek-Meßlöffel, eine Pipette (1 oder 10 Milliliter), einen Trichter zum Einfüllen in die Vorratsgefäße und bei Bedarf einen Meßzylinder (100 Milliliter) zum genauen Abmessen der Flüssigkeiten. Wichtig ist außerdem eine genaue Haushaltswaage mit Digitalanzeige, die auf ein Gramm genau sein sollte.

Trotz der Digitalwaage ist es manchmal schwierig, die kleinen Mengen für die Fettphasen der Cremes und Lotionen abzumessen. Falls Sie das gleiche Rezept öfter herstellen wollen, empfiehlt es sich daher, eine größere Menge Fettphase (doppelt, vier- oder fünffach) herzustellen, dazu müssen Sie die Mengenangaben im jeweiligen Rezept einfach multiplizieren. Den Vorrat können Sie in einzelnen Portionen sofort einfrieren (Kühlfach oder Tiefkühltruhe), zum benötigten Zeitpunkt tauen Sie ihn dann einfach wieder auf.

Der Trick mit dem Marmeladenglas

Emulsionen können prinzipiell gerührt oder geschüttelt werden. Falls Sie Ihre Cremes lieber schütteln wollen, empfehlen wir Ihnen folgenden Trick: Die geschmolzene Fettphase in ein leeres und natürlich sauberes Marmeladenglas geben, dazu direkt das heiße Wasser schütten. Falls Sie dieses im Wasserkocher heiß machen, können Sie das Marmeladenglas auf die Waage stellen und so das einfließende Wasser genau abwiegen. Jetzt wird das Glas schnell verschlossen und kräftig geschüttelt. Wie durch Zauberei entsteht eine strahlend weiße Milch. Diese Emulsion ist sehr stabil und kann nun langsam abgekühlt – am besten kaltgerührt – werden.

Duft oder Natur?

Düfte sind in unserer Gesellschaft sehr beliebt. Fast jede Frau benutzt Parfüm und fast jeder Mann ein aromatisches Rasierwasser; sogar Kaufhäuser werden beduftet, um eine angenehme und kauffreudige Stimmung beim Kunden zu erzeugen. Doch nicht alle können diese „Duftflut" unbeschwert genießen, bei so manchem stellen sich die ersten Allergien ein. Nun wollen wir uns an dieser Stelle nicht gegen Parfüms wenden, denn die Hobbythek hat sich diesem Thema ja schon des öfteren lustvoll gewidmet, vielmehr wollen wir anregen, Düfte in Maßen und nicht in Übermaßen zu genießen und zu verwenden. Wir haben deshalb in unseren Kosmetikrezepturen Duftvorschläge gemacht. Natürlich können statt der reinen ätherischen Öle in gleicher Dosierung auch die Basisdüfte des Hobbythekparfümbaukastens oder auch Ihr eigenes Parfüm verwendet werden. Hier müssen Sie die Dosierung selbst einschätzen, als Faustregel gelten unsere Mengenangaben für ätherische Öle (außer bei den Bädern).

Gesichtspflege für Sie und Ihn

Waschlotion bei unreiner Haut

50 g	Facetensid
10 g	Betain
5 g	Sanfteen
150 ml	lauwarmes Wasser
1 ml	Teebaumöl
3 Meßl.	Kalweg
10 ml	Kamillenextrakt
ca. 10 ml	Rewoderm
evtl. 25 Tr.	Paraben K

Facetensid, Betain und Sanfteen miteinander mischen und Wasser hinzufügen. Unter leichtem Rühren Teebaumöl, Kalweg, Kamillenextrakt und dann langsam Rewoderm zugeben. **Achtung:** Rewoderm dickt noch eine Minute nach. Beenden Sie einfach die Zugabe, wenn Ihnen die Konsistenz angenehm ist. Eventuell mit Paraben K konservieren. Nach der Gesichtsreinigung trocknen Sie die Haut mit einem Tuch leicht ab und behandeln sie am besten mit einem von uns entwickelten speziellen Gesichtswasser (siehe *Seite 126*).

Reinigungsmilch

Fettphase:

4 g	Tegomuls
15 ml	Sonnenblumenöl
1 g	Cetylalkohol

Tegomuls, Sonnenblumenöl und Cetylalkohol bei ca. 80 °C auf der Herdplatte in einem Becherglas klar schmelzen.

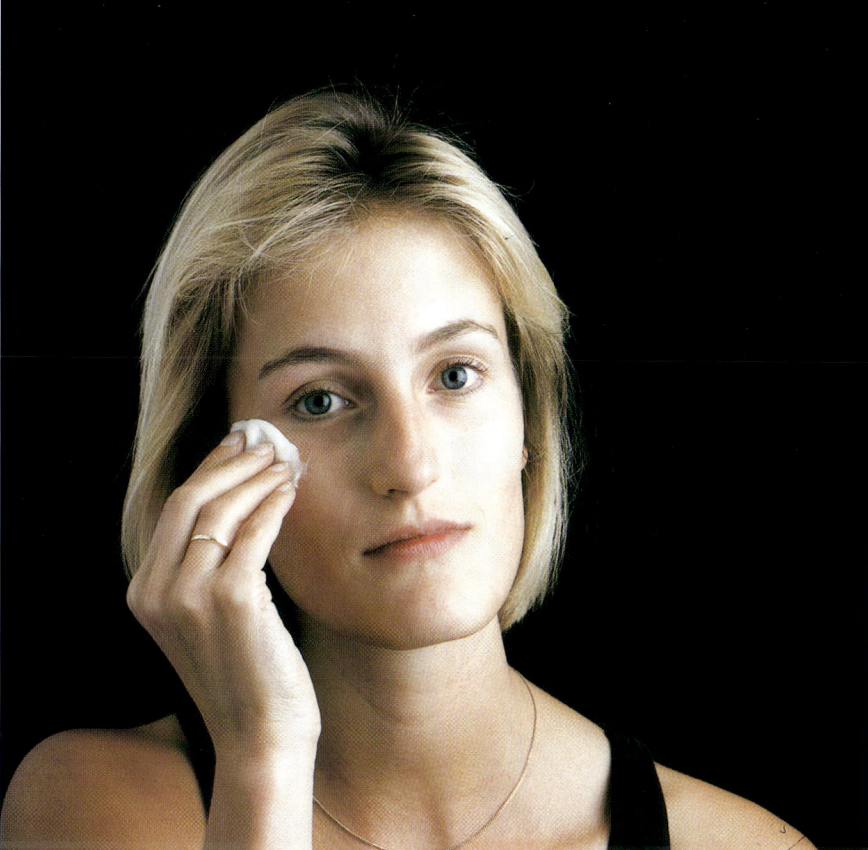

Abb. 83:   *Mit unserem Gesichtswasser läßt sich die Haut gründlich reinigen.*

20 g	Fettphase (siehe *links*)
80 ml	Wasser
5 ml	Hamameliswasser
2 Msp.	Elastin P
20 Tr.	Meristemextrakt
40 Tr.	Paraben K
evtl. 8 Tr.	Lavendelöl

Die 80 °C heiße Fettphase auf der Herdplatte mit dem frisch abgekochten Wasser, das die gleiche Temperatur haben sollte, versetzen und gut umrühren bzw. Schmelze in ein Marmeladenglas füllen, heißes Wasser zusetzen und schütteln (siehe *Seite 124*). Emulsion mit dem Glasstab oder Löffelstiel langsam auf Raumtemperatur rühren, dann Hamameliswasser, Elastinpulver und Meristemextrakt zugeben. Mit Paraben K konservieren und bei Bedarf mit Lavendelöl oder einem anderen ätherischen Öl beduften.

Gesichtswasser

Phase A:
- 90 ml Hamameliswasser
- 5 ml Aloe-vera-Gel
- 1 ml Meristemextrakt

Hamameliswasser, Aloe-vera-Gel und Meristemextrakt verrühren.

Phase B:
- 2 Meßl. Algenöl
- 5 g Calendulaextrakt
- 1 Meßl. LV 41
- 5 Tr. Deutsches Kamillenöl oder 1 ml alpha-Bisabolol
- evtl. 20 Tr. Paraben K

Algenöl mit Calendulaextrakt, dem Emulgator LV 41 und dem Kamillenöl bzw. dem weitaus preisgünstigeren alpha-Bisabolol versetzen. Phase A mit dünnem Strahl unter ständigem Umrühren in Phase B gießen. Das Gesichtswasser hält sich ohne Konservierung ca. sechs bis acht Wochen. Um eine längere Haltbarkeit zu erzielen, können 20 Tropfen Paraben K zugefügt werden, dann beträgt die Haltbarkeit ca. sechs Monate. Gesichtswasser in eine saubere Flasche füllen. Das Gesichtswasser wird nach der Reinigung mit einem Schwämmchen oder einem Wattebausch aufgetragen. Es wirkt leicht desinfizierend und durch das Hamameliswasser zusammenziehend. Aloe vera spendet Feuchtigkeit und verleiht der Gesichtshaut damit angenehme Frische.

Gesichtswasser für fettige, unreine Haut

- 1 Meßl. Teebaumöl
- ½ Meßl. Lavendelöl
- 1 Meßl. LV 41
- 40 ml kosmetisches Basiswasser HT
- 2 Meßl. (2 g) Harnstoff
- 60 ml Wasser

Zunächst die ätherischen Öle mit dem Lösungsvermittler LV 41 gründlich vermischen, dann das kosmetische Basiswasser zufügen. Den Harnstoff unter Rühren im Wasser lösen und ätherische Öle mit Emulgator zugeben. Das milchige Gesichtswasser ist durch den Alkoholzusatz konserviert.
Tragen Sie es ganz einfach mit einem Wattebausch auf. Da dieses Gesichtswasser die Haut etwas entfettet, empfiehlt es sich, diese nach der Behandlung einzucremen.

Rasierwasser

- 10 Tr. alpha-Bisabolol
- 1 Msp. Allantoin
- 5 Tr. Lemongrassöl
- 50 ml kosmetisches Basiswasser HT
- 50 ml Hamameliswasser

alpha-Bisabolol, Allantoin und Lemongrassöl in das kosmetische Basiswasser geben, Hamameliswasser zusetzen und umrühren. Rasierwasser in eine saubere Flasche füllen und nach der Rasur auftragen.

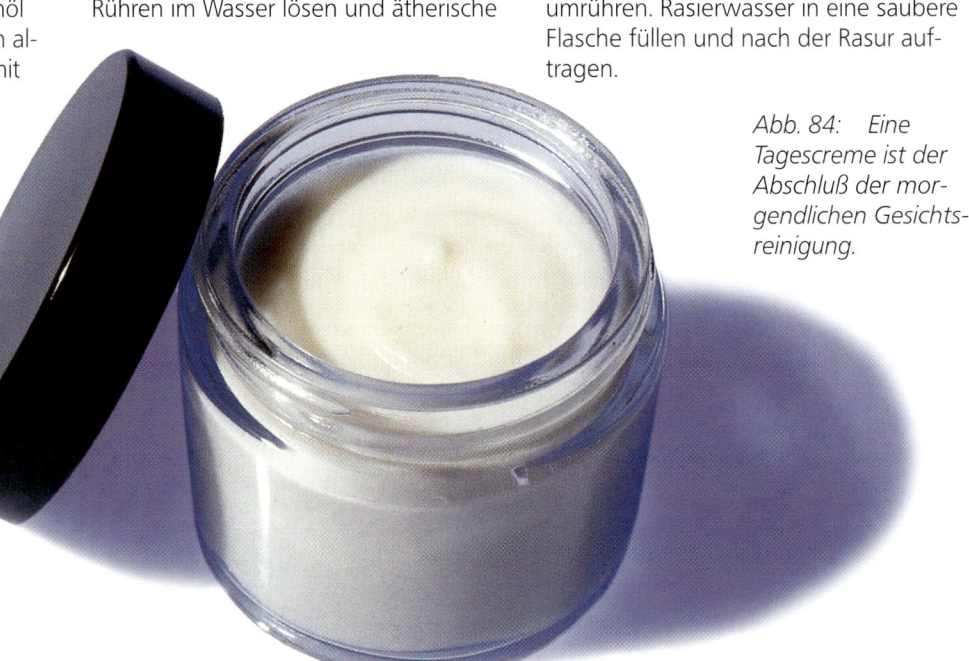

Abb. 84: Eine Tagescreme ist der Abschluß der morgendlichen Gesichtsreinigung.

Gesichtscremes

Tagescreme

Fettphase:
    3 g   Tegomuls
    7 ml Macadamianußöl

Tegomuls und Macadamianußöl
oder ein anderes Pflegeöl im Becherglas
auf der Herdplatte bei ca. 80 °C
schmelzen.

    10 g   Fettphase (siehe *oben*)
    30 ml Wasser
    10 Tr. alpha-Bisabolol
    1 Meßl. Calendulaextrakt
    6 Tr. Vitamin-E-Acetat
    evtl. 5 Tr. Geraniumöl
    8 Tr. Paraben K

Die 80 °C heiße Fettphase auf der Herdplatte mit dem frisch abgekochten Wasser, das die gleiche Temperatur haben
sollte, versetzen und gut umrühren bzw.
Schmelze in ein Marmeladenglas füllen,
heißes Wasser zusetzen und schütteln
(siehe *Seite 124*). Creme kaltrühren und
alpha-Bisabolol, Calendulaextrakt, Vitamin-E-Acetat, eventuell Geraniumöl
oder ein anderes ätherisches Öl und
Paraben K zugeben. In einen sauberen
Cremetiegel füllen, fertig. Die Creme
morgens nach der Reinigung mit den
Fingerspitzen im Gesicht verteilen.

Abb. 85: Feuchtigkeitsnachtcreme

Feuchtigkeitscreme mit Aloe vera

Fettphase:
    2,5 g Tegomuls
    0,5 g Sheabutter
    7 ml   Avocadoöl

Tegomuls, Sheabutter und Avocadoöl
bei ca. 80 °C im Becherglas auf der
Herdplatte schmelzen.

    10 g   Fettphase (siehe *links*)
    35 ml Wasser
    5 g   Aloe-vera-Gel
    15 Tr. alpha-Bisabolol
    1 Msp. Elastin P
    10 Tr. Paraben K
    evtl. 5 Tr. Eisenkrautöl

Die 80 °C heiße Fettphase auf der Herdplatte mit dem frisch abgekochten Was-

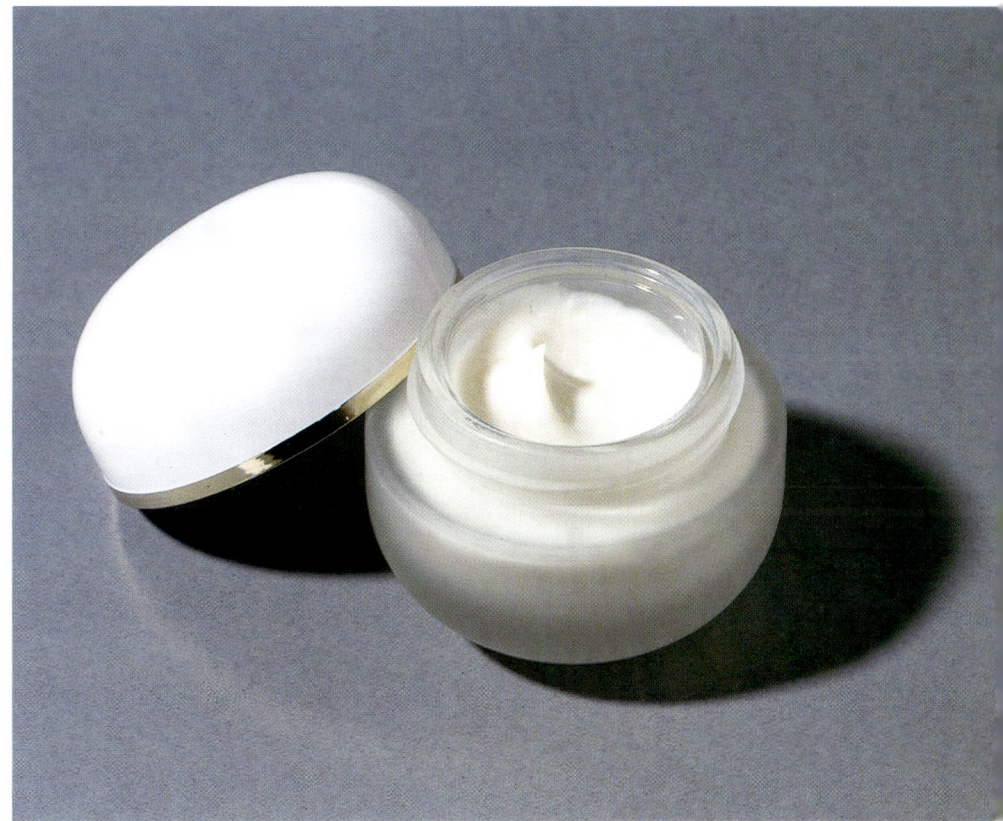

ser, das die gleiche Temperatur haben sollte, versetzen und gut umrühren bzw. Schmelze in ein Marmeladenglas füllen, heißes Wasser zusetzen und schütteln (siehe *Seite 124*). Creme kaltrühren und Aloe-vera-Gel, alpha-Bisabolol und Elastinpulver zugeben. Mit Paraben K konservieren und bei Bedarf mit Eisenkrautöl oder einem anderen ätherischen Öl beduften. Die Mengenangaben in der Fettphase sind sehr gering und lassen sich nur mit einer auf ein halbes Gramm genauen Waage abwiegen. Es empfiehlt sich daher, eine größere Menge Fettphase anzusetzen, die nach Bedarf weiter verwendet werden kann (siehe *Seite 124*).

Nach der Reinigung morgens und bei Bedarf auch abends auftragen.

Feuchtigkeitsnachtcreme

Fettphase:

2 g	Emulsan
2 g	Sheabutter
2 g	Bienenwachs
14 ml	Macadamianußöl

Alle Bestandteile zusammen bei 80 °C im Becherglas auf der Herdplatte schmelzen.

20 g	Fettphase (siehe *oben*)
20 ml	Wasser
1 Meßl.	Kamillenextrakt
1 Meßl.	Algenöl
3 Meßl.	Aloe-vera-Gel
8 Tr.	Paraben K
evtl. 5 Tr.	Rosmarinöl

Die 80 °C heiße Fettphase auf der Herdplatte mit dem frisch abgekochten Wasser, das die gleiche Temperatur haben sollte, versetzen und gut umrühren bzw. Schmelze in ein Marmeladenglas füllen, heißes Wasser zusetzen und schütteln (siehe *Seite 124*). Creme kaltrühren und Kamillenextrakt, Algenöl und Aloe-vera-Gel zusetzen. Mit Paraben K konservieren und bei Bedarf mit Rosmarinöl oder einem anderen ätherischen Öl beduften. Abends nach der Reinigung auftragen.

Liposomen-Gel

10 g	Lipodermin-Konzentrat HT
1 ml	Jojobaöl
10 Tr.	D-Panthenol
2 Msp.	Harnstoff
2 Tr.	Paraben K

Lipodermin-Konzentrat mit Jojobaöl in einem Becherglas verrühren, dann D-Panthenol und Harnstoff zugeben und mit Paraben K konservieren. Gel in einen kleinen Tiegel oder ein Döschen füllen. Das Gel zieht schnell in die Haut ein und hinterläßt einen frischen Eindruck auf der Haut. Es ist ideal als leichte Tagespflege.

Liposomenlotion zur Hautklärung

1 Msp.	Xanthan
20 g	Lipodermin-Konzentrat HT
1-2 TL	kosmetisches Basiswasser HT
½ Meßl.	Teebaumöl
1 Meßl.	Kamillenextrakt
30 ml	Wasser

Xanthan vorsichtig in das Lipodermin-Konzentrat streuen und gut verrühren. Kosmetisches Basiswasser, Teebaumöl, Kamillenextrakt und Wasser zum Gel geben und vermischen. Diese Lotion sollten Sie bei unreiner und nicht zu trockener Haut zweimal täglich auf die vorher mit Gesichtswasser gereinigte Haut auftragen.

Lippenpflegecreme

15 ml	Jojobaöl
6 g	Bienenwachs
2 g	Sheabutter
4 Tr.	alpha-Bisabolol
evtl. 3 Tr.	Eukalyptusöl (*Eucalyptus radiata*)

Jojobaöl, Bienenwachs und Sheabutter in einem Becherglas auf der Herdplatte schmelzen und mit einem Glasstab oder einem kleinen Löffel kalt rühren. In die noch handwarme Creme alpha-Bisabolol und bei Bedarf Eukalyptusöl geben. Creme in ein kleines Töpfchen füllen und spröde Lippen damit fetten. Eukalyptusöl fördert die Durchblutung der Lippen und penetriert besonders gut trockene Hautbereiche, so daß diese sich sofort wieder weich anfühlen.

Empfindliche Personen könnten das Eukalyptusöl jedoch als leicht reizend empfinden und sollten es weglassen.

Körperpflege

Prickelnde Dusch- und Flüssigseife

40 ml	Betain
30 ml	Facetensid
10 ml	Sanfteen
2 Meßl.	Fluidlecithin Super oder Cm
80 ml	Wasser
ca. 6 ml	Rewoderm
40 Tr.	Paraben K
20 Tr.	Lemongrassöl

Die Tenside Betain, Facetensid und Sanfteen miteinander vermengen und Fluidlecithin zugeben. Sie können ruhig das etwas preisgünstigere Fluidlecithin Cm verwenden. Wasser zusetzen und mit Rewoderm andicken. Mit Paraben K konservieren und mit Lemongrassöl oder einem anderen angenehm riechenden ätherischen Öl, z. B. Blutorange, Eisenkraut, Lavendel, Rose usw., beduften. Seife in einen Pumpspender füllen. Konserviert mit Paraben K beträgt die Haltbarkeit fünf bis sechs Monate.

Pflegemilch für normale Haut

Fettphase:

3 g	Tegomuls
7 ml	Mandelöl

Tegomuls mit dem Mandelöl im Becherglas auf der Herdplatte bei ca. 80 °C schmelzen.

10 g	Fettphase (siehe *oben*)
50 ml	Wasser
1 Msp.	Elastin P
1 Meßl.	D-Panthenol
6 ml	Kamillenextrakt
25 Tr.	Paraben K
evtl. 5 Tr.	Palmarosaöl

Die 80 °C heiße Fettphase auf der Herdplatte mit dem frisch abgekochten Wasser, das die gleiche Temperatur haben sollte, langsam unter kräftigem Rühren versetzen bzw. Schmelze in ein Marmeladenglas füllen, heißes Wasser zusetzen und schütteln (siehe *Seite 124*). Milch kaltrühren und mit Elastinpulver, D-Panthenol und Kamillenextrakt versetzen. Mit Paraben K konservieren und mit Palmarosaöl oder einem anderen ätherischen Öl beduften.

Hautlotion auf Cremaba-Basis

1 Meßl.	Niemöl
50 g	Cremaba
30 Tr.	D-Panthenol
2 Meßl.	Calendulaextrakt
20 ml	Wasser
10 Tr.	Paraben K
evtl. 10 Tr.	Eisenkrautöl

Niemöl in die Cremaba rühren, dann D-Panthenol und Calendulaextrakt hinzufügen, anschließend das Wasser zusetzen. Gut durchrühren und mit Paraben K konservieren. Bei Bedarf mit Eisenkrautöl oder einem anderen ätherischen Öl beduften. Lotion in eine Plastikflasche mit Spritzeinsatz oder eine normale Flasche füllen.

Handcreme bei trockenen, rissigen Händen

Fettphase:

2,5 g	Tegomuls
5 ml	Avocadoöl
1,5 g	Kakaobutter
1,5 g	Cetylalkohol

Bestandteile der Fettphase in einem Becherglas bei 80 °C auf der Herdplatte schmelzen.

10,5 g	Fettphase (siehe *Seite 129*)
30 ml	Wasser
½ Meßl.	Fluidlecithin Super oder Cm
1 Meßl.	Calendulaextrakt
1 Msp.	Elastin P
5 Tr.	Paraben K
evtl. 5 Tr.	Geraniumöl

Die 80 °C heiße Fettphase auf der Herdplatte mit dem frisch abgekochten Wasser, das die gleiche Temperatur haben
sollte, langsam versetzen und gut umrühren bzw. Schmelze in ein Marmeladenglas füllen, heißes Wasser zusetzen
und schütteln (siehe *Seite 124*). In die
erkaltende Creme Fluidlecithin Super
oder das preisgünstigere Fluidlecithin
Cm, Calendulaextrakt und Elastinpulver
einrühren. Mit Paraben K konservieren
und nach Geschmack mit einem ätherischen Öl beduften, z. B. Geraniumöl.

Nagelpflegeöl

10 Tr.	Niemöl
10 ml	Haselnußöl
3 Tr.	Betain
10 Tr.	Nuratin P

Alle Zutaten einfach miteinander mischen und in einen leeren Lippgloss-
behälter oder ein kleines verschließbares Fläschchen füllen. Das Nagelöl sollte
regelmäßig, am besten täglich, auf das
Nagelbett aufgetragen werden. Haselnußöl eignet sich besonders gut für dieses Rezept, da es sehr leichtflüssig ist.

Nagelbettentzündungen

Eine Nagelbettentzündung ist eine oft
sehr schmerzhafte Rötung und Schwel-
lung des Nagelbettes, die durch Bakteri-
en, Pilze oder beides zusammen hervorgerufen wird. Wegen seiner guten
Wirkung gegen Bakterien und Pilze und
seiner entzündungshemmenden Wirkung kann man auch hier Teebaumöl
mit gutem Erfolg einsetzen. Das unver-
dünnte Öl wird mehrfach täglich aufgetragen. Sollte sich nach einigen Tagen
keine Besserung zeigen oder sich die
Entzündung gar verschlechtern, ist ärztli-
che Kontrolle und Behandlung nötig.
Eine erfolgreiche Behandlung ist auch
mit der folgenden Niemcreme möglich:

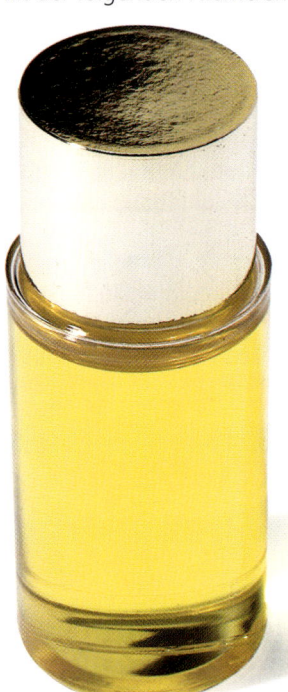

*Abb. 86: Nagelöl am besten
täglich auf das Nagelbett auftragen.*

Niemcreme gegen
Hautpilze, kleine Wunden
und Schwellungen

50 ml	Wasser
1 Meßl.	Xanthan
2,5 g	Niemsamen, feingemahlen
10 g	Niemblätter, feingemahlen
8 g	Glycerin
3 g	Betain
8 g	Cetylalkohol
2 ml	Niemöl
2 ml	Avocado- oder Mandelöl
10 Tr.	Palmarosaöl
1 Msp.	Vitamin-E-Acetat

Wasser vorsichtig in Etappen mit Xanthan bestreuen und kräftig rühren, bis
ein glitschiges Gel entsteht. Feingemahlene Niemsamen und Niemblätter (evtl.
vorher mit dem Schlagwerk einer elek-
trischen Mühle mahlen) sowie Glycerin
und Betain zum Gel geben und verrühren. Cetylalkohol, Niemöl und Avo-
cado- bzw. Mandelöl im Becherglas auf
der Herdplatte schmelzen und langsam
in das Gel rühren. Alles gründlich vermischen, Creme kaltrühren und Palmarosaöl und Vitamin-E-Acetat unterheben.

In dieser Creme kommen fast alle Niem-wirkstoffe zum Einsatz, weil hier die Niemsamen, die Blätter und das Öl kombiniert werden. Deshalb hat diese Creme auch eine besonders weitgefächerte Wirkung. Ergänzt wird dies noch durch das Palmarosaöl, das gegen Viren wirkt und zudem einen ausgesprochen attraktiven Duft hat, der den typischen Niemgeruch weitgehend überlagert. Xanthan bewirkt die angenehm cremige Konsistenz, Vitamin E konserviert die Mischung.

Schönheitskur zum neuen Jahr – Bäder für Leib und Seele

Aus rein praktischen Gründen ist eine Dusche oft einem Vollbad vorzuziehen. Die morgendliche Dusche durch ein Bad zu ersetzen, würde nämlich nicht nur die Wasserrechnung in die Höhe treiben, sondern auch eine ganze Menge Zeit kosten. Baden benötigt Muße, und die ist am frühen Morgen oft nicht gegeben. Ein Bad ist schließlich viel mehr als die bloße Körperreinigung, hier wird in Düften geschwelgt, die Haut verwöhnt und der Körper entspannt. Die beste Zeit für ein Bad ist demzufolge auch der Abend.

Da heutzutage fast jede Wohnung über eine eigene Badewanne verfügt, ist das Gemeinschaftsgefühl beim Bad eigentlich nur noch in Saunen erhalten geblieben – leider muß man

sagen. Die Menschen in der Vergangenheit haben das Baden in zentralen Einrichtungen durchaus zu schätzen gewußt. Dabei spielte das Land kaum eine Rolle, denn die großen Badekulturen haben sich an ganz verschiedenen Orten der Erde entwickelt. Da ist z. B. das kalte Finnland, wo auch heute noch der gemeinsame Saunabesuch den Höhepunkt eines Abends mit Freunden darstellt. Im alten Rom besuchten die Bürger die Thermen, und in der Türkei war und ist das Dampfbad sehr beliebt. Wir können Sie zwar nicht in solche Luxusbäder entführen, aber wir wollen dafür sorgen, daß Sie auch in den eigenen vier Wänden ein entspannendes Badevergnügen erleben. Eine wichtige Rolle spielen dabei neben hautpflegenden Substanzen wieder einmal die ätherischen Öle. Diese gelangen beim Bad einmal über die Haut in den Körper, sie werden aber auch aus dem Badewasser und dem entstehenden Wasserdampf eingeatmet, was ihre Wirkung quasi verdoppelt. Damit können Sie Ihre Stimmung fast nach Belieben beeinflussen. Hier zunächst das Grundrezept für ein pflegendes Badeöl, das Sie dann je nach Lust mit ätherischen Ölen versetzen können.

Grundrezept Badeöl

5 ml	Algenöl
85 ml	Mandelöl oder anderes fettes Öl
10 ml	Mulsifan

Algenöl mit Mandelöl – hier können sie auch andere pflegende Öle wie Avocado-, Haselnuß- oder Jojobaöl wählen – vermischen und Mulsifan zusetzen. Die in den folgenden Rezepten angegebenen ätherischen Öle können jetzt einfach eingerührt werden, fertig. Badeöl in eine schöne Flasche oder einen Flakon füllen. Pro Vollbad werden ca. zwei bis drei Eßlöffel Badeöl verwendet. Das Ölbad hinterläßt auf der Haut einen feinen Ölfilm. Mulsifan sorgt für zarten Schaum und entwickelt reinigende Eigenschaften. Es empfiehlt sich, zur Körperreinigung unsere Flüssigseife (siehe *Seite 129*) zu verwenden.

Ölbäder für alle Lebenslagen

Duftbad

100 ml	Grundrezept Badeöl (siehe oben)
3 ml	Melissenöl
2 ml	Nelkenöl
3 ml	Blutorangenöl
2 ml	Rosenöl

Unser Duftbad orientiert sich besonders an frischen, belebenden Düften. Dieses Rezept basiert auf der Duftmischung „Guten Morgen" (siehe *Seite 83*). Statt

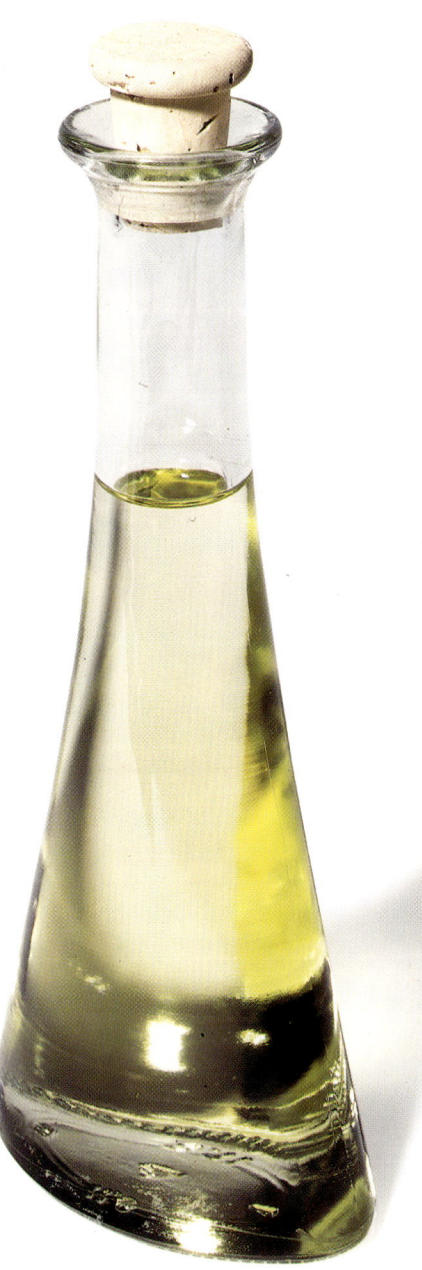

echtem Rosenöl empfiehlt es sich hier, das preisgünstige naturidentische zu verwenden. Herstellung und Dosierung wie auf *Seite 131* beschrieben.

Erfrischungsbad

100 ml	Grundrezept Badeöl (siehe *Seite 131*)
3 ml	Bergamotteöl
2 ml	Blutorangenöl
3 ml	Zitronenöl
2 ml	Zimtöl

Dieser ätherische Ölzusatz basiert auf unserer Erfrischungsmischung (siehe *Seite 83*). Herstellung und Dosierung wie auf *Seite 131* beschrieben.

Belebungsbad

100 ml	Grundrezept Badeöl (siehe *Seite 131*)
1 Msp.	Kampfer
3 ml	Rosmarinöl
2 ml	Fichtennadelöl
1 ml	Eukalyptusöl
2 ml	Geraniumöl

Ein belebendes Bad, das sich auch zur Abwehr von herannahenden Erkältungen eignet. Herstellung und Dosierung wie auf *Seite 131* beschrieben. Die

Abb. 87: Ein belebendes Bad, das sich auch zur Abwehr von herannahenden Erkältungen eignet: das Belebungsbad.

Kampferkristalle lösen sich von allein im Öl; um den Prozeß zu beschleunigen, können sie zuvor mit einem Löffel zerdrückt werden.

Beruhigungsbad

100 ml	Grundrezept Badeöl (siehe *Seite 131*)
3 ml	Lavendelöl
3 ml	Citronellaöl
2 ml	Baldrianöl
2 ml	Fichtennadelöl

Das Beruhigungsbad wirkt besonders stark duch das Baldrianöl, leider hat dieses einen unangenehmen Geruch, der in der Bademischung jedoch stark im Hintergrund steht. Herstellung und Dosierung wie auf *Seite 131* beschrieben.

Entspannungsbad „Roter Mond"

100 ml	Grundrezept Badeöl (siehe *Seite 131*)
2 ml	Lavendelöl
2 ml	May Changöl
2 ml	Majoranöl
2 ml	Muskatellersalbeiöl
2 ml	Petitgrain mandariniert

Unser Entspannungsbad basiert auf der Duftmischung „Roter Mond" (siehe *Seite 84*). Herstellung und Anwendung wie auf *Seite 131* beschrieben.

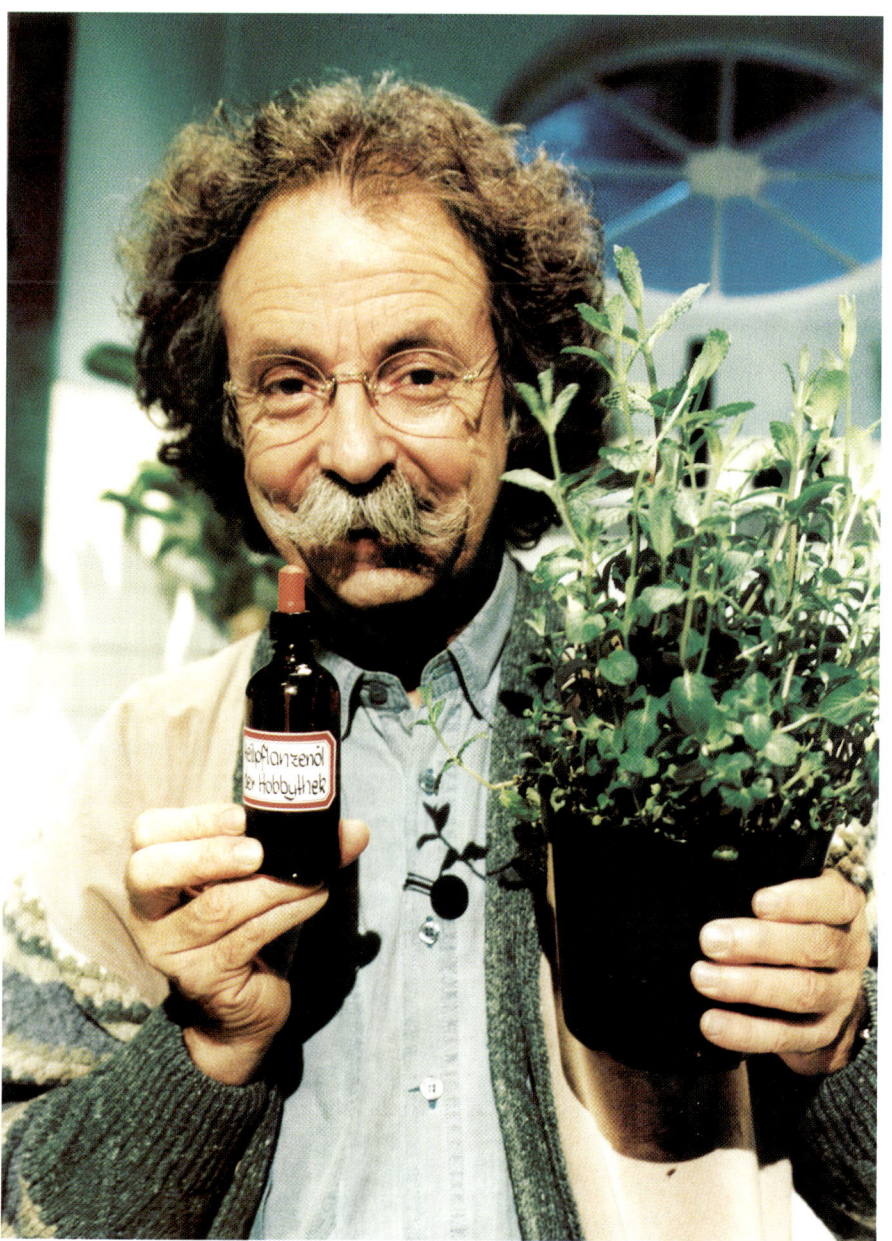

Liebesbad

100 ml	Grundrezept Badeöl (siehe *Seite 131*)
3 ml	Rosenöl
4 ml	Sandelholzöl
3 ml	Weihrauchöl

Weihrauchöl (*Boswellia carterii*) und Sandelholzöl (*Santalum album*) sprechen die Sinne sehr stark an. Kombiniert mit Rosenduft erzeugen sie eine sinnliche, leicht erotisierende Stimmung. Statt echtem Rosenöl sollte naturidentisches verwendet werden, andernfalls wird das Bad zu teuer. Herstellung und Anwendung wie auf *Seite 131* beschrieben.

Luxusölbad

45 ml	Avocadoöl
45 ml	Jojobaöl
10 ml	Mulsifan
10 Tr.	Vitamin-E-Acetat
5 ml	Rosenöl

Alle Zutaten werden kalt miteinander verrührt. Statt echtem Rosenöl sollte naturidentisches verwendet werden, andernfalls ist das Luxusbadeöl nicht bezahlbar. Pro Vollbad werden zwei bis drei Eßlöffel verwendet. Außerdem können dem Badewasser zwei Eßlöffel Essig zugeben werden.

Abb. 88: Für ein schnelles Erkältungsbad einfach einige Tropfen unseres Heilpflanzenöls mit LV 41 vermischen und in die Badewanne geben.

Erkältungsbäder

Erkältungsbad

100 ml	Grundrezept Badeöl (siehe *Seite 131*)
2 ml	Eukalyptusöl
2 ml	Fichtennadelöl
2 ml	Pfefferminzöl
2 ml	Thymianöl (Typ „geraniol")
2 ml	Rosmarinöl

Unser Erkältungsbad ist eine ideale Unterstützung unserer Rezepte gegen Atemwegserkrankungen aus der Aromatherapie. Die ätherische Ölmischung basiert auf unserem Erkältungsöl (siehe *Seite 87*). Das im Pfefferminz enthaltene Menthol kann zu Kältegefühlen auf der Haut führen, was Kinder nicht mögen. Für ein Kinder-Erkältungsbad können Sie das Pfefferminz- durch Lavendelöl ersetzen. Herstellung und Dosierung wie auf *Seite 131* beschrieben.

Schnelles Erkältungsbad ohne Öl

5 ml	Heilpflanzenöl HT (siehe *Seite 87*)
1 ml	LV 41

Mit LV 41 emulgiert das Heilpflanzenöl problemlos und treibt nicht wie wohlriechende Fettaugen auf der Wasseroberfläche. Dieses Erkältungsbad ist für Erwachsene. Für Kinder sollte der Anteil Pfefferminzöl im Heilpflanzenöl HT durch Lavendelöl ersetzt werden. Einfach einige Tropfen in das Wasser träufeln.

Mischungen für die Hautpflege

Ölbad gegen Hautekzeme

3 ml	Nachtkerzenöl
3 ml	Borretschöl
70 ml	Distelöl
10 ml	Mulsifan
10 Tr.	Vitamin-E-Acetat
20 Tr.	D-Panthenol
5 ml	Rosmarinöl

Alle Zutaten werden kalt miteinander verrührt. Distelöl enthält viele ungesättigte Fettsäuren, Borretschöl und Nachtkerzenöl haben zusätzlich noch besonders viel Gamma-Linolensäure. Sie wirken – innerlich verwendet – entzündungshemmend auf die Haut. Ihre äußere Wirkung wird noch untersucht, unabhängig davon zeigt unser Ölbad einen positiven Einfluß auf Ekzeme und ähnliche Hautleiden. Pro Vollbad werden ca. zwei bis drei Eßlöffel Ölbad verwendet.

Niemölbad gegen trockene Haut

5 ml	Algenöl
3 ml	Niemöl
70 ml	fettes Öl, z. B. Distel-, Mandel-, Avocadoöl
30 Tr.	alpha-Bisabolol
15 ml	Mulsifan
evtl. 5 ml	Lavendelöl

Alle Zutaten kalt miteinander verrühren. Mulsifan dient als Emulgator für das Badeöl. Pro Vollbad gibt man ca. zwei bis drei Eßlöffel dieser Mischung ins Badewasser. Dieses Badeöl hat hervorragende rückfettende Eigenschaften, eignet sich also besonders bei trockener Haut.

Salz- und Schwitzbäder

So paradox es klingt: Wasser trocknet die Haut aus. Die schützende hauteigene Fettschicht wird durch Wasser und Seife entfernt und muß sich erst langsam wieder regenerieren. Durch unsere Hautlotion (siehe *Seite 129*) oder die Ölbäder können Sie diesem Effekt etwas entgegenwirken. Eine dritte Möglichkeit besteht darin, dem Wasser Salz zuzusetzen, denn die Salzlösung verhindert ein Austrocknen. Außerdem ist Salz ein gutes Trägermaterial für ätherische Öle, so daß sich hier ebenfalls herrlich entspannende Badezusätze kreieren lassen. Für ein Vollbad empfehlen wir 75 Gramm Salz. Die Erfahrung hat gezeigt, daß die ätherischen Öle im Salzbad stärker wahrgenommen werden als im Ölbad. Aus diesem Grund kann die verwendete Menge etwas reduziert werden.

Grundrezept Salzbad
(für 1 Vollbad)

2-2,5 ml	ätherische Ölmischung
75 g	Koch- oder Meersalz

Ätherische Ölmischung auf das Salz in einer Schale tropfen und gut vermengen. Das Salz sieht jetzt „naß" aus, nimmt die Öle aber auf. Es braucht kein Emulgator verwendet zu werden. Badesalz bereits im einlaufenden Wasser in der Wanne auflösen.
Badesalz in einem luftdicht schließenden Glas aufbewahren. Natürlich kann auch gleich die Menge für mehrere Bäder auf Vorrat hergestellt werden. Im Prinzip eignen sich alle von uns vorgestellten ätherischen Ölmischungen, je nach persönlichem Geschmack und Vorliebe. Hier ein Beispiel:

Salzbad bei Erkältung

75 g	Koch- oder Meersalz
2-2,5 ml	Erkältungsöl
	(siehe *Seite 87*)

Es empfiehlt sich bei dieser Art der Anwendung die ätherischen Öle vorher zu mischen. Günstig ist eine Vorratsmenge von zehn Millilitern, von der dann die entsprechende Portion entnommen werden kann.

Unser letztes Baderezept ist ein Saunaaufguß. Hier werden die ätherischen Öle verdampft; die angenehme, wenn auch heftige Wirkung eines Aufgusses ist ja jedem Saunagänger nur allzugut bekannt.

Saunaaufguß

200-500 ml	Wasser
8-10 ml	ätherische Ölmischung
	Ihrer Wahl

Auch hier eignen sich im Prinzip alle von uns vorgestellten ätherischen Ölmischungen. Zunächst sollte man jedoch vorsichtig dosieren, da die Wirkung vorher schlecht eingeschätzt werden kann. Einige Eßlöffel der Öl-Wasser-Mischung dürften pro Aufguß ausreichen. Übrigens braucht auch hier kein Emulgator verwendet zu werden, ganz im Gegenteil, er könnte sich sogar auf den heißen Steinen des Ofens zersetzen. Vor dem Aufguß sollte das Gemisch lediglich gut umgerührt werden. Wir wünschen eine gute Entspannung.

Register

BIOSHOP, 53840 Troisdorf, Kölner Str. 36a, Tel. 02241-978091, Fax 02203-593065.

*Fa. BRENNESSEL, 80799 München, Türkenstr. 60, Tel. 089-280303, Fax 089-2802049.

*COLIMEX-ZENTRALE, 50996 Köln, Ringstr. 46, Tel. 0221-352072, Fax 0221-352071; Auslieferungsläden: 32312 Lübbecke, Lange Str. 1, Stern-Apotheke, Tel. 05741-7707, Fax 05741-310887; 33102 Paderborn, Bahnhofstr. 18, St.-Christophorus-Drogerie, Tel. 05251-105213, Fax 05251-105252; 38300 Wolfenbüttel, Lange Herzogstr. 13, Tel. 05331-298370, Fax 05331-298570; 41812 Erkelenz, P.-Rüttchen-Str. 13, KONTRA-Center, Tel. 02431-81071, Fax 02431-72674; 42105 Wuppertal, Klotzbahn, Rathausgalerie, Tel./Fax 0202-443988; 42853 Remscheid, Alleestr. 74, Allee-Center, Tel./Fax 02191-927963; 44137 Dortmund, Westenhellweg 68-84, Tel./Fax 0231-1656308;

49808 Lingen/Ems, Lookenstr. 22-24, Multistore Lingen, Tel./Fax 0591-8040707; 50171 Kerpen, Philipp-Schneider-Str. 2-6, Kaufhalle-Center, Tel./Fax 02237-922352; 50226 Frechen, Hauptstr. 99-103, Marktpassage, Tel./Fax 02234-274770; 50354 Hürth, Theresienhöhe, EKZ-Hürth/Arkaden, Tel./Fax 02233-708538; 50667 Köln, Brüderstr. 7, Rückseite Kaufhalle/Schildergasse, Tel./Fax 0221-2580862; 50858 Köln-Weiden, Aachener Str. 1253, Rhein Center Köln-Weiden , Tel./Fax 02234-709266; 51465 Bergisch Gladbach, Richard-Zanders-Str., Kaufhalle, Tel./Fax 02202-43103; 51643 Gummersbach, Wilhelmstr. 7, Vollkorn Naturwarenhandel, Tel. 02261-64784; 52062 Aachen, "Lust fpr Life", Komphausbadstr. 10, Tel./Fax 0241-4013033; 53111 Bonn, Brüdergasse 4, Tel./Fax 0228-659698; 53721 Siegburg, Am Brauhof 4, Tel./Fax 02241-591160; 53797 Lohmar, Breidtersteegsmühle, Broich & Weber, Tel. 02246-4245, Fax 02246-16418; 57462 Olpe, Bruchstr. 13, Valentin-Apotheke, Tel./Fax 02761-5190; 58706 Menden, Bahnhofstr. 5, Windrad, Tel. 02373-390301, Fax 02373-390238; 63450 Hanau, Fahrstr. 14, Hobbytee, Tel. 06181-256463; 63739 Aschaffenburg, Steingasse 37, Colimex/Cleopatra, Tel. 06021-26464; 90402 Nürnberg, In "Emotions", Karolinenstr. 11, Tel./Fax 0911-2007760; 94032 Passau, Am Schanzl 10, Turm-Apotheke, Tel. 0851-33377, Fax 0851-32109; 95444 Bayreuth, Maxstr. 16, Schloß-Apotheke, Tel. 0921-65767, Fax 0921-65777.

*C & M DIE ÖKOTHEK, 73430 Aalen, Spitalstr. 14, Tel./Fax 07361-680176.

DR. THORN'S NATURSHOP, Natur und Pflege, 90402 Nürnberg, Krebsgasse 7, Fußgängerzone.

*DUFT & SCHÖNHEIT, 80331 München, Sendlinger Str. 46, Tel./Fax 089-2608259.

HELGAS HOBBY SHOP, 63584 Gründau, Gartenstr. 19, Tel. 06058-2135.

*HEXENKÜCHE, 82152 Krailling, Luitpoldstr. 25, Tel. 089-8593135, Fax 089-8593136.

*HOBBY-KOSMETIK, 86150 Augsburg, Bahnhofstr. 6, Tel. 0821-155346, Fax 0821-513945.

*JANSON GmbH, 76133 Karlsruhe, Kaiserpassage 16, Tel. 0721-26410, Fax 0721-27780.

JOJOBA, 35066 Frankenberg, Auf der Nemphe 2, Tel. 06451-4621.

*JOJOBA NATURPRODUKTE, 57076 Siegen-Weidenau, Bismarckstr. 5 / Siegerlandzentrum, Tel. 0271-790201, Fax 0271-73866.

*KOSMETIK-BAZARE: Interessengemeinschaft der Kosmetik-Bazare e.V., 28203 Bremen, Ostertorsteinweg 25-26, Tel. 0421-701699, Fax 0421-75531; 30159 Hannover, Knochenhauer Str. 6, Tel. 0511-326236, Fax 05066-693505; 30890 Barsinghausen, Breite Str. 7, Tel./Fax 05105-60560; 31582 Nienburg, Georgstr. 11, Tel. 05021-12825, Fax 05021-912242; 31785 Hameln, Thiewall 4, Tel./Fax 05151-22576; 32257 Bünde, Bahnhofstr. 31, Tel. 05223-5133, Fax 05232-71219; 32756 Detmold, Paulinenstr. 9, Tel. 05231-39614, Fax 05231-39691; 33615 Bielefeld, Arndtstr. 51, Tel. 0521-131008, Fax 05232-71219; 34414 Warburg, Hauptstr. 46, Tel. 05641-2311, Fax 05641-60648; 35037 Marburg, Augustinergasse, Tel. 06421-161363, Fax 0641-76450; 35390 Gießen, Frankfurter Str. 1, Tel. 0641-76979, Fax 0641-76450; 37671 Höxter, Am Markt 2a, Tel./Fax 05271-380095; 45130 Essen, Alfredstr. 43, Tel./Fax 0201-796413; 48143 Münster, Ludgeristr. 68, Tel. 0251-518505, Fax 0251-98918; 48431 Rheine, Marktstr. 14, Tel./Fax 05971-15421; 53721 Siegburg, Holzgasse 47, Tel./Fax 02241-590942; 58511 Lüdenscheid, Ringmauerstr. 5, Tel. 02351-179399, Fax 02351-179390; 59555 Lippstadt, Blumenstr. 1, Tel. 02941-78466, Fax 02947-5276; 63924 Kleinheubach, Dientzenhofer Str. 14, Tel./Fax 09371-68861; 65183 Wiesbaden, Marktstr. 14, Tel. 0611-379370, Fax 06124-3329; 67655 Kaiserslautern, Grüner Graben 3, Tel./Fax 0631-92527; 71638 Ludwigsburg, Mylius Str. 29, Tel./Fax 07141-927763; 75172 Pforzheim, Bahnhofstr. 9, Tel. 07231-33254, Fax 07452-67025; 97464 Oberwerrn, Bergstr. 7, Tel./Fax 09726-3319.

KRÄUTERGARTEN, 80469 München, Pestalozzistr. 3, Tel./Fax 089-23249802.

MARGOTS BIOECKE, 51143 Köln-Porz, Josefstr./Ladenzeile Busbahnhof, Tel. 02203-55242, Fax 02203-593065.

MC QUEENS NATURSHOP, 22880 Wedel, EKZ Rosengarten 6b, Tel. 04103-14956, Fax 04103-97464.

NATUR PUR, 06108 Halle, Kuhgasse 8, Tel. 0345-2032285.

NATUR UND HOBBYLADEN, 91710 Gunzenhausen, Strittstr. 4, Tel. 09831-8574.

*NATURWARENLADEN Löschner, 97447 Gerolzhofen, Weiße-Turm-Str. 1, Tel. 09382-4115, Fax 09382-5692, e-mail: naturwarenladen.@-online.de.

*OMIKRON, 74382 Neckarwestheim, Ländelstr. 32, Tel. 07133-17081, Fax 07133-17465.

PAPILLON - Die andere Pflege, 71063 Sindelfingen, Lützelwiesenstr. 17, Tel. 07031-800774.

PICCOLO, 86415 Mering, Bahnhofstr. 15, Tel. 08233-92186, Fax 08233-9799.

PIPO-NATURWARENGROSSHANDLUNG GbR, 51143 Köln-Porz, Josefstr./Ladenzeile Busbahnhof, Tel. 02203-55230, Fax 02203-593065.

*PURA NATURA, 90402 Nürnberg, Johannesgasse 55, Tel. 0911-209522, Fax 0911-2447507.

*SPINNRAD GMBH/ZENTRALE, 45899 Gelsenkirchen, Am Bugapark 3, Tel. 0209-17000-0, Tx. 824726 natur d, Fax 0209-17000-40; Auslieferungsläden: 01239 Dresden-Nickern, Kaufpark, Dohnaer Str. 246, Tel. 0351-2882089; 04104 Leipzig, DLZ, im Hauptbahnhof, Willy Brandt Platz 5, Tel. 0341-9612205; 04209 Leipzig-Grünau, Allee-Center, Ludwigsburger Str. 9; 04329 Leipzig-Paunsdorf, Paunsdorf Center, Paunsdorfer Allee 1, Tel. 0341-2518906; 06254 Günthersdorf, Saale Park, Tel. 03463-820803; 07545 Gera, Gera-Arcaden, Heinrichstr. 30, Tel. 0365-8001125; 07743 Jena, Goethe Galerie, Goethestr., Tel. 03641-890906; 08523 Plauen, EKZ "Die Kolonnaden", Bahnhofstr. 11, Tel. 03741-201784; 09125 Chemnitz, Alt Chemnitz Center, Annabergerstr. 315, Tel. 0371-514226; 10247 Berlin-Friedrichshain, Frankfurter Allee 53, Tel. 030-4276161; 10719 Berlin-Wilmersdorf, Uhlandstr. 43-44, Tel. 030-8814848; 10789 Berlin-Charlottenburg, Europacenter, Eingang Tauentzienstr., Tel. 030-2616106; 12163 Berlin-Steglitz, Schloßstr. 1, Tel. 030-7911080; 12351 Berlin-Gropiusstadt, Johannisthaler Chaussee 295, Tel. 030-6030462; 12555 Berlin-Köpenick, Bahnhofstr. 33-38, Tel. 030-6520008; 12619 Berlin-Hellersdorf, Spree-Center, Hellersdorferstr. 79-81, Tel. 030-5612081; 13055 Berlin-Hohenschönhausen, Allee-Center, Landsberger Allee 277, Tel. 030-97609436; 13357 Berlin-Wedding, Badstr. 5, Tel. 030-49308939; 13439 Berlin-Prenzlauer Berg, Schönhauser Allee 79, Tel. 030-44652393; 13507 Berlin-Tegel, Am Borsigturm 11, Tel. 030-43402270; 15745 Wildau, A10 Center an der BAB 10, Nähe Mega Markt, Tel. 0337-5504696; 16303 Schwedt, Oder Center, Landgrabenpark 1, Tel. 03332-421942; 17033 Neubrandenburg, Marktplatz Center, Marktplatz 2, Tel. 0395-5823511; 18055 Rostock, Rostocker Hof/Kröpeliner Str., Tel. 0381-4923281; 19053 Schwerin, Schloßpark-Center, Am Marienplatz 5-6, Tel. 0385-5812255; 20146 Hamburg-Rotherbaum, Grindelallee 116, Tel. 040-4106096; 21075 Hamburg-Harburg, Lüneburger Str. 19, Tel. 040-76753177; 21335 Lüneburg, Grapengießer Str. 25, Tel. 04131-406427; 22083 Hamburg-Barmbek, EKZ, Hamburger Str. 37, Tel. 040-22738862; 22111 Hamburg-Billstedt, Billstedt-Center, Billstedter Platz 39, Tel. 040-73679808; 22143 Hamburg-Rahlstedt, Rahlstedt-Center, Schweriner Str. 8-12, Tel. 040-6779044; 22765 Hamburg-Ottensen, Mercado-Center, Ottenser Hauptstr. 8, Tel. 040-392310; 22850 Norderstedt-Garstedt, Herold-Center, Berliner Allee 38-44, Tel. 040-52883730; 22869 Schenefeld, Kiebitzweg 2/Industriestr.; Tel. 040-83099081; 23552 Lübeck, Mühlenstr. 11, Tel. 0451-7063307; 24103 Kiel, Holstenstr. 34, Tel. 0431-978728; 24534 Neumünster, Großflecken 51-53, Tel. 04321-41633; 24937 Flensburg, Große Str. 3, Tel. 0461-13761; 25524 Itzehoe, Holstein Center, Feldschmiedekamp 6, Tel. 04821-65106; 26122 Oldenburg, Achternstr. 22, Tel. 0441-25493; 26382 Wilhelmshaven, Nordseepassage, Bahnhofsplatz 1, Tel. 04421-455308; 26506 Norden, Neuer Weg 38, Tel. 04931-992859; 26603 Aurich, Fischteichweg 15-19; 26789 Leer, EmsPark, Nüttermoorer Str. 2, Tel. 0491-9921127; 27568 Bremerhaven, Bürgermeister-Smid-Str. 53, Tel. 0471-44203; 27749 Delmenhorst, Lange Str. 96, Tel. 04221-129331; 28195 Bremen, Bremer Carré, Obernstr. 67, Tel. 0421-1691932; 28203 Bremen-Steintor, Ostertorsteinweg 42-43, Tel. 0421-3399043; 28259 Bremen-Huchting, Roland-Center, Alter Dorfweg 30-50, Tel. 0421-5798506; 30159 Hannover, Georgstr. 7, Tel. 0511-7000815; 30823 Garbsen, Havelser-/Berenbosteler Str., Tel. 05131-476253; 30853 Langenhagen, City Center, Marktplatz 5, Tel. 0511-7242488; 30880 Laatzen, Leine EKZ, Marktplatz 11, Tel. 0511-8236700; 31134 Hildesheim, Angoulemeplatz 2, Tel. 05121-57311; 31785 Hameln, Bäckerstr. 40, Tel. 05151-958606; 32052 Herford, Lübbestr. 12-20, Tel. 05221-529654; 32423 Minden, Bäckerstr. 72, Tel. 0571-87580; 32756 Detmold, Lange Str. 36, Tel. 05231-37695; 33098 Paderborn, EKZ/Königplatz 12, Tel. 05251-281759; 33330 Gütersloh, Münsterstr. 6, Tel. 05241-237071; 33602 Bielefeld, Marktpassage, Tel. 0521-66152; 34117 Kassel, Untere Königstr. 52, Tel. 0561-14339; 35390 Gießen, Kaplansgasse 2-4, Tel. 0641-792393; 35576 Wetzlar, Langgasse 39, Tel. 06441-46952; 36037 Fulda, Bahnhofstr. 4, Tel. 0661-240638; 37073 Göttingen, Gronerstr. 57/58, Tel. 0551-44700; 38100 Braunschweig, Sack 2, Tel. 0531-42032; 38226 Salzgitter-Lebenssstedt, Fischzug 12, Tel. 05341-178729; 38440 Wolfsburg, Südkopfcenter, Tel. 05361-15004; 38640 Goslar, Kaiserpassage, Breite Str., Tel. 05321-43963; 39104 Magdeburg, City Carré, Kantstr. 5a, Tel. 0391-5666740; 39326 Hermsdorf, EKZ Elbe Park, Tel. 039206-52207; 40212 Düsseldorf, Schadowstr. 80, Tel. 0211-357105; 40218 Düsseldorf-Friedrichstadt, Friedrichstr. 12, Tel. 0211-3859444; 40477 Düsseldorf-Derendorf, Nordstr. 79, Tel. 0211-4984725; 40597 Düsseldorf-Benrath, Hauptstr. 9, Tel. 0211-7180811; 40721 Hilden, Bismarck-passage, Tel. 02103-581937; 40878 Ratingen, Obernstr. 29, Tel. 02102-993801; 41061 Mönchengladbach, Hindenburgstr. 173, Tel. 02161-22728; 41236 Mönchengladbach-Rheydt, Stresemannstr. 1-7, Tel. 02166-619739; 41460 Neuss, Zollstr. 1-7, Ecke Oberstr., Tel. 02131-276708; 41539 Dormagen, Kölner Str. 98, Tel. 02133-49045; 41747 Viersen, Hauptstr. 85, Tel. 02162-350549; 42103 Wuppertal-Elberfeld, Herzogstr. 28, Tel. 0202-441281; 42275 Wuppertal-Barmen, Alter Markt 7, Tel. 0202-551753; 42551 Velbert, Friedrichstr. 168, Tel. 02051-52727; 42651 Solingen, Hauptstr. 28, Tel. 0212-204041; 42853 Remscheid, Alleestr. 30, Tel. 02191-420867; 44135 Dortmund, Bissenkamp 12-16, Tel. 0231-578936; 44532 Lünen, Lange Str. 32, Tel. 02306-258186; 44575 Castrop-Rauxel, EKZ Widumer Platz, Lönsstr., Tel. 02305-27215; 44623 Herne, Bahnhofstr. 45, Tel. 02323-53021; 44787 Bochum, Kortumstr. 33, Tel. 0234-66123; 44791 Bochum-Harpen, Ruhrpark Shoppingcenter, Tel. 0234-238516; 44801 Bochum-Querenburg, Uni Center, Querenburger Höhe 111, Tel. 0234-708679; 45127 Essen, Spinnrad Gesund & Lecker, Willi-Brandt-Platz 15, Tel. 0201-1769609; 45127 Essen, City Center, Porscheplatz 21, Tel. 0201-221295; 45276 Essen-Steele, Bochumer Str. 16, Tel. 0201-512104; 45329 Essen-Altenessen, EKZ Altenessen, Altenessener Str. 411, Tel. 0201-333617; 45468 Mülheim, Forum City, Hans Böckler Platz 10, Tel. 0208-34907; 45472 Mülheim-Heißen, Rhein-Ruhr-Zentrum, Tel. 0208-498192; 45525 Hattingen, Obermarkt 1, Tel. 02324-55691; 45657 Recklinghausen, Kunibertistr. 13, Tel. 02361-24194; 45699 Herten, Ewaldstr. 3-5, Tel. 02366-938616; 45721 Haltern, Merschstr. 6, Tel. 02364-929351; 45768 Marl, EKZ Marler Stern, Obere Ladenstr. 68, Tel. 02365-56429; 45879 Gelsenkirchen, WEKA Kaufhaus, Bahnhofstr. 55-65, Tel. 0209-208963; 45894 Gelsenkirchen-Buer, Horster Str. 4, Tel. 0209-398889; 45899 Gelsenkirchen-Horst, In der Spinnrad-Zentrale, Am Bugapark 3, Tel. 0209-17000680; 45964 Gladbeck, Hochstr. 29-31, Tel. 02043-21293; 46047 Oberhausen, Centro, Centroallee 150, Tel. 0208-21970; 46049 Oberhausen, Bero Center 110, Tel. 0208-27065; 46236 Bottrop, Kirchplatz 4, Tel. 02041-684484; 46282 Dorsten, Recklinghäuserstr. 4, Tel. 02362-45748; 46397 Bocholt, Osterstr. 51, Tel. 02871-186024; 46483 Wesel, Hohe Str. 26, Tel. 0281-34794; 46535 Dinslaken, Neustr. 31-33, Tel. 02064-72328; 47051 Duisburg, Königstr. 42, Tel. 0203-284497; 47441 Moers, Steinstr. 31, Tel. 02841-23771; 47798 Krefeld, Hansa Zentrum 42-43, Tel. 02151-395635; 47798 Krefeld, Neumarkt 2, Tel. 02151-22547; 48143 Münster, Ludgeristr. 114, Tel. 0251-42352; 48282 Emsdetten, EKZ Villa Nova, Bahnhofstr. 2-8, Tel. 02572-88447; 48431 Rheine, Münsterstr. 6, Tel. 05971-13548; 48653 Coesfeld, Schüppenstr. 12, Tel. 02541-82747; 49074 Osnabrück, Große Str. 84-85, Tel. 0541-201373; 50672 Köln, Olivandenhof, Richmodstr. 10, Tel. 0221-2579488; 50678 Köln-Südstadt, Severinstr. 53, Tel. 0221-3100018; 50765 Köln-Chorweiler, City-Center Chorweiler, Mailänder Passage 1, Tel. 0221-7088940; 50823 Köln-Ehrenfeld, Venloer Str. 336, Tel. 0221-5103342; 51065 Köln-Mülheim, Galerie Wiener Platz, Wiener Platz 1, Tel. 0221-6202754; 51373 Leverkusen, Hauptstr. 73, Tel. 0214-403131; 52062 Aachen, Adalbertstr. 110, Tel. 0241-20453; 52062 Aachen, Rethelstr. 3, Tel. 0241-25254; 52222 Stolberg, Rathausgalerie, Steinweg 83-89, Tel. 02402-21245; 52249 Eschweiler, Grabenstr. 66, Tel. 02403-15286; 52349 Düren, Josef-Schregel-Str. 48, Tel. 02421-10082; 53111 Bonn, Poststr. 4, Tel. 0228-636667; 53177 Bonn-Bad Godesberg, Theaterplatz 2, Tel. 0228-351075; 53757 St. Augustin, Huma EKZ, Rathausallee 16, Tel. 02241-27040; 53879 Euskirchen, Kino Center Galeria, Berliner Str., Tel. 02251-782191; 54290 Trier, Fleischstr. 11, Tel. 0651-48237; 55116 Mainz, Kirschgarten 4, Tel. 06131-228141; 55116 Mainz, Lotharstr. 9, Tel. 06131-238373; 56068 Koblenz, Löhrstr. 16-20, Tel. 0261-14925; 56564 Neuwied, Langendorfer Str. 111, Tel. 02631-357661; 57072 Siegen, City-Galerie, Am Bahnhof 40, Tel. 0271-2383124; 57072 Siegen, Marburger Str. 34, Tel. 0271-54540; 58096 Hagen, Elberfelder Str. 37, Tel. 02331-17438; 58239 Schwerte, Hüsingstr. 22-24, Tel. 02304-990293; 58452 Witten, Bahnhofstr. 38, Tel. 02302-275122; 58511 Lüdenscheid, EKZ Stern Center/Altenaer Str., Tel. 02351-22907; 58636 Iserlohn, Alter Rathausplatz 7, Tel. 02371-23296; 59065 Hamm, Bahnhofstr. 1c, Tel. 02381-20245; 59174 Kamen, Weststr. 16, Tel. 02307-235387; 59227 Ahlen, Oststr. 44, Tel. 02382-806677; 59555 Lippstadt, Lippe Galerie, Kahlenstr./Langestr., Tel. 02941-58332; 60311 Frankfurt, Kaiserstr. 11, Tel. 069-291481; 60388 Frankfurt-Bergen Enkheim, Borsigallee 26, Tel. 06109-369596; 60439 Frankfurt-Nordweststadt, Nord West Center, Tituscorsostr. 2b, Tel. 069-584800; 63065 Offenbach, Herrenstr. 37, Tel. 069-825648; 63739 Aschaffenburg, City-Galerie, Goldbacher Str. 2, Tel. 06021-12662; 64283 Darmstadt, Wilhelminenstr. 2, Tel. 06151-294525; 65183 Wiesbaden, Mauritius Galerie, Tel. 0611-378166; 65183 Wiesbaden, Langgasse 12, Tel. 0611-9010694; 65549 Limburg, Bahnhofstr. 4, Tel. 06431-25766; 66111 Saarbrücken, Bahnhofstr. 20-30, Tel. 0681-3908994; 66424 Homburg/Saar, Saarpfalz Center, Talstr. 38a, Tel. 06841-5351; 66538 Neunkirchen, Saarpark Center, Stummplatz 2; 67059 Ludwigshafen,

Bismarckstr. 106, Tel. 0621-526664; 67547 Worms, Obermarkt 12, Tel. 06241-88462; 67655 Kaiserslautern, Pirmasenser Str. 8, Tel. 0631-696114; 68159 Mannheim, U 1,2, Fußgängerzone, Tel. 0621-1560425; 69115 Heidelberg, Das Carré, Rohrbacher Str. 6-8d, Tel. 06221-166825; 69117 Heidelberg, Hauptstr. 62, Tel. 06221-616166; 70173 Stuttgart, Lautenschlager Str. 3, Tel. 0711-291469; 70372 Stuttgart-Bad Cannstatt, Bahnhofstr. 1-5, Tel. 0711-562113; 71084 Böblingen, Kaufzentrum Sindelfinger Allee, Tel. 07031-233664; 71638 Ludwigsburg, Marstall-Center, Tel. 07141-902879; 72070 Tübingen, Kirchgasse 2, Tel. 07071-52571; 72764 Reutlingen, Metzgerstr. 4, Tel. 07121-320415; 73230 Kirchheim/Teck, Stuttgarter Str. 2, Tel. 07021-734270; 73430 Aalen, Marktplatz 20, Tel. 07361-66543; 73728 Esslingen, Roßmarkt 1, Tel. 0711-350199; 73733 Esslingen-Weil, Neckar Center, Weilstr. 227, Tel. 0711-386905; 74072 Heilbronn, Sülmerstr. 34, Tel. 07131-962138; 75172 Pforzheim, Bahnhofstr. 10, Tel. 07231-353071; 76133 Karlsruhe, Kaiserstr. 170, Tel. 0721-24845; 76829 Landau, Rathausplatz 10, Tel. 06341-85818; 77652 Offenburg, Steinstr. 28, Tel. 0781-1665; 78050 Villingen-Schwenningen, Niedere Str. 37, Tel. 07721-32575; 78224 Singen, Scheffelstr. 9, Tel. 07731-68642; 78462 Konstanz, Hussenstr. 24, Tel. 07531-15329; 78532 Tuttlingen, Hecht Carré, Königstr. 2, Tel. 07461-76961; 79098 Freiburg, Rathausgasse 13, Tel. 0761-381213; 80331 München, Asamhof, Sendlinger Str. 28, Tel. 089-264159; 80797 München-Nordbad, Schleißheimer Str. 100, Tel. 089-1238685; 83022 Rosenheim, Stadtcenter, Kufsteiner Str. 7, Tel. 08031-33536; 83278 Traunstein, Maxstr. 33, Tel. 0861-69506; 83395 Freilassing, Hauptstr. 29, Tel. 08654-478777; 85057 Ingolstadt, Am Westpark 6, Tel. 0841-87822; 86150 Augsburg, Viktoriapassage, Bahnhofstr. 20-26, Tel. 0821-155482; 87435 Kempten, Fischersteige 4, Tel. 0831-24503; 88212 Ravensburg, Eisenbahnstr. 8, Tel. 0751-14489; 89077 Ulm-Weststadt, Blautal Center, Blaubeurer Str. 95, Tel. 0731-9314111; 89231 Neu Ulm, Mutschler Center, Borsigstr. 15, Tel. 0731-723023; 90402 Nürnberg, Grand Bazar, Karolinenstr. 45, Tel. 0911-232533; 90402 Nürnberg, Pfannenschmidsgasse 1, Tel. 0911-2448834; 90473 Nürnberg-Langwasser, Franken-Center, Glogauer Str. 30-38, Tel. 0911-8000152; 90762 Fürth, City Center, Alexander Str. 11, Tel. 0911-773663; 91054 Erlangen, Hauptstr. 46, Tel. 09131-201043; 91126 Schwabach, Königstr. 2, Tel. 09122-16849; 93047 Regensburg, Maximilianstr. 14, Tel. 0941-51150; 94469 Deggendorf, Degg's Einkaufspassage, Hans-Krämer-Str. 31, Tel. 0991-3790052; 95028 Hof, Ludwigstr. 47, Tel. 09281-3641; 95326 Kulmach, Einkaufsgalerie "fritz", Fritz-Hornschuh-Str. 9; 96052 Bamberg, EKZ Atrium, Ludwigstr. 2, Tel. 0951-202588; 96450 Coburg, Steinweg 24, Tel. 09561-99414.

STELLA-ESSENZEN, 73066 Uhingen, Bleichereistr. 41, Tel. 07161-939630, Fax 07161-939631.

*Fa STEPHAN, 59755 Arnsberg, Mendener Str. 14, Tel. 02932-25000, Fax 02932-81611.

STERNTALER NATURLADEN, 42651 Solingen, Am Neumarkt 27, Tel. 0212-10332.

SYLVIE'S NATURLADEN, 13595 Berlin, Pichelsdorferstr. 93, Tel. 030-3317878; 88489 Wain, Obere Dorfstr. 37, Tel. 07353-1465.

WASCH- UND PFLEGEECKE, 91710 Gunzenhausen, Lindenstr. 2b, Tel./Fax 09831-7429.

In der Schweiz:
*INTERWEGA Handels GmbH, CH-8863 Buttikon, Kantonsstr. 49, Tel. 055-4441854, Fax 055-4442477.

In Österreich:
*ART OF BEAUTY, Kosmetik Selbermachen, A-4600 Wels, Trauseneggerdamm 20, Tel./Fax 07242-57226, www.art-of-beauty.at.
*CREATIV-COSMETIK, A-5020 Salzburg, Ganshofstr. 8, Tel. 0662-848802, Fax 0662-848803.

Die mit * gekennzeichneten Firmen betreiben auch Versandhandel.
Einige Substanzen erhalten Sie auch in Reformhäusern, Drogerien, Apotheken, Bioläden und Lebensmittelläden. Vergleichen Sie die Preise!

Hinweis:
Autoren und Verlag bemühen sich, in diesem Verzeichnis nur Firmen zu nennen, die hinsichtlich der Substanzen und Preise zuverlässig und günstig sind. Trotzdem kann eine Gewährleistung von Autoren und Verlag nicht übernommen werden. Irgendwelche Formen von gesellschaftsrechtlicher Verbindung, Beteiligung und/oder Abhängigkeit zwischen Autoren und Verlag einerseits und den hier aufgeführten Firmen andererseits existieren nicht.

Vorab der Schlüssel für die nachstehend verwendeten Abkürzungen:

Abdeckstift   SH/83
Abführmittel   Po/47, 60 ff., 66 ff.
Absorption   LK/112
Abwasser   SF/30, Tri/21
Acesulfam   Sü/26, Tri/17, 37, 86
Acetylsalicylsäure   ErlI/46
Acrylbrücke   LK/61
Acrylglas   LK/97
Acrylglas-Lampenschirme   LK/108 ff.
Acrylglasstäbe   LK/100 ff.
Adapter   LK/38
   elektronische   LK/41
ADI-Wert   Sü/23 f., Tri/37, 86
Aflatoxin   Di/82
After   Po/17 ff.
After Shave   Pa/146 f., GKE/171, 5M/73
Aftersun-Produkte   5M/90 ff., SH/126 ff.
Ahorn-Sirup   Sü/18
Akne   GKE/97
Aktivkohlefilter   Tri/29
Akupressur   Elix/18 f.

Akupunktur   Di/23 f.
Alaun   GKE/153
Alaun-Stift   GKE/175 f.
Aldehyde   Pa/69 ff.
Alfalfa-Sprossen   8/141
Algen   Elix/72 ff., ErlI/12 f.
   Rezepte   Elix/75 ff., ErlI/15
Algenöl   Ha/48
Alginat   FRU/21, 5M/44
   Rezepte   5M/49, 53, 55, 58, 88
Alkaloide   GKE/31
Alkohol   Di/82, Erl/28 f., SH/140
Alkylpolyglucosid-Molekül (APG)   SF/33
Allantoin   5M/28, GKE/153
   Rezepte   5M/50 ff., 55 ff., 60 ff., 69, 73, 77, GKE/171, 199, 201
Allergien   GKE/98
Allergietest   GKE/152, Ha/55, Pa/47 f., SH/36
Aloe vera   5M/28

   Rezepte   Elix/44, 5M/48, 50, 52, 59 f., 69, 73, GKE/201
Alopecia areata   Ha/27
Altern   Elix/9 ff.
Alternstheorie   Elix/13 ff.
Ambra   Pa/71
Aminosäuren   Di/ 42 ff., Erl/24 f., GKE/31 ff.
Analabzesse   Po/53
Analfissuren   Po/53
Analfisteln   Po/53
Analpflege   Po/ 71 ff.
Anbau, kontrolliert-biologischer   GEM/10
Angstzustände   GKE/98 f.
Anis   10/98, GKE/68
Anisöl   GKE/131, Pa/23, 72
Anomalie des Wassers   Tri/5
Ansatzessige   EÖ/32 ff.
   Grundrezepte   EÖ/32 ff.
   Rezepte   EÖ/65 ff.
Anti-Diuretisches-Hormon (ADH)   Tri/44, 50
Anti-Faltencremes   5M/50, 54, 60, 62, 72
Antibiotika   Jog/18 f.
Antifaltengel   5M/43
   Grundrezept   5M/44, SH/131 f.
Antifaltengel Super-plus   GKE/216 f.
Antikaries-FLP   GKE/153 f.
   Rezepte   GKE/168, 174
Antioxidantien   Elix/14
Antiradix HT   Elix/14, EÖ/49, Po/38
Antiranz   5M/28 f., Di/118 f., EÖ/49, Ha/49, SH/67, GKE/154
   Rezepte   GKE/177
Antischuppen-Produkte   Ha/72 ff., SH/150
Antischuppen-Wirkstoffe   Ha/49 f., SH/144
Anzuchterde HT   GEM/25, GB/15
Anzuchtgefäße   GB/17
Apfelbäume (Primaballerina)   GB/13
Apfel-Bipektal   Di/132
   Rezepte   Di/151 f., 154, 177 f.
Apfel-Pektal   Di/131
   Rezepte   Di/151 f., 154, 177 f.

Apfel-Weizen-Ballast HT   Erl/56, ErlI/45, Po/36
   Rezepte   Po/65, 81, Erl/56
Apfelessig   EÖ/28 f.
   Grundrezept   EÖ/29
   Rezepte   GEM/51
Apfelfaser HT   Di/133, FRU/18, Tri/41, Sü/44
   Rezepte   FRU/33 f., Di/171, 174, 176 f., Erl/54 f., Sü/59, 66ff., 74, Tri/38
Apfelflocken HT   Jog/56
   Rezepte   Jog/62
Apfelpekt Plus   Erl/46, ErlI/45, FRU/18, Po/35
Apfelpektin HVM   Sü/45
   Rezepte   FRU/70 ff., Sü/58 f.
Äpfelsäure   Sü/46, Tri/17, 36
   Rezepte   Sü/56, 58 f.
Apfelsüße HT   FRU/16, Po/39, Sü/39, Tri/38, Jog/38, ErlI/22, 33 ff., 74
   Rezepte   Sü/59 ff., 65, 78 ff., Po/70, 87 ff., Tri/38, 71, 76, Erl/138, 140, 142, 145
Apfelwein   EÖ/29
   Grundrezept   EÖ/29
Apfelwickler   GB/76
Aphrodisiaka   Elix/64 f.
Apoplektischer Insult   Di/31
Apoplexie   Di/31
Appetit   Di/16 f.
Appetitmangel   GKE/99
Arachidonsäure   ErlI/62, 101
Arbeitsleuchten   LK/73
Arnika   10/98
Arnikatinktur   10/116
Aromaessige   EÖ/20
   Rezepte   EÖ/30 ff.
Aromatherapie   GKE/127 ff., Pa/20 ff., Po/54 ff.
Aromazäpfchen   Po/56 f.
Arsen   Di/73
Art-Deco-Leuchten   LK/95
Arteriosklerose   Di/29, Erl/44, 61, GKE/99
Aspartam   Sü/25 f., Tri/37
Asthma   GKE/99

153

Weitere Hobbythekbücher

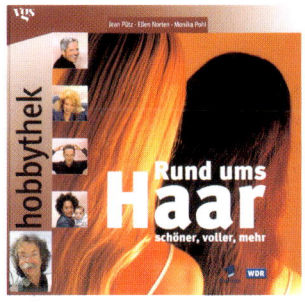

Rund ums Haar
schöner, voller, mehr

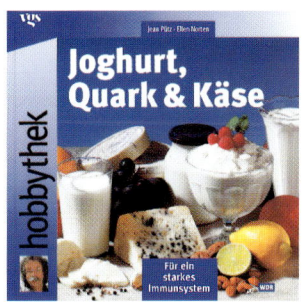

Joghurt, Quark & Käse

Haare sind unser schönster Schmuck – wenn sie gesund und kräftig sind. Doch Vorsicht: In Haarkosmetika stecken manchmal aggressive Chemikalien, die für Haar und Kopfhaut gefährlich sind. Die Folgen: Schuppen, Spliß, glanzloses und sprödes Haar.

Die Hobbythek hat zahlreiche Haarkosmetik-Rezepte entwickelt, um Sie bestens aussehen zu lassen. Diese milden, hautverträglichen Produkte sind individuell auf Ihr Haar zugeschnitten – egal ob Sie dünnes, trockenes oder geschädigtes Haar haben. Und auch bei Allergieproblemen hat die Hobbythek schonende Lösungen vorbereitet. Außerdem erfahren Sie:

- alles über Aufbau und Struktur der Haare,
- was lockiges und glattes Haar unterscheidet,
- warum Haare grau werden und ausfallen,
- wie man „böse" Folgen von Tönen, Färben und Dauerwellen vermeidet.

Probiotische Joghurts liegen im Trend. Ihre gesunden Kulturen stärken die Abwehrkräfte im Körper und unterstützen die Verdauung. Doch es muß nicht immer Joghurt sein: Die Hobbythek hat für Sie probiotische Kulturen getestet und zusammengestellt, mit denen Sie auch Quark und sogar Käse ohne Probleme selber herstellen können. Nach unseren Anleitungen können Sie ohne viel Mühe nicht nur Frischkäse, sondern – mit Hilfe einer Käsepresse – sogar exklusive Käsespezialitäten wie Camembert oder Roquefort preisgünstig produzieren.

In diesem Buch finden Sie alle wichtigen Informationen zu Milchprodukten und den Kulturen, durch die sie entstehen, Anleitungen zum Herstellen der Köstlichkeiten sowie zahlreiche Rezepte, zum Beispiel:

- spritzige Milchgetränke
- würzig eingelegter Mozzarella
- pikante Roquefortkugeln
- leichte Quarkaufläufe

und vieles mehr.

Weitere Hobbythekbücher

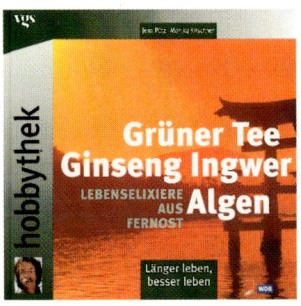

Länger leben, besser leben Lebenselixiere aus Fernost

Alt werden wollen alle, altern will niemand. Der Wunsch nach einem langen, aktiven und selbstbestimmten Leben wird nirgends so kultiviert wie im Fernen Osten, vor allem in Japan und China. Die Hobbythek hat sich deshalb vor Ort auf die Suche nach den wirksamsten Methoden gegen das Altern gemacht: Tauchen Sie ein in die Philosophie des grünen Tees und erlernen Sie die Kunst der Zubereitung. Sehen Sie, wie man Shiitake-Pilze im eigenen Garten züchten kann oder selbst eine Ingwerpflanze zieht, und erfahren Sie mehr über die Lebenselixiere aus Fernost:

- Grüner Tee: Genuß und Medizin
- Shiitake: geheimnisvolle Götterspeise
- Ingwer: scharfe Medizin
- Algen: Heilkräfte aus dem Wasser
- Ginseng: die unergründliche Wurzel

Mit zahlreichen genußvollen Rezepten für Küche und Kosmetik.

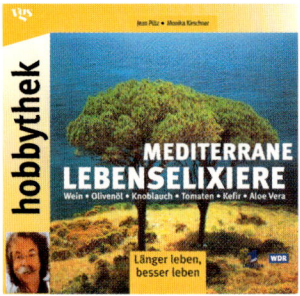

Länger leben, besser leben Mediterrane Lebenselixiere

Die sogenannte Mittelmeerdiät ist im wahrsten Sinne des Wortes „in aller Munde". Sie lockt mit Genuß ohne Reue und dazu ein langes Leben. Was wir alle zu wissen glaubten, nämlich, daß der Süden das bessere Leben verspricht, wurde in neueren Studien bestätigt. Die Menschen aus dem Mittelmeerraum werden tatsächlich älter, sie leiden weniger an Herz-Kreislauf-Erkrankungen oder Bluthochdruck, und auch die Zahl der Krebserkrankungen ist weit niedriger als in Nordeuropa. Die wichtigsten Faktoren, die dabei eine Rolle spielen, haben wir von der Hobbythek in diesem Buch zusammengetragen.

- Mediterrane Lebenskunst – weit mehr als eine Diät
- Glück – ein erreichbarer Zustand
- Wie Risiken zu Chancen werden: Herz-Kreislauf-Krankheiten und Krebs
- Lebensfreude durch maßvollen Genuß: Wein
- Goldene Göttergabe: Olivenöl
- Die Knolle gegen das Altern: Knoblauch
- Der Apfel der Liebe – die Tomate
- Die Hirse des Propheten: Kefir
- Ein Geschenk für die Schönheit: Aloe Vera

Erscheint im November 1999.

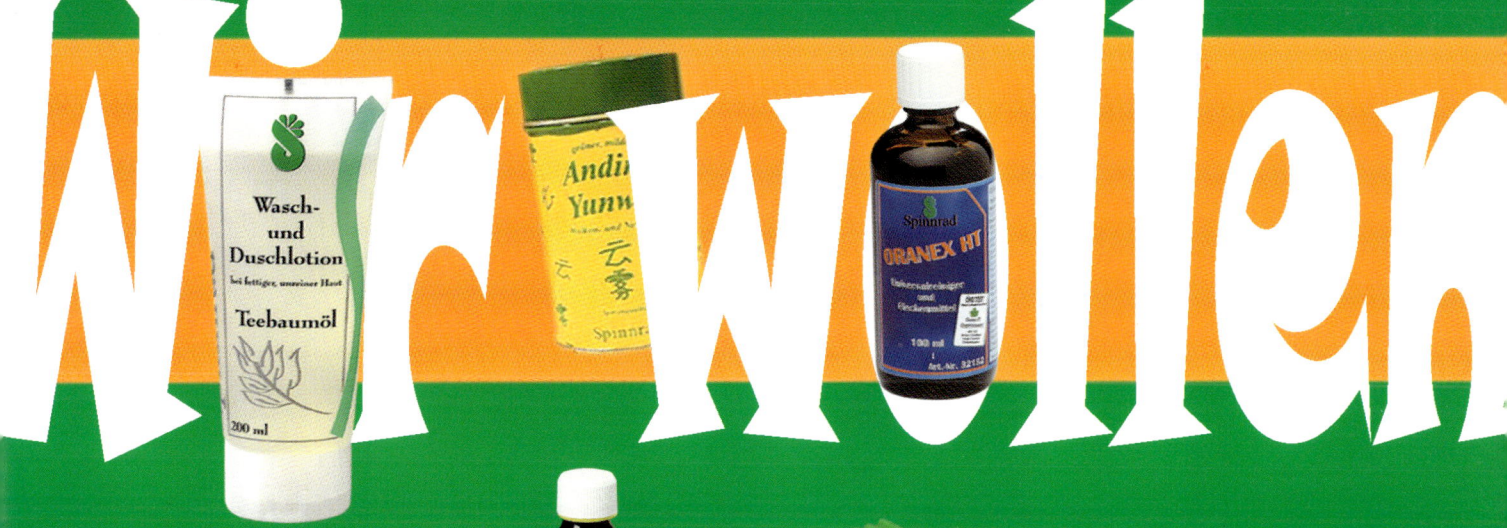
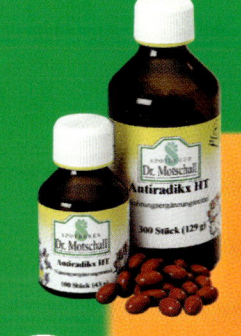
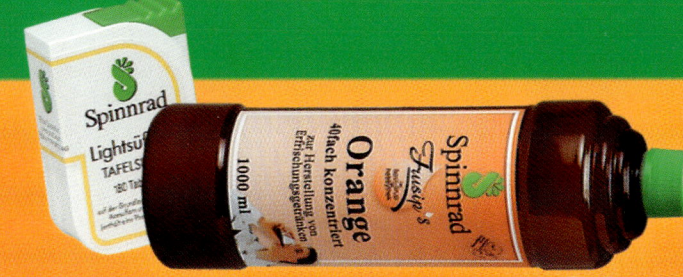
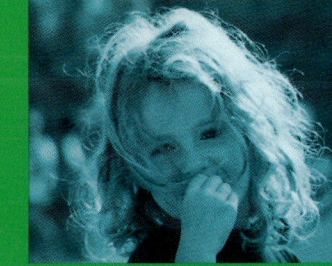
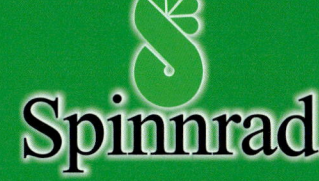
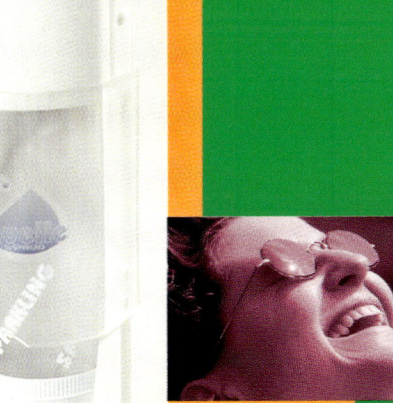